Zu diesem Buch

Das Unglaubliche vorweg:

1. Heroin ist nicht gesundheitsschädlich. Sicher, es gibt eine Überdosis, eine tödliche sogar. Aber das ist bei vielen anderen, frei erhältlichen und als unschädlich geltenden Substanzen nicht anders.

2. Langzeittherapien für Drogenabhängige sind fast immer erfolglos. Der nächste Rückfall kommt bestimmt.

3. Viele Drogenabhängige, die sich ihren «Stoff» nicht illegal auf der Szene besorgen müssen, führen ein normales Leben, mit Familie, Kindern, Beruf.

Drei Thesen, die der landläufigen Vorstellung über das «Drogenproblem» und die Bekämpfung der «Sucht» diametral widersprechen. Thesen jedoch, die den aktuellen Forschungsstand zum Thema Heroin zutreffend wiedergeben.

Dieses Buch zeigt: Es ist nicht die Droge selbst, die zum körperlichen Verfall und zur Verwahrlosung der Fixer führt. Schuld daran ist eine Politik, die den Drogengebrauch kriminalisiert und die Junkies in Beschaffungskriminalität und Prostitution treibt. Strafandrohungen jedoch können den Drogenkonsum nicht verhindern.

Burkhard Schröder ist weit davon entfernt, Reklame für Heroin zu machen. Dafür kennt er die Realität der Drogenszene zu gut. Er hat in einem Hilfsprojekt für Junkies mitgearbeitet und mit großem persönlichem Einsatz Drogenabhängige beim Entzug unterstützt. Sein Fazit aus diesen Erfahrungen: Die offiziellen Hilfsangebote für Junkies sind völlig unzureichend. Die meisten professionellen «Drogenberater» und «Therapeuten» sind ihrer Aufgabe in keiner Weise gewachsen.

Um mit dem «Drogenproblem» fertig zu werden, so eine zentrale Forderung dieses Buches, brauchen wir keine Strafen, sondern eine kompetente Drogenpolitik. Das heißt: Ausweitung der Methadonprogramme, staatlich kontrollierte Abgabe von Heroin, mehr und bessere Hilfen für Junkies, die aussteigen wollen.

Eine solche Hilfe ist auch dieses Buch. Im praktischen Teil gibt es Hinweise für den Heroin-Entzug in Eigenregie – vom «kalten» Entzug bis zur Substitution mit Codein.

Burkhard Schröder, Jahrgang 1952, studierte in Münster und Berlin Germanistik, Geschichte und Philosophie. Er lebt als freier Journalist in Berlin-Kreuzberg. Diverse Veröffentlichungen, u. a.: «Unter Männern» 1988 (rororo 8236), «Ab-Schnitte» 1989 (rororo 8250), «Spuren der Macht» 1990 (rororo 8264), «Rechte Kerle» 1992 (rororo 8271).

Burkhard Schröder

Heroin

Sucht ohne Ausweg? –
Ein Aufklärungsbuch

Mit Fotos von Dietmar Gust

rororo
Rowohlt

rororo aktuell

Herausgegeben von Ingke Brodersen

Redaktion Thomas Becker

Originalausgabe
Veröffentlicht im Rowohlt Taschenbuch Verlag GmbH,
Reinbek bei Hamburg, September 1993

Umschlaggestaltung Büro Hamburg – Jürgen Kaffer / Peter Wippermann
(Foto: Dietmar Gust / ZENIT)
Satz Aldus (Linotronic 500)
Gesamtherstellung Clausen & Bosse, Leck
Printed in Germany
1490-ISBN 3 499 13276 1

Inhalt

Prolog

I

Vorab: Über einige Dinge brauchen wir nicht zu diskutieren. Sie liegen klar auf der Hand, was von einer Reihe von Experten bestätigt wird. Haschisch ist der Einstieg für harte Drogen. Langjährige Onanie zieht schwere psychische Schäden nach sich. Heroin führt schnell zu körperlichem Verfall. Viele Frauen, die vergewaltigt wurden, haben den Täter dazu provoziert. Fixer sind krank und brauchen unbedingt – statt Strafen – eine Therapie.

Sie irren, wenn Sie glauben, Sie befänden sich in einem Quiz für geistig Minderbemittelte und müßten nur «richtig» oder «falsch» ankreuzen. Nein, Ihnen wird genau das Niveau zugemutet, auf dem sich die Diskussion zum Thema Drogen in Deutschland bewegt. Die obigen fünf Behauptungen wurden bzw. werden von seriösen Fachleuten aufgestellt und von vielen Zeitungen nachgedruckt. Sie haben eines gemeinsam: Alle diese Thesen sind ausnahmslos falsch, einige überschreiten die Grenze zum groben Unfug.

Beginnen wir mit dem Selbstverständlichen, der Selbstbefriedigung. Wir erlauben uns die Vermutung, daß fast alle schwer psychisch Kranken zumindest sporadisch onaniert haben oder es noch tun. Die Masturbation wäre demnach ein gemeinsames und charakteristisches Merkmal derjenigen, die mit ihrem Seelenleben ohne Betreuung nicht zurechtkommen. Können wir daraus schließen, daß Onanie die Ursache für dieses Defizit sei? Wer verrückt ist, hat mit großer Wahrscheinlichkeit vorher onaniert. Aber gilt auch der Umkehrschluß? Wer onaniert, wird verrückt? Sie sagen, das entbehre der Logik? Eine sehr große Zahl von Heroinabhängigen hat auch schon einmal Haschisch probiert. Warum dürfen aber «Suchtexperten» und Drogenpolitiker in den Medien die Behauptung aufstellen, diese unbestrittene Tatsache sei ein Beleg dafür, daß Cannabis die «Einstiegsdroge» sei und deshalb verboten bleiben müsse?

Und wie steht es mit der Behauptung, Heroin führe zum körperlichen Verfall? Dem entspricht der Augenschein. Bilder von verwahrlosten Fixern begegnen uns jeden Tag, ja die Verelendung der Heroinabhängigen gilt Kritikern der deutschen Drogenpolitik als Argument dafür, daß diese Politik geändert werden müsse. Doch gemach: Die «Deutsche Hauptstelle gegen die Suchtgefahren» – die Informationsquelle der Bundesregierung und der Medien für das Zahlenmaterial zum Thema Drogen – spricht von gut 100000 Personen, die in Deutschland von Heroin abhängig seien. Die DHS unterscheidet jedoch nicht zwischen denen, die süchtig sind, und denen, die die Droge nur gelegentlich konsumieren. Droht ihnen allen der körperliche Verfall, ein jahrelanges Siechtum, gar bis zum Tod? Wieso stellen die Ärzte in Krankenhäusern fest, daß zwei Drittel der heroinabhängigen Patienten, die einen Entzug machen, einer geregelten Arbeit nachgehen? Das haben Sie nicht gewußt? Damit stehen Sie nicht allein. Auch unsere «Sucht-» und «Drogenexperten» antworten hierzu wie ein Computer auf eine Frage, die in seinem Programm nicht vorgesehen ist: «Keine Daten.»

Und noch etwas stimmt nachdenklich: Die neuere medizinische Fachliteratur nennt keinerlei Nebenwirkungen des Opiat-Gebrauchs – wozu auch der von Heroin zählt –, die man als irreversible Schädigung des Körpers interpretieren könnte. Da ist zwar von extremer psychischer Abhängigkeit die Rede, auf der physischen Seite aber nur von «Verstopfung» und «Verringerung der Libido». Aber, das werden Sie zu Recht fragen: Woher rührt dann die Verelendung der Junkies? Und warum, fragt man sich – wenn man sich im englischen Gesundheitssystem ein wenig auskennt –, scheuen sich Ärzte und Psychiater in Großbritannien nicht, seit Jahrzehnten Heroin an Abhängige auf Krankenschein abzugeben?

Frauen, die vergewaltigt wurden, sind selbst schuld – ein männliches Vorurteil, das jeglicher Erfahrung Hohn spricht und dennoch nicht von den Stammtischen verbannt werden kann. Nur ein Vorurteil? Vorurteile speisen sich aus zwei Quellen: aus dem Unwissen über das, was man verurteilt, und aus dem Wunsch, daß das Urteil zutreffen möge, weil man selbst davon profitiert oder sich moralisch entlasten kann. Das gilt auch für das Thema Drogen. Kaum jemand weiß, was Heroin ist, aber die Gefährlichkeit des Rauschmittels gilt als unbestritten. Sind die Junkies, die wider besseres Wissen von ihrem «Stoff» nicht lassen können, also selbst schuld, wenn sie sich der Gefahr einer Überdosis aussetzen? Haben sie ihren eigenen Tod provoziert?

Immer langsam: Woher wissen wir eigentlich, woran ein toter Fixer, neben dem noch die letzte Spritze liegt, gestorben ist? Der «Drogentod» sei doch eine unbestreitbare Tatsache, werden Sie einwenden. Den «Goldenen Schuß» kennen die meisten aus dem Bestseller und Film «Christiane F. Wir Kinder vom Bahnhof Zoo». Ist das ihre einzige Informationsquelle? Sind Sie Ihrer Meinung so sicher, daß Sie sie auch begründen können, womöglich mit medizinischen Fakten? Was würden Sie sagen, wenn jemand behauptete, im Körper eines «Drogentoten» könne man nur Morphin (die heutige Bezeichnung für Morphium) nachweisen, nicht aber Heroin? Was fangen wir mit der Aussage einiger Gerichtsmediziner an, die Wahrscheinlichkeit für einen Heroin-Konsumenten zu sterben sei ungefähr so hoch wie die, daß ein Durchschnittsmensch im mittleren Lebensalter einer Herzschwäche erliegt? Und warum kann man nach der Meinung derselben Fachleute nicht immer mit letzter Sicherheit feststellen, was die Todesursache bei Fixern gewesen ist?

Das Rauschmittel Heroin, um das es in diesem Buch geht, macht im menschlichen Körper eine Metamorphose durch. Es wird binnen Minuten in Morphin umgewandelt. Bei einer Obduktion wird der Morphinspiegel im Blut, im Gehirn und in anderen Organen gemessen. Merkwürdigerweise spricht man aber nicht von Morphin-Toten. Ein Streit um des Kaisers Bart? Keineswegs. Warum sind bei Morphinabhängigen, die nach medizinischer Indikation und unter ärztlicher Kontrolle zum Teil über Jahre mit ihrer Droge versorgt wurden, weder Langzeitschäden noch Todesfälle bekannt? Warum wurde die Droge Heroin, die in den Laboren der deutschen Firmen Merck und Bayer entwickelt wurde, jahrzehntelang als «nicht süchtig machendes Hustenmittel» frei auf dem Markt verkauft und in über zwanzig Länder exportiert? Warum ist Heroin noch heute in einigen Ländern wie England oder Kanada ein zugelassenes Medikament?

Haben Sie schon einmal in einer deutschsprachigen Zeitung einen kritischen oder abfälligen Bericht über das Thema «Drogentherapie» gelesen? Nein? Nun, es ist auch nicht leicht, eine solche Reportage zu finden, denn Berichte, die den Sinn einer «Drogentherapie» in Frage stellen, kann man an einer Hand abzählen. Das verwundert, gibt es doch kaum ein gesellschaftlich relevantes Thema, zu dem nicht mehrere, einander widersprechende Meinungen existierten, über deren Streit es sich zu berichten lohnte. Immerhin werden hier und dort Fachleute zitiert, die zugeben, die Therapie Heroinabhängiger habe so gut wie keine Erfolgschancen. Doch meist werden uns ermutigende Bilder von ehemaligen

Drogensüchtigen geboten, die in Selbsthilfeeinrichtungen an der Werkbank arbeiten oder an der Töpferscheibe drehen, in schöner, meistens ländlicher Umgebung. Derartige Reportagen gibt es reichlich. Doch was würden Sie sagen, wenn Sie erführen, daß viele dieser «ehemaligen» Junkies die Therapie abbrechen oder nach erfolgreichem Abschluß in kürzester Zeit wieder rückfällig werden – oder sich aus Verzweiflung über ihren Mißerfolg gar umbringen? Ist Ihnen schon einmal eine Statistik über die Erfolgsquote von Drogentherapien unter die Augen gekommen, die nicht die betreffende Einrichtung selbst erstellt hat? Was würden Sie davon halten, wenn die einzige Einschätzung, die über die Gefahren der Atomenergie in die Medien gelangte, von der Atomindustrie stammen würde?

II

Die Diskussion über Heroin muß, bevor überhaupt Argumente ausgetauscht werden, Berge versetzen, ja ein ganzes Gebirge von Vorurteilen beiseite räumen, sowohl, was die Droge selbst betrifft, als auch zum Thema «Sucht». Seit Jahrtausenden konsumieren die Menschen Stoffe, die im weitesten Sinne die Psyche beeinflussen: Halluzinogene wie Bilsenkraut, Schmerz- und Schlafmittel wie den Saft der Mohnpflanze, das Opium, Rauschmittel wie Alkohol. Selbst in ägyptischen Mumien haben Wissenschaftler Rückstände von Cannabis gefunden. Kaffee, Tee und Nikotin sind aus dem täglichen Leben vieler Menschen nicht wegzudenken. In neuerer Zeit sind halbsynthetische und synthetische Stoffe hinzugekommen, Barbiturate, Antidepressiva, Neuroleptika. Jedes dieser Mittel hat einen therapeutischen Nutzen, kann aber auch mißbraucht werden.

Was in einer Gesellschaft als Droge, Rauschmittel oder gar «Rauschgift» und was als Medikament oder Genußmittel gilt, ist jeweils verschieden und wird durch kulturelle Tradition und Konvention definiert. In der mitteleuropäischen Zivilisation sind nur Tabak und Alkohol erlaubt, alle anderen Substanzen unterliegen ärztlicher Kontrolle oder sind mehr oder minder geächtet. Wer andere bewußtseinserweiternde Substanzen konsumiert, und sei es auch nur Haschisch, das über Jahrhunderte zur Grundausstattung jeder deutschen Apotheke gehörte, wird als «Drogensüchtiger» abqualifiziert und kriminalisiert.

Das alles ist nicht strittig. Zu den Beißreflexen drogenpolitischer Hardliner gehört aber die Idee, man könne mit Strafandrohung den Drogenkonsum verhindern. Das ist jedoch nicht möglich. «Der Versuch der Eliminierung des Drogenangebots und des Drogenkonsums aus unserem Kulturkreis ist gescheitert», heißt es in der «Frankfurter Erklärung», einem Grundsatzpapier, das von Vertretern aus acht europäischen Großstädten 1990 unterzeichnet wurde. Der Gesetzgeber müsse die Kommunen von der Pflicht befreien, die Drogenszene zu kriminalisieren. Jeden Tag werden allein in den alten Bundesländern fast 250 «Drogentäter» festgenommen. Wenn die Polizei wieder mal eine erhebliche Menge «Rauschgift» konfisziert hat, ist das eine Pressemeldung wert. Doch die Zufuhr der Ware kann auch die Polizei nicht stoppen. Der Schaden, den die Beschaffungskriminalität anrichtet, geht in die Millionen, ebenso die sozialen Folgekosten. Und doch nehmen immer mehr Menschen Drogen, die Zahl der Toten steigt gerade dort am stärksten an, wo die restriktivste Politik herrscht – in Deutschland. Wem nützt die Repression also?

Erwarten Sie von diesem Buch nicht das Übliche. Hier geht es weder um die beliebten Enthüllungen über die «Rauschgift-Mafia» noch um kulturphilosophische Erörterungen, ob der Mensch ein «Recht auf Rausch» habe oder nicht. Das Thema sind die Droge Heroin und ihre Konsumenten. Das Buch soll über die Realität der Drogenszene informieren, über konkrete Personen, darüber, wie, warum und unter welchen Umständen Menschen Heroin konsumieren, was getan werden kann, wenn jemand «aussteigen» will, und wie sich der größte Schaden vermeiden läßt. Das Buch richtet sich vor allem an die Junkies selbst, an die Eltern und an die, die in Gefahr sind, aus Unwissenheit oder falsch verstandener Neugier abhängig zu werden.

III

Schuld an diesem Buch sind eine Berliner Provinzposse und ein epileptischer Anfall. Im Frühjahr 1991 wittert ein inkompetenter, aber geltungssüchtiger CDU-Stadtrat die Chance, sich Wählerstimmen zu verschaffen. Im Umkreis einer Schule im Bezirk Tiergarten, ganz in der Nähe des Straßenstrichs rund um die Potsdamer, Lützow-, Einem- und Bülowstraße, hat es mehrere Fälle von sexuellem Mißbrauch an Kindern gegeben. Die besorgten Eltern gründen eine Initiative, fordern stärkere Polizeipräsenz und beschweren sich gleichzeitig über die überall herumliegenden Spritzbestecke, «von den Kondomen ganz zu schweigen». Der Stadtrat hört die Eltern an, schnappt hier und da des Volkes Stimme auf und fordert dann die Einrichtung eines Sperrgebietes für Prostituierte. Damit tritt er eine Lawine los und zieht die Aufmerksamkeit der Medien auf sich. Seine Partei unterstützt ihn, die SPD hat noch keine Meinung, stimmt dem Antrag in der Bezirksverordnetenversammlung aber vorsichtshalber zu, um sich nicht unbeliebt zu machen, bei wem auch immer.

Für eine Ost-Berliner Zeitung schreibe ich eine kleine Reportage über den Fall. Natürlich wird der merkwürdige Antrag endlich vom Rat der Bürgermeister abgeschmettert, weil dieser – im Gegensatz zu dem Stadtrat – Fachleute anhört. Deren Meinung ist einhellig: Die Prostituierten-Selbsthilfeorganisation «Hydra» kann, gestützt auf vergleichbare Erfahrungen aus anderen Städten, nachweisen, daß ein Sperrgebiet nur das Gegenteil von dem erreichen würde, was beabsichtigt ist. Die Standplätze der Frauen würden für Zuhälter «wirtschaftlich interessant», die Gewalt gegen Frauen und die Beschaffungskriminalität nähmen erst recht zu. Außerdem, so die Initiative «Wildwasser», eine Arbeitsgemeinschaft gegen den sexuellen Mißbrauch von Mädchen, gebe es keinen Zusammenhang zwischen Kindesmißbrauch und Prostitution. Die Frauen wirkten eher als «soziale Kontrolle». Und selbst ein Polizeivertreter gibt zu bedenken, daß die Kriminalität im Umkreis des Straßenstrichs nicht höher sei als anderswo.

Damit war das Thema auch für die Presse erledigt. Doch für mich fing die Geschichte erst an. Bekannt war mir, daß die Mehrzahl der zum Teil sehr jungen Frauen, die sich in Tiergarten prostituieren, heroinabhängig sind. Mehr wußte ich nicht, außer dem, was ich in den einschlägigen Zeitungsberichten gelesen hatte. Ich war der Meinung, dem Thema sei nicht viel mehr hinzuzufügen: ein desolates Elternhaus, vernachlässigte Kinder, Dealer, die sie zur Droge verführen, dann Abhängigkeit vom «Stoff» und Verelendung, der «Goldene Schuß», eine versehentliche Überdosis oder der Selbstmord. Die Forderungen, die ich mir zurechtlegte und die ich für selbstverständlich hielt: mehr und bessere Therapien für die Süchtigen, prophylaktische Aufklärung über die Risiken des Drogenmißbrauchs, kompetentere Sozialarbeit in sozialen Brennpunkten.

Doch meine vorgefaßte Meinung fiel wie ein Kartenhaus zusammen, als ich mit der Realität konfrontiert wurde. Die «Heldin» meiner Reportage, zu der ich weiterhin Kontakt gehalten hatte, war verzweifelt, weil es ihr allein nicht gelang, von der Droge Heroin loszukommen. Ich bot ihr an, es in meiner Wohnung zu versuchen. Sie ging darauf ein. Dadurch bekam ich Gelegenheit, den Horror-Trip eines Heroin-Entzuges hautnah mitzuerleben. Und ich lernte ein Medikament kennen, das – bei hochmotivierten Junkies – den Rückfall verhindert. Doch das Ergebnis meiner Nachfrage bei einschlägig bekannten «Drogenexperten», Ärzten, Beratungsstellen und Therapie-Einrichtungen erstaunte mich: Niemand hatte davon etwas gehört.

Dann lief mir Nergiz über den Weg, die wegen eines epileptischen Anfalles in ein Krankenhaus eingeliefert worden war. Nergiz schien ein so hoffnungsloser Fall zu sein, daß mir binnen kürzester Zeit jegliche journalistische Distanz abhanden kam. Eines war mir klar: Hier mußte etwas getan werden. Ich nahm mich der jungen Frau an und erlebte während der gesamten Zeit der Recherche das, wovon Eltern heroinabhängiger Kinder ein Lied singen können, ein Drama in vielen Akten: fünf Entzüge, fünf Rückfälle, Vergewaltigungen, Selbstmordversuche, eine Kette von Erlebnissen, die schließlich – zu allem Überfluß – in einer tumultartigen Jagd auf einen Kinderporno-Händler gipfelte. Nergiz wäre heute eine der vielen Drogentoten, eine anonyme Zahl in einer traurigen Statistik, und ich hätte dieses Buch nicht schreiben können, wenn ich ihr nicht begegnet wäre.

Das Fazit: Die deutsche Drogenpolitik ist eine einzige Katastrophe. Die Hilfsangebote für Junkies sind völlig unzureichend, obwohl mit geringem finanziellem und organisatorischem Aufwand und mit ein wenig persönlichem Engagement Abhilfe geschaffen werden könnte. Ein großer Teil der «Drogenberater», an die sich Fixer wenden können, ist ahnungslos, ja es fehlt an elementarem Wissen sowohl über die Drogen selbst, deren Mißbrauch ja gerade verhindert werden soll, wie auch über Möglichkeiten, «clean» zu werden. In vielen Fällen ist noch nicht einmal die Bereitschaft vorhanden, sich über neue Erkenntnisse zu informieren.

Es gibt, trotz der ganze Bibliotheken füllenden Bücher über «Sucht», keine einzige Veröffentlichung oder Anleitung darüber, wie Junkies in Eigenregie den Heroin-Entzug bewältigen könnten. Wen sollen Eltern, deren Kinder drogenabhängig sind, denn fragen? Wer informiert sie über die in der «Szene» weitverbreitete Medikamenten-Abhängigkeit, wer sagt ihnen, welche Folgen das hat und was man dagegen tun kann? Warum weigern sich fast alle Therapie-Einrichtungen, Ärzte und andere

Fachleute, die von Junkies gefürchteten Entzugssymptome zu lindern, obwohl auch hierfür Medikamente vorhanden sind? Warum wissen selbst viele Fixer nicht, mit welchen – in jeder Apotheke erhältlichen – Mitteln man sich zeitweilig substituieren, also das Heroin ersetzen kann? Warum gibt es kaum jemanden, der Heroinabhängige vor einem Rückfall, wenn er denn unabwendbar sein sollte, berät, obwohl die meisten Todesfälle nach einer Abstinenz-Phase zu beklagen sind? Warum müssen Menschen sterben, obwohl der Drogentod verhindert werden könnte?

Schuld an diesem Desaster sind nicht die Heroinabhängigen, sondern die Inkompetenz, Ignoranz und weltanschauliche Verbohrtheit derjenigen, die von Berufs wegen mit dem Thema befaßt sind. Der Konsens, der mittlerweile sowohl von den orthodoxen Vertretern der Drogenpolitik als auch von deren Kritikern geteilt wird, heißt: Es gibt keine Lösung des Drogenproblems. Dieser Konsens ist nur eine billige Entschuldigung für den überall anzutreffenden Zynismus. Man könnte ebensogut behaupten, es gebe keine Lösung des «Asylproblems». Das ist natürlich Unsinn, weil diese These Menschen zu «Problemfällen» erklärt, die Opfer einer verfehlten Politik sind – und ihnen dann auch noch die Schuld daran gibt.

Wenn jemand der Illusion anhängt, man könne eine drogenfreie Gesellschaft oder lebenslange Abstinenz der Drogen-Konsumenten anstreben, wird er schon im Ansatz scheitern. Die Frage ist: Wie kann man verhindern, daß Heroinabhängige verelenden? Wie läßt sich vermeiden, daß der Gesellschaft durch die Folgen des Drogenkonsums ein relevanter Schaden zugefügt wird? Dieses Problem ist lösbar, aber nicht nach den Maximen «Arbeit macht drogenfrei» und «Leichen pflastern unsern Weg».

Während der Recherche zu diesem Buch habe ich mehrere Monate in einem Projekt gearbeitet, das sich zur Aufgabe gemacht hat, in direktem Kontakt mit den Betroffenen das Schlimmste zu verhüten: Die Junkies können gebrauchte Spritzen gegen neue eintauschen, um die Gefahr einer Ansteckung mit Aids zu verringern, das Projekt betreut Ex-Junkies und Substituierte, die Mitarbeiter kümmern sich um die gesundheitlichen Probleme der Junkies und bieten, mit begrenzten Möglichkeiten, Beratung an. Durch diese Arbeit erhielt ich einen Einblick in die «Szene», der mir sonst verwehrt gewesen wäre.

Zu meiner großen Genugtuung konnte ich dazu beitragen, daß sich drei Junkies aus ihrer Abhängigkeit vom Heroin befreiten, ohne die Hilfe von «Suchtexperten» in Anspruch nehmen zu müssen. Allein deshalb hat sich der erhebliche Aufwand gelohnt. Ein vierter, nennen wir ihn Bernd, ein junger Mann von 25 Jahren, hatte jegliche Hoffnung aufgegeben, in ein Therapieprogramm mit Polamidon aufgenommen zu werden. Ich machte einen Arzt ausfindig, der es mit ihm versuchen wollte. Bernd hatte schon seinen Lebenslauf geschrieben und einen Termin mit dem Doktor vereinbart. Dann wurde seine Freundin verhaftet. Auf sie wartete eine längere Gefängnisstrafe wegen Verstoßes gegen das Betäubungsmittelgesetz. Wenige Tage später ist Bernd an einer Überdosis Heroin in Kombination mit Barbituraten gestorben.

Auch nach Abfassung des Manuskripts habe ich kaum Hoffnung, daß sich in absehbarer Zeit viel ändern wird, auch wenn die Zahl der Toten weiter ansteigt. Junkies haben keine Lobby. Ihren Bedürfnissen stehen die Interessen vieler «Fachleute» entgegen, die weit mächtiger sind: Politiker, die sich mit dem Ruf nach schärferen Gesetzen und dem «Krieg gegen Drogen» profilieren können; Therapeuten, deren Arbeitsplätze von den Junkies abhängen und die darauf angewiesen sind, daß die Justiz ihnen die straffällig Gewordenen zur weiteren «Behandlung» zuschiebt; Drogenberater, die sich an der Schnittstelle zwischen «Hilfe» und «Strafe» bequem etabliert haben; Ärzte, die um den Ruf ihrer Praxis fürchten und sich deshalb weigern – gegen die Verpflichtung des hippokratischen Eides –, Junkies angemessen zu behandeln; Journalisten, die keine Ahnung vom Thema haben und Hofberichterstattung für die Abstinenz-Lobby betreiben. Es kann sich nur etwas bewegen, wenn – so abgedroschen und wenig zeitgemäß das klingen mag – die Betroffenen ihr Schicksal selbst in die Hand nehmen, unterstützt von Angehörigen und engagierten Freunden. Erste Ansätze einer «akzeptierenden Drogenpolitik» sind vorhanden – «akzeptierend» in dem Sinne, daß man die Realität zur Kenntnis nimmt. Allein das ist schon ein großer Fortschritt.

Berlin-Kreuzberg, im Juni 1993

Christine gibt den Löffel ab

Nach zwei Wochen gebe auch ich auf. Jeden Tag, zwischen acht und neun Uhr, habe ich diverse Krankenhäuser angerufen und mich erkundigt, ob ein Bett frei wäre. Nichts, jedesmal nur die Antwort: «Rufen Sie morgen wieder an.» Einige Kliniken haben Betten, die speziell für den Drogenentzug reserviert sind, sei es von Alkohol, Heroin oder Tabletten. Es gibt aber in der Regel keine Wartelisten. Man muß sich täglich neu bemühen. Ich hatte Christine nicht geglaubt und daher selbst die Probe aufs Exempel gemacht: Die junge Fixerin, deren Drogen-Karriere ich seit zwei Monaten verfolge, hatte behauptet, sie wolle aufhören. Sie fände aber keinen Klinikplatz für den Entzug. Nur in einer Nervenklinik könne sie sofort ein Bett bekommen. Die habe aber einen sehr schlechten Ruf: Ausnahmslos alle Junkies, die dort landeten, würden wieder rückfällig.

Insgeheim, so muß ich zugeben, hatte ich Christine mißtraut: Es konnte doch nicht so schwierig sein, Heroin abzusetzen? Es war mir bekannt, daß Ärzte die Entzugssymptome als eine Art «schwere Grippe» beschreiben. Wahrscheinlich hat sie nur Angst, dachte ich, und lügt sich oder mir etwas vor. Sie wird nur nicht morgens um acht aus dem Bett gekommen sein, da sie jede Nacht bis um drei Uhr auf den Strich gehen und sich anschließend noch Heroin besorgen muß. Oder sie findet es aufregend, daß sich ein Journalist um sie kümmert, und denkt, sie könnte diesen interessanten Zustand verlängern, indem sie andauernd von Entzug redet.

Doch mittlerweile bin ich nachdenklich geworden. Ich fahre in Christines «Läusepension» – so nennen die Junkies die Hotels in der Nähe des Straßenstrichs, in denen sich Heroinabhängige, Obdachlose und «soziale Problemfälle» einquartiert haben. Die Miete – normale Hotelpreise – zahlt das Sozialamt. Das ist zwar nicht billiger, aber einfacher, als wenn sich die Verwaltung selbst um eine Wohnmöglichkeit bemühen müßte.

Christine ist 25 und seit fünf Jahren «drauf», das heißt: Seit dieser Zeit spritzt sie sich – von wenigen Unterbrechungen abgesehen – jeden Tag mehrere Male Heroin. Sie wohnt seit einem Jahr in einem Ein-Zimmer-Apartment, immerhin, was hier ein großes Privileg ist, mit Dusche. Es gibt ein Bett, dessen Matratze mit altem Blut und anderen Flecken übersät ist, ein Bild mit Blumen, das offenbar zum Inventar des Etablissements gehört, einen defekten Fernseher, eine Kochplatte, darauf eine Bratpfanne mit Fettresten ehrwürdigen Alters, einen Schrank, dessen Türen immer offenstehen. Überall auf dem Teppichboden liegen ungebrauchte Präservative herum, in den Ecken Kleidungsstücke, Müll, geöffnete Kisten, einige angerußte Löffel, verdreckte Tassen, offene Tüten: Mehl, Zucker, Haferflocken. Auf der Fensterbank ein paar Stofftiere, die traurig das Chaos überblicken.

Die Mieterin paßt nicht zu ihrer Umgebung: eine junge, attraktive Frau mit Henna-Strähnen im dunklen Haar, die dezente Schminke auflegt und deren Kleidung ausgesucht und nicht billig erscheint. Wenn sie das Apartment-Hotel verläßt, schlüpft sie in ihre hochhackigen Schuhe. Nur ein Detail ist verräterisch: Ihre Handrücken sind übersät mit Einstichstellen, zum Teil blau unterlaufen, und kleinen Narben. «Meine Venen an den Armen sind kaputt», sagt sie, «da treffe ich keine mehr, deswegen nehme ich die Hände.» Wenn sie «anschaffen» geht, zieht sie sich Lederhandschuhe an. «Viele Freier merken gar nicht, daß ich ein Junkie bin, weil ich nicht so verloddert aussehe wie die meisten Frauen hier.»

Ich schlage Christine vor, in meiner Wohnung zu entziehen, jetzt und sofort. Die Chance müsse sie nutzen, sonst könne ich ihr ständiges Gerede von Entzug nicht mehr ernst nehmen. Sie ist verwirrt, läuft aufgeregt hin und her und raucht ununterbrochen. «Dann muß ich mir noch einen letzten Druck machen», meint sie, «wenn ich weiß, daß ich noch Schore habe, werde ich nachher gleich wieder rückfällig.»

«Schore» ist eine Verballhornung des alten Rotwelsch-Wortes für «Diebesgut». Auf merkwürdigen sprachlichen Pfaden hat es sich in der Junkie-Szene als Name für Heroin eingebürgert. Für Außenstehende sind viele Ausdrücke der Drogen-Subkultur schwer zu entschlüsseln: «Dope» steht für Heroin, manchmal für Haschisch, ebenso wie «Äitsch», die englische Aussprache für den Anfangsbuchstaben «H». «Ich mache mir einen Druck» oder «ich ballere mir einen» heißt: Ich spritze oder «schieße» mir Heroin. Spritzen werden «Pumpen» genannt. «Ich bin auf Turkey» oder «den Affen schieben»: Ich spüre Entzugssymptome – Rükkenschmerzen, triefende Nase, große Pupillen, starke Depressionen, Müdigkeit.

Christine nimmt ihr letztes «Päcken». Ein «Päcken» ist eine kleine, ungefähr linsengroße Menge gestrecktes Heroin, bis zu einem halben Gramm, mit dem Feuerzeug in Plastikfolie eingeschweißt. Bei Polizeirazzien wird ein «Päcken» unter der Zunge selten entdeckt. Es gibt allerdings Zivilfahnder, die den Junkies auf Verdacht gleich an die Gurgel gehen. Im Notfall werden die «Päcken» auch verschluckt und später wieder ausgeschieden – wenn es gutgeht. Beim Verkauf auf der Straße schätzt der Käufer nach Augenschein ein, ob die Menge dem Preis entspricht. Falls der Dealer den Kunden häufiger «abzieht», der Stoff also zu schlecht oder zu wenig ist, wird er den Kunden los. «Ich habe eine Connection» heißt: Ich kenne einen Dealer, der nicht «auf der Szene» herumläuft, sondern in seiner Privatwohnung verkauft.

Die Utensilien: ein Teelöffel, ein Stück halbierter Zigarettenfilter, Ascorbinsäure («Asko»), Alkoholtupfer, eine Spritze mit mehreren Kanülen. Mit der Flamme eines Feuerzeugs oder einer Kerze erhitzt der Junkie das Heroin, die Ascorbinsäure und Wasser auf dem Löffel. Ohne Ascorbinsäure, die auch durch einfachen Zitronensaft ersetzt werden kann, löst sich der Stoff nicht auf. Nach einigen Sekunden wird das Heroin flüssig und bernsteinfarben.

In den siebziger Jahren gab es noch die sogenannte Tinke, Morphinbase, die direkt in kleinen Ampullen verkauft wurde. Heute müssen die Junkies die Droge selbst verflüssigen. Die braune Farbe, die sie dabei annimmt, ist ein Hinweis auf das Herkunftsgebiet, die Türkei und den Nahen und Mittleren Osten, wo der Stoff für den Verkauf behandelt, das heißt gestreckt wird. Das «Thai-H», das Ende der Achtziger in Berlin auf den illegalen Markt kam, war hell, fast wie Wasser, hatte einen wesentlich höheren Wirkstoffgehalt und mußte nicht mit Ascorbinsäure aufgekocht werden.

Der Zigarettenfilter, der in den flüssigen Stoff getaucht wird, verhindert, daß Schmutzpartikel beim Aufziehen in die Spritze gelangen. Trotzdem fürchten sich Junkies, die ihren Stoff auf der Straße kaufen müssen, vor dem «shake», der Abwehrreaktion des Körpers auf die Injektion von Schmutz oder anderen Beimengungen. Der «shake» ist mit hohem Fieber, Hautausschlag und Krämpfen verbunden.

Viele Kleindealer, die fast ausnahmslos selbst abhängig sind, strecken das Heroin. Die beliebtesten, weil unauffälligsten Streck-Substanzen sind Milchzucker, Dextropur, Ascorbinsäure, Lebensmittelfarbe und Puderfencheltee. Sie sind für den Körper unschädlich.

Viele Heroinabhängige haben aber auch Erfahrungen mit anderen

Substanzen gemacht: zum Beispiel mit Arsen, das Vergiftungserscheinungen hervorruft – Hautausschlag und Erbrechen –, oder gar mit Strychnin. Das kommt bei Privat-«Connections» selten vor, da Dealer, die in direktem Kontakt zu den Konsumenten stehen, in der Regel die Gesetze der Marktwirtschaft beachten und die Kunden, an denen sie verdienen, ungern umbringen. Großdealern ist das egal. Und manche Händler, die selbst abhängig sind, finden nichts dabei, das Heroin so lange zu strecken, bis die Wirkung, der «flash» oder «Kick», ausbleibt. Strychnin täuscht dann den «Kick» vor, als sei es Heroin guter Qualität, nur daß eine winzige Dosis zuviel den Tod bedeuten kann.

Während Christine nach dem «Schuß» auf der Matratze liegt und für einige Minuten nicht ansprechbar ist, packe ich ein paar Kleidungsstücke ein. Die Spritzen, die Filter und alle anderen Fixerutensilien sowie die herumliegenden Lebensmittelreste landen in einer Mülltüte, die ich draußen in einen Container stecke. Dann fahren wir in meine Wohnung. Christine steckt sich eine Zigarette nach der nächsten an. In den nächsten fünf oder sechs Stunden wird sich ihr Zustand nicht verändern.

Mit dreizehn hat sie angefangen, alle möglichen Drogen auszuprobieren. «Schlaftabletten, Pharmazeutika, Happy-Macher, Haschisch. Ich habe alles getestet, was mir meine Freundinnen empfohlen haben, was bei denen in Mode war. ‹Hast du schon mal 'ne Schmerztablette mit Cola genommen?› fragten die und taten ganz wichtig. Bei Haschisch habe ich die ersten zwanzig Male nichts gemerkt. Dann habe ich Koffeintabletten geschluckt, *Percoffedrinol* und Ephedrin. Die Pillen gefielen mir nicht. Davon bekam ich nur einen dicken Kopf und konnte nicht mehr klar denken. Ich wollte ja irgendwie mein Bewußtsein verändern. Mit den Tabletten ging das nicht.»

Schon bei diesen wenigen Worten über den Beginn einer «Drogen-Karriere» streiten sich die Suchtexperten und schlagen sich die Statistiken um die Ohren. Gibt es Drogen, die mit großer Wahrscheinlichkeit zum Konsum «härterer», weil gefährlicherer Substanzen verführen? Die Antwort ist eindeutig: Nein. Der Zusammenhang etwa zwischen Haschisch, das an Stammtischen immer noch als sogenannte «Einstiegsdroge» gehandelt wird, und Heroin liegt auf einer anderen Ebene. Ist die erste Droge etwa eine aufputschende Pille, so wird sie manchmal zum Einstieg benutzt, um härtere Medikamente oder illegale Substanzen zu testen. Die Pharma-Industrie kann ihre Produkte gar nicht so schnell wieder vom Markt nehmen, wie sie in überhöhten Dosen geschluckt werden.

Das gilt für Psychopharmaka wie *Dicandit* und *Nembutal*, die schon vor zwanzig Jahren von Junkies genommen wurden, aber auch für das Schmerzmittel *Adumbran*, das heute nicht mehr verkauft wird, oder das immer noch erhältliche Aufputschmittel *Captagon*. Die «Einstiegsdrogen» richten sich nach dem Angebot: Was neu ist, wird probiert, teure Mittel werden durch billigere ersetzt. Während in Berlin noch Barbiturate wie *Medinox* und Tranquilizer wie *Rohypnol* en vogue sind, probiert die Hamburger Szene schon die noch stärkeren *Speda* oder *Fluninoc* aus.

«Einstiegsdrogen» sind austauschbar. Weniger als fünf Prozent der regelmäßigen Haschischkonsumenten greifen zum Heroin. Diese statistische Aussage ist relevant. Daß umgekehrt viel mehr Heroinabhängige gleichzeitig auch Haschisch rauchen oder geraucht haben, ist etwas ganz anderes: Eine bedeutend höhere Anzahl der Fixer hat zuerst mit legalen Drogen wie Nikotin, Alkohol oder diversen Tabletten experimentiert. Wichtig ist nicht die Art der zuerst genommenen Droge, sondern das «Setting», ob die «richtigen» Leute dabei sind, wie man sich fühlt – ungeachtet der pharmakologischen Wirkung.

Christine kommt aus einer Kleinstadt am westlichen Rand des Ruhrgebiets. Ihre Mutter ist Hausfrau und jobbt nebenbei als Verkäuferin, der Vater ist Verwaltungsangestellter. Als Jugendliche war sie zunächst «ziemlich ruhig und still», erinnert sie sich. Ihre Schwester hingegen war in der Clique beliebt und recht agil. Christine bewunderte heimlich ihre Freundinnen und ihre Schwester, die viel «cooler» waren, als sie selbst sich zu sein traute. «Cool sein» heißt auszuprobieren, was verboten ist oder was die Eltern verabscheuen oder gar nicht kennen.

Nach der ersten Haschisch-Zigarette mußte sie sich übergeben. Christine schämte sich. Trotzdem rauchte sie so lange, bis sie eine Wirkung spürte. «Da war ich so, wie ich sein wollte. Ich fühlte mich in einer anderen Welt, ich sah anders, ich hörte anders. Wenn ich Schmerzen hatte, spürte ich die gar nicht oder stärker. Ich habe gedacht, ich hätte jetzt mehr erlebt als die anderen und wäre deswegen etwas Besonderes. Ich habe mich sehr reif und erwachsen und schlau gefühlt.»

Natürlich sind fast alle Jugendlichen so, wie Erwachsene auch sein sollten: neugierig. Christine fühlte sich «ein bißchen zu Extremen hingezogen, zu Randgruppen». Die Leute, mit denen sie verkehrte, «waren ganz anders als mein Elternhaus, nicht so spießig. Das war in der Phase, in der man meint, man sei klüger als die Eltern. Die Leute haben die Meinung auch vertreten. Sie sagten das zwar nicht, aber ich habe das gespürt. Ich habe später ältere Leute kennengelernt, die ihre Kinder ganz anders erzogen, als ich es gewohnt war.

Ich habe mich mit allen auseinandergesetzt, mit der Subkultur, die auf der Straße gelebt hat und ‹no future› geschrien und in besetzten Häusern gelebt hat. Ich ging auch in Jugendzentren, wo ich Leute kennengelernt habe, die zwar kifften wie die Wilden, aber einer ganz normalen Arbeit nachgegangen sind. Diese neuen Erfahrungen waren für mich wichtiger als die Schule.»

Mit fünfzehn kommt Christine «in eine Identitätskrise». Sie spricht von «meiner damaligen Neurose», kann das Problem aber nur unklar umschreiben: «Ich hatte plötzlich große Schwierigkeiten, kam in der Schule nicht mehr mit, fühlte mich beschissen und voller Komplexe. Ich kam nicht mehr zurecht außerhalb meiner Clique. Es wurde noch schlimmer: Selbst bei meinen Freunden traute ich mich nicht, den Mund aufzumachen. Ich hatte zu nichts und niemanden eine Meinung mehr. Ich merkte, daß das Haschisch mich für meine Probleme sogar noch sensibilisierte. Ich habe mit den Joints ganz aufgehört und sogar zwei Jahre ganz eisern keinen Alkohol getrunken. Es änderte sich aber nichts: Ich hatte richtige Gesellschaftsangst, war ständig depressiv, habe nur noch Neil Young gehört, fürchterlich geheult und mein Selbstmitleid gepflegt.»

Christine versucht, in der Schule einen neuen Anfang zu machen. Wenn sie neue Leute kennenlernt, fühlt sie sich besser. Die Freundschaften halten aber nicht lange. Sie meint, daß die anderen «besser» sind als sie. «Ich fühlte mich unfähig, irgend etwas zu erreichen, gute Noten oder eine Lehrstelle. Ich dachte, ich könnte gar nichts.»

Mit sechzehn meint sie, «den Dreh gekriegt» zu haben. Christine macht den Hauptschulabschluß und steht kurz vor der Mittleren Reife. «Ich wollte es mir wieder mal beweisen.» Dann verliebt sie sich. Aus Neugier auf alles, «was irgendwie exotisch und anders» ist, besucht sie anläßlich eines «Tages der offenen Tür» eine Einrichtung für Heroinabhängige. Dort lernt sie Werner kennen, der kurz vor dem Abschluß einer einjährigen Therapie steht. Als er entlassen wird, zieht sie mit ihm in eine gemeinsame Wohnung. Werner wird gleich am ersten Tag wieder rückfällig.

«Für mich war immer klar, so etwas würde ich nicht machen. So fertig, wie die Junkies waren, die ich früher kennengelernt hatte, wollte ich nicht sein. Ich hatte mich zwar mit denen auseinandergesetzt und intensiv unterhalten, aber mehr nicht. Ich dachte, das wäre ganz weit weg von mir. Ich fand das zwar interessant, aber hatte Angst davor. Ich habe mir keine Gedanken darüber gemacht, ob man gleich abhängig wird, nur mit dem Gedanken gespielt, das mal auszuprobieren.

Ich bewunderte die Leute, die den Mut hatten, LSD zu nehmen oder Heroin, weil ich mich nicht traute. Die Leute in der Nachsorge und die Junkies, die ich kannte, haben das häufig beschönigt. Ich wurde immer neugieriger. Ich hatte im Kopf – das sage ich jetzt im nachhinein –: Vielleicht gibt es ja wirklich etwas, das deine Probleme löst, durch die es dir so schlecht ging. Haschisch hatte die ja nur schlimmer gemacht.

Dann war ich soweit, daß ich mir sagte: Jetzt probierst du das. Ich war zwar nicht mehr verliebt in Werner, aber wir haben trotzdem noch zusammen gewohnt. Er hat mir den ersten Schuß gemacht. Als er die Spritze aufzog, verspürte ich eine schreckliche Angst. Dann aber hatte ich plötzlich das Gefühl: Das ist es. Das will ich, mit allen Konsequenzen. Da habe ich mich immer nach gesehnt. Ich bildete mir ein, sofort drauf zu sein.»

Beim ersten Mal bleibt es nicht – eine Erfahrung, die viele, aber nicht alle späteren Fixer machen. Häufig gehen Heroinabhängige erst nach einem halben Jahr zum regelmäßigen Konsum über. Selbst dann begreifen sie sich häufig nicht als «abhängig». Die Entzugssymptome nach dem Absetzen der Droge beginnen nicht sofort, sondern erst, nachdem man sich an das Rauschmittel gewöhnt hat. Der Umstieg auf eine «harte» Droge schadet dem Selbstbild nicht, ja man fühlt sich den «Nicht-Fixern» sogar überlegen: Jemand, der fixt, ist «weiter», hat mehr Erfahrungen als die, die sich nicht trauen. Junkies, die vor ihrer Abhängigkeit die anderen Fixer als «fertig» oder «Scheintote» beschimpft haben, blikken, wenn sie selbst zu dieser Gruppe gehören, auf die «albernen Kiffer» herab.

Nach ein paar Wochen spürt Christine zum ersten Mal Rückenschmerzen, weil sie längere Zeit kein Heroin genommen hat. Ihre Pupillen weiten sich – ein untrügliches Zeichen, daß der «Turkey» beginnt. «Ich habe meine Augen so geliebt. Ich fand es toll, wenn ich kleine Pupillen hatte. Jedesmal, wenn ich ballerte, lag ein Spiegel neben mir, damit ich zusehen konnte, wie meine Pupillen wieder kleiner wurden.»

Ein halbes Jahr besucht Christine noch die Schule und schafft auch den Abschluß. Dann herrscht gähnende Leere: Keine Aufgabe, die mehr halbherzige Suche nach einer Lehrstelle bleibt erfolglos. Ihr Freund ist mittlerweile wieder «voll drauf», «und weil ich immer mehr konsumiert habe, habe ich bald auch nichts mehr auf die Reihe gekriegt».

Christines Eltern merken, daß ihre Tochter sich verändert. Sie kann über ihre Drogen-Erfahrungen reden. Ihr Vater sitzt nächtelang mit ihr zusammen. Er ist der Meinung, durch eine gute Erziehung könne man jedes Problem lösen, was auch immer es sei. Doch die Gespräche helfen nichts. Die Mutter kauft hübsche Kleider für ihre Tochter. Sie macht sich Vorwürfe, vielleicht, so sagt sie sich, fehlte es an Zuwendung, vielleicht waren wir nicht aufmerksam genug? «Die haben sich nicht richtig damit auseinandergesetzt», sagt Christine, «sondern alles weit weg von sich geschoben.»

Doch was hätten ihre Eltern tun können? Christines Zuhause ist «picobello» aufgeräumt, das Wohnzimmer holzgetäfelt, auf Regalen blitzen Porzellanteller, hier und dort ein Blumenstrauß, diverse ordentlich aufgereihte Gläser. Alles hat seinen Platz und seine feste Bedeutung. «Sich in Glück und Unglück schicken», sagt ein gestickter Wandschmuck, «ist das rechte Meisterstücken.» Wer hier hineingehören will, kann sich wohl fühlen. Das Abenteuer und das Unwägbare finden im Fernseher statt.

Christine findet in der scheinbar gutbürgerlichen Sicherheit nicht genug Halt. Sie schlägt sich mit diversen Jobs durch. Werner hat eine gutbezahlte Anstellung in einer Stahlbaufirma und verdient fast 2000 Mark netto. Beide finanzieren ihren Konsum durch den Handel mit illegalen Drogen. Sie fahren nach Holland, kaufen größere Mengen ein, weil sie im Gegensatz zu anderen Junkies über ein Grundkapital verfügen, und verkaufen den Stoff mit Gewinn. Christine klemmt sich ein Kissen unter den Bauch und erschwindelt einen Wohnungseinrichtungskredit, den sie als «Schwangere» und «künftige Ehefrau» dringend brauche. Bald kommen ein paar Autodiebstähle hinzu, weil trotz des guten Einkommens das Geld nicht reicht.

«Unsere Eltern haben den Kredit zurückgezahlt. Werners Mutter gab ihm eine Zeitlang jeden Tag Geld, nur damit er nicht kriminell würde. Sogar die Oma und die Verwandten haben da mitgezogen. Ich habe immer noch gedacht, ich nähme zwar Drogen, aber mein Leben ginge relativ normal weiter. Ich hielt Werner an, arbeiten zu gehen. Aber irgendwann, und das wurde immer häufiger, war unser Leben nicht mehr regelmäßig. Mal klappte es mit dem Dealen nicht, dann verlor Werner seinen Job. Wir konnten uns nicht mehr kontrollieren. Es ging nur noch auf und ab. Immerhin haben wir darauf geachtet, immer saubere Spritzen zu bekommen, um uns nicht zu infizieren. Trotzdem erwischte ich eine Hepatitis.»

Selbst als Christine vier Wochen im Krankenhaus verbringen muß und zum ersten Mal wieder «clean» ist, hält sie sich nicht für abhängig. «Ich dachte, wenn du willst, dann hörst du eben auf und lebst ganz normal weiter. Ich wollte eben nur keinen Turkey haben.» Als sie aus dem Krankenhaus entlassen wird, beschließt sie, kein Heroin mehr zu nehmen. «Ich dachte, das könnte doch nicht so schwer sein. Ich war der Meinung, ich hätte mich frei fürs Spritzen entschieden, weil das mir meine Probleme ein bißchen erleichterte.»

Sie weiß aber nicht, was sie mit ihrer Zeit anfangen soll. Da ihr Freund mehr «der Selbständige» ist und Christine außerhalb der Szene niemanden kennt, dauert es nur zwei Tage, bis sie sich wieder den ersten «Druck» macht. Sie fühlt sich mit Werner nur noch durch den gemeinsamen Konsum verbunden. Das ergibt sich «einfach so». Sexuelle Beziehungen sind ohnehin kaum möglich: Heroin führt in der Regel zu Impotenz beim Mann und unterdrückt jedwedes sexuelle Gefühl bei beiden Geschlechtern. Nur wenn beide, was sehr selten vorkommt, Kokain nehmen, «lief was ab. Aber ich habe vor Koks den Horror gehabt, weil die Leute, die das nahmen, ziemlich schnell ganz übel draufkamen. Man muß die Dosis immer erhöhen und kommt kaum wieder runter.»

Ganz genau erinnert Christine sich an einen wichtigen Tag im Februar 1989. Werner muß sich entscheiden, ob er für längere Zeit ins Gefängnis geht – wegen diverser kleiner Raubzüge – oder eine Therapie antritt. In Berlin gibt es eine Einrichtung, die jeden Heroinsüchtigen sofort aufnimmt, sie heißt Synanon. Werner und Christine verlassen ihre Heimatstadt und fahren nach Berlin.

Synanon ist eine Institution, die – nur in karitativer Hinsicht – Hervorragendes leistet: Es gibt keine mehrmonatige Wartelisten wie in den üblichen Therapieeinrichtungen. Niemand wird abgewiesen, die Junkies haben während des Entzuges ein Dach über dem Kopf. Obligatorisch ist für alle die Teilnahme an einem regelmäßigen «Spiel», das die Gruppendynamik verbessern und das Selbstbewußtsein stärken soll. Jeder Ex-Junkie bekommt die Chance, in den zahlreichen hauseigenen Unternehmen zu arbeiten. Synanon übernimmt sogar die Schuldenregulierung. Ingo Warnke, der Mitbegründer der ursprünglich unter dem Titel «Drogentherapie in Selbsthilfe» laufenden Organisation, propagiert eine eigene «Lebensform». Die besteht in Gewaltfreiheit, völliger Abstinenz, auch von Tabak und Medikamenten, und aus Arbeit, selbst während des Entzuges.

Fast alle Junkies kennen Synanon, viele von ihnen haben ihre eigenen Erfahrungen mit dem Projekt. Christine erinnert sich an die ersten Tage: «Die sagen zwar, du könntest dich hinlegen, wenn du dich schlecht fühlst, aber wenn du nicht mehr kannst, gucken sie dich schief an. Immerhin war ich beschäftigt und habe deshalb die Symptome nicht so stark empfunden.»

Werner verläßt Synanon schon nach zwei Tagen und will, daß Christine mit ihm geht. Sie weigert sich. «Die Leute bei Synanon hatten zwar den Eindruck, ich würde jeden Moment abhauen. Ich habe aber doch ein halbes Jahr durchgehalten, obwohl es mir immer nur schlechtging.» Die obligatorischen Gruppengespräche, die Kritiker als «verbale Angriffstherapie» bezeichnen, empfindet sie als «gegenseitiges Fertigmachen». Nach sechs Monaten hat sie genug. «Als ich raus war, fühlte ich mich so, als wäre mir ein dickes Paket von den Schultern genommen worden. Später habe ich so viel von Ehemaligen gehört, daß ich mir gesagt habe, mein Gott, was war ich dort verschlafen. Ich war sofort wacher und aufnahmefähiger, ja eigentlich normal. In Synanon habe ich mich als der zerstörteste Mensch der ganzen Welt gefühlt, als irreparabel und hoffnungslos verloren.»

Christine hat keinen Pfennig in der Tasche. «Mehr aus Instinkt» fährt sie zum Bahnhof Zoo und trifft dort prompt jemanden, der einige Wochen zuvor ebenfalls Synanon verlassen hat. Der gibt ihr Tips für Übernachtungen und Anlaufstellen. Sie verbringt einige Tage in einem Drogennotdienst, dann bei einer Einrichtung nur für Frauen und besorgt sich schließlich, über das zuständige Sozialamt, ein Zimmer in der besagten «Läusepension». Schon in der ersten Woche trifft sie durch Zufall Werner wieder. Der ist heruntergekommen und verdreckt. Sie nimmt ihn «mehr aus Mitleid» bei sich auf, will aber von seinen anfänglichen Annäherungsversuchen nichts mehr wissen. Sie hält es nicht lange aus, Werner beim Spritzen nur zuzusehen. Nach zwei Wochen wird sie wieder rückfällig. «Ich wollte das eigentlich nicht, ich wollte nur von Synanon weg.»

In der ersten Zeit kommen die beiden mit Sozialhilfe und Schnorren über die Runden. «Der Strich war immer weit weg für mich. Früher hatte ja auch Werner die Connections. Ich habe meistens nur mein legales Geld verwandt, meine Sachen versetzt und so. Ich habe ihn gedrängt, Geld aufzutreiben, auch zu klauen, weil ich mich das nicht getraut habe.»

In der Pension lernt Christine eine Frau mit dem Spitznamen «Snake» kennen. Snake ist schon über zehn Jahre heroinabhängig, HIV-positiv und geht anschaffen. Auch Snake darf in Christines Zimmer wohnen. Christine begleitet sie auf den Strich, notiert sich die Autonummern der Freier und «paßt auf». «Sie war ein bißchen in mich verliebt», sagt Christine, «das war meine erste Erfahrung mit einer Frau. Sie hat die Droge finanziert. Ich habe deswegen ständig ein schlechtes Gewissen gehabt. Wir haben uns gestritten: Snake wollte nicht, daß ich auch auf den Strich ginge, dann wieder schrie sie mich an, ich solle endlich auch Geld heranschaffen.

Irgendwann lagen Werner und Snake im Bett, waren voll auf Turkey und kriegten nichts mehr auf die Reihe. Da habe ich mir die Stöckelschuhe angezogen und bin einfach losgegangen. Früher war ich immer unselbständig und ein bißchen von Werner abhängig gewesen. Ich habe die anderen Frauen beobachtet, die völlig autonom waren und sich ihrer Haut wehren konnten. Das war auch mein Ziel, und es war mir eigentlich egal, ob ich das nun mit oder ohne Drogen erreichte. Ich war stolz, als ich das geschafft hatte. Ich war ja vorher noch nicht einmal in der Lage gewesen, mir ohne Werners Hilfe Heroin zu besorgen. Ich muß auch ganz ehrlich sagen: Mir hat das Kokettieren mit Stöckelschuhen und schicken Klamotten gefallen, daß ich gesehen und angestarrt wurde.

Die anderen Frauen haben immer gedacht, ich sei arrogant. Ich kam mit den wenigsten zurecht. Einige dachten sogar, ich sei ein Zivilbulle. Mit mir müßte man vorsichtig sein, hieß es. Snake hat mir die anderen Frauen vom Leib gehalten, die dachten, ich würde mich unter Preis verkaufen, weil ich so viele Freier hatte.»

Christine besorgt sich jetzt selbst ihre Droge und lernt, sich im Junkie-Milieu zurechtzufinden. «Wenn du auf der Szene nicht bekannt bist, fällst du auf jeden rein. Jeder Dealer behauptet, er hätte das beste Dope. Du testest alles an und wirst ein paar Mal abgezogen. Wenn du von jemandem gute Schore bekommen hast und wenn du merkst, daß der regelmäßig etwas hat, daß der sich an Verabredungen hält, dann wirst du seine Stammkundin. Es gibt auch Typen, die dealen nicht, hängen sich aber an die Frauen und sagen: Du kannst bei mir wohnen, und ich passe dafür auf dich auf. Natürlich wollen die auch noch etwas anderes.»

Christine hält ein Jahr durch, ohne das zu erleben, womit die Frauen rechnen müssen, mit Verhaftungen während einer Razzia oder Vergewaltigungen durch Freier. «Vielen, die ich kannte, hat es nicht gereicht, nur von Heroin dicht zu sein. Die schluckten Pillen. Manchmal, aber sehr selten, habe ich auch Tabletten genommen, irgendwelche Happy-Macher oder Beruhigungsmittel, wenn mir alles zuviel wurde, auch das Drücken. Die Medikamente besorgte Snake. Die bekam sie von ihrer Ärztin, weil sie positiv war.

Ich habe anfangs darauf bestanden, daß Snake einen eigenen Wassertopf nahm, wenn sie ihr Dope aufkochte. Wenn nur eine Spritze da war, habe ich sie mindestens noch heiß und kalt ausgewaschen. Es gab zwar Automaten, du hast aber nicht immer die Zeit, welche zu ziehen. Ich traute mich auch nicht, mit Spritzen in meiner Handtasche herumzulaufen, weil das als Beweismittel gilt, daß du süchtig bist. Anfangs kannte ich mich noch nicht so gut aus. Als ich dann von ‹Olga› hörte, diesem Frauentreffpunkt, habe ich immer da meine gebrauchten Spritzen gegen neue getauscht, weil ich ja ganz in der Nähe wohnte.»

Nach einem Jahr – Werner ist wieder im Gefängnis gelandet – denkt Christine zum ersten Mal ernsthaft daran aufzuhören. «Der Punkt war einfach da: Ich hatte das Gefühl, alles erlebt zu haben. Der Reiz war vorbei.» Ihr Selbstwertgefühl und die Realität passen nicht mehr zusammen. Sie bildet sich ein, besser als die anderen Junkies und nicht so heruntergekommen zu sein, stellt aber immer häufiger fest, «wie fertig ich eigentlich doch war».

Sie lernt einen Mann kennen, der einige Jahre jünger ist als sie. Der versucht ein paar Mal, den lockeren Freier zu spielen, ist aber zu schüchtern, um auf der bereits bezahlten Dienstleistung zu bestehen. Mit ihm trifft sie sich ab und zu. «Der Roger hat nicht die geringste Ahnung, was mit mir los ist. Er weiß zwar, was Heroin ist, aber das war's auch schon.» Roger steckt ihr Geld zu, weil er sie aus ihrer Situation «befreien» will und sagt, sie könne bei ihm wohnen, wenn sie clean sei.

Christine versucht zunächst, einen Platz in einem Krankenhaus zu bekommen. Nach einigen Wochen wird ihr ein Bett zugewiesen. Nach zwei Tagen bricht sie den Entzug ab. Dann versucht sie, sich mit Codein herunterzudosieren. Das hält sie nur vier Tage durch. Sie geht zu einer Drogenberatung. Dort drückt man ihr eine Liste mit Krankenhäusern in die Hand, wo sie entziehen könne. «Das kannte ich schon.» Mitarbeiter einer anderen Drogenberatung versuchen es mit psychologischen Gesprächen. «Das hat mich ziemlich entnervt», erinnert sich Christine, «die wollten meine Motivation erforschen. Ich hatte das Gefühl, wenn ich jetzt etwas Falsches sage, wäre ich es nicht wert gewesen, daß sie sich überhaupt mit mir beschäftigen. Ich suchte doch nur etwas, was mir während des Entzugs und danach helfen könnte.»

Genau das will ich versuchen, hier in meiner Wohnung, und langsam wird es ernst: Christine sitzt auf dem Bett und sagt, daß sie große Angst habe, Angst vor dem «cold turkey». So nennen die Junkies den Entzug, wenn die Opiate ohne langsames «Ausschleichen» abrupt abgesetzt werden. Nach einigen Stunden kriecht Kälte in ihr hoch. Die Glieder, vor allem der Rücken, beginnen zu schmerzen, der Magen krampft sich zusammen, Christine krümmt sich vor Schmerzen. Ich versuche, ihr Tee einzuflößen. Christine hat seit längerer Zeit Schlaftabletten gehortet und schluckt einige davon. Ich bin besorgt, will sie aber nicht davon abhalten, weil ich nichts Besseres weiß.

Die ersten beiden Nächte sind hart: Obwohl Christine eine Dosis von Barbituraten geschluckt hat, die einen Menschen normalerweise für eine Woche außer Gefecht setzen würde, schlägt sie um sich, stöhnt unentwegt und wirft sich auf dem Bett hin und her. Ich rede beruhigend auf sie ein, es hilft wenig.

Am dritten Tag beginnt starker Durchfall. Ich krame in den hintersten Winkeln meines Schrankes nach frischen Unterhosen. Die Waschmaschine kommt kaum nach. Mittags taumelt Christine hoch und will unbedingt ein Mittel gegen den Durchfall, von dem sie starke Schmerzen hat. Ich gebe ihr eine Kohletablette. Kaum hat sie die geschluckt, muß sie sich erbrechen. Sie würgt eine halbe Stunde lang.

Am vierten Tag scheint sich ihre Situation zu verbessern. Sie liegt apathisch im Bett und nippt manchmal am Tee. Für ein paar Minuten kann sie sogar aufstehen. Ich laufe mit ihr ein paar Schritte im Zimmer auf und ab. Ihre Pupillen sind geweitet, der Kreislauf schwach, immer wieder knickt sie beim Gehen ein.

In der Nacht kommt es zu einer Krise: Christine brüllt und kreischt, versucht, auf mich einzuschlagen: «Ich kann nicht mehr, ich will Methadon! Ich will auf die Szene!» Da sie beinahe meine Brille demoliert, brülle ich zurück und gebe ihr eine kräftige Ohrfeige. Sie schreit ein Dutzend Mal und aus Leibeskräften «Scheiße», fällt auf das Bett zurück und schluckt noch ein paar Schlaftabletten.

Am fünften Tag ist das Schlimmste vorbei. Die Pupillen sind wieder klein, der Stuhlgang hat sich fast normalisiert, und Christine verlangt etwas zu essen. Sie ruft Roger an und fragt ihn, ob sie zu ihm kommen könne. Er holt sie sofort ab.

Aber der erfolgreiche Entzug ist noch kein Grund zur Beruhigung. Ein Rückfall kann jederzeit kommen. Viele Heroin-Abhängige haben im Laufe der Jahre zwanzig, dreißig oder sogar noch mehr Entzüge hinter sich. Obwohl die Zahl der professionellen Drogenberater immer mehr ansteigt, ist das kaum bekannt, selbst in der wissenschaftlichen Literatur nicht. Der Grund: Drogenberatungsstellen erreichen mit ihrem Angebot nur einen geringen Teil der Fixer. Das liegt weniger an den Junkies als an der Art des «Angebots». Selbst bei Ärzten herrscht das Klischee vor, Heroin-Süchtige seien behandlungsunwillig und zum Entzug nicht bereit.

Christine bemüht sich gleich in der ersten Woche um eine Nachsorgeeinrichtung, die sie durch Mundpropaganda kennengelernt hat. Sie zieht in eine Wohngemeinschaft von ehemaligen Abhängigen ein, die ihr Haus in Eigenregie verwalten. Noch vier Wochen leidet sie an Schlafstörungen, was aber auch dem Barbiturat-Konsum während des Entzuges geschuldet sein kann.

Da sie sich selbst noch mißtraut, läßt sie sich von einem Arzt, dessen Name in der Szene kursiert, ein Medikament verschreiben, das den Rückfall unmöglich macht, solange man es nicht absetzt. Diese Substanz – Naltrexon * – ist ein sogenannter Opiat-Antagonist: Sie besetzt die Rezeptoren der Nervenzellen, also die Stellen, an denen auch Heroin wirkt. Das Heroin wird im Körper zu Essigsäure und Morphin verarbeitet: Morphin ist die «Muttersubstanz», die an die Opiat-Rezeptoren des Körpers gelangt. Dort «sitzt» aber schon der Opiat-Antagonist, falls das Medikament vorher eingenommen wurde – wie in der Geschichte vom Hasen und vom Igel. Wird ein Junkie «auf Naltrexon» rückfällig, spürt er überhaupt nichts. Man ärgert sich höchstens, den teuren Stoff «verballert» zu haben.

Christine nimmt täglich Naltrexon und fühlt sich sicher. Doch bald bekommt sie Ärger: «Dann kam die Geschichte mit Peter, auch einem Ex-Fixer. Der wohnte auch in meiner Wohngemeinschaft und verknallte sich gleich in mich. Ich habe ihm gesagt, es würde nichts laufen. Es ging einige Zeit hin und her, bis er schließlich sagte: Ich mache mir jetzt einen Druck.»

* Markenname *Nemexin*, vgl. den Abschnitt «Nachsorge mit Opiat-Antagonisten»

Christine versucht, ihn davon abzuhalten. Sie hat ein schlechtes Gewissen, weil sie meint, sie hätte ihm unbegründete Hoffnungen gemacht. Außerdem ist sie die einzige Mitwisserin des angekündigten Rückfalls. Sie weiß, daß Peter die Wohngemeinschaft verlassen müßte, wenn er seine Absicht wahrmachen würde. Als alles nichts fruchtet, begleitet sie Peter auf die «Szene». Der besorgt sich Heroin und spritzt sich eine kleine Dosis. «Ich wollte wenigstens auf ihn aufpassen, daß er sich nicht totknallt. Ihm ging es sehr gut danach.»

Beim zweiten Mal wird Christine ebenfalls rückfällig. Sie merkt nichts, weil sie täglich ihr Medikament genommen hat. Sie setzt das Mittel ab, muß aber noch 72 Stunden warten, bis dessen Wirkung abklingt. Als sie wieder den «Kick» beim Spritzen spürt, sagt sie sich: «Wenn du jetzt das Zeugs nicht nimmst, kommst du wieder drauf.» Sie reißt sich zusammen und schluckt ihre Tablette Naltrexon. Das ist unangenehm: Wenn noch Heroin im Körper ist, reagiert der auf Opiat-Antagonisten mit Entzugssymptomen. «Den Turkey habe ich aber durchgehalten.»

Im Herbst 1992 ist Christine seit über einem Jahr clean. Sie hat eine eigene Wohnung und arbeitet im Büro eines Projektes für ehemalige Drogenabhängige. Ihre Bewerbung für eine Ausbildung zur Steuerfachgehilfin wird von einem Steuerberatungsbüro «wohlwollend geprüft» und dann positiv beschieden. Die einzigen Drogen, die sie sporadisch konsumiert, sind Alkohol, Nikotin und Haschisch.

Als sie eines Tages von ihrer Arbeitsstelle nach Hause kommt, klingelt es. Sie öffnet. Draußen stehen zwei höfliche Polizisten, die ihr eröffnen, daß sie verhaftet sei. Man bringt sie in eine Zelle und erklärt, daß in ihrer Heimatstadt ein Haftbefehl gegen sie vorliege. Der Grund: zwei Autodiebstähle und Fahren ohne Führerschein. Tatzeitpunkt: vor mehr als drei Jahren, kurz bevor sie nach Berlin gezogen ist. Da sie heroinabhängig sei, müsse man befürchten, daß sie in die Illegalität abtauchen werde.

Da Christine eine feste Arbeit nachweisen kann, wird ihr Haftverschonung gewährt. Sie ruft mich mitten in der Nacht völlig verstört an und fragt, was sie jetzt tun solle. Ich spreche mit einem Rechtsanwalt, der mir während eines Prozesses wegen seines Engagements angenehm aufgefallen war. Er hört sich den Fall und seine Vorgeschichte an und erklärt sich bereit, Christines Verteidigung zu übernehmen. Über ein Honorar will er nicht reden.

Einige Wochen später steht Christine vor Gericht. Ihre Heroinabhängigkeit zur Tatzeit ist aktenkundig. Sie gibt zu, daß ihr damaliger Freund die Wagen gestohlen habe, um mit ihr nach Holland zu fahren und dort Heroin zu besorgen. Der Richter will wissen, warum sie sich ohne Führerschein hinters Steuer gesetzt habe. Wohlwollend legt er ihr in den Mund, das sei doch wahrscheinlich nur dann geschehen, wenn ihr Freund unter Drogeneinfluß nicht mehr in der Lage gewesen sei, selbst zu fahren. Christine überlegt ernsthaft und sagt, sie habe sich damals über kaum etwas Gedanken gemacht.

Sie wird zu einer Freiheitsstrafe von sechs Monaten verurteilt, die auf drei Jahre zur Bewährung ausgesetzt wird. Der Staatsanwalt, der vor der Verhandlung und während der Pause kettenrauchend auf und ab geht, hatte eine noch höhere Strafe gefordert. In seinem Plädoyer hieß es, man könne «eindeutig» erkennen, «daß sich die Angeklagte sehr schnell zu Diebstählen hinreißen läßt».

Vom Opium zum Heroin – Papaver somniferum macht Karriere

Vom Nepenthes zur Hexensalbe

Marc Aurel, römischer Kaiser und Philosoph, war voll auf Turkey. Und das während eines Feldzuges gegen die barbarischen Markomannen und Quaden! Er fühlte sich hundeelend und war kaum imstande, den taktischen Erörterungen seiner Kommandeure zu folgen. Dabei gab es keinen Grund, besorgt zu sein: Die römischen Legionen, überlegen in militärischer Taktik und Logistik, eilten im zweiten nachchristlichen Jahrhundert im Einzugsgebiet der Donau von Sieg zu Sieg.

Der Leibarzt des Feldherrn, der Grieche Galenos aus Pergamon, untersuchte den kaiserlichen Patienten zum wiederholten Male. Die Symptome: eine triefende Nase, allgemeine Depressionen, Gliederschmerzen, Schlafstörungen, sporadisches Erbrechen. Die langandauernde Verstopfung, die den hohen Herrn schon seit Jahren plagte, war einem lästigen Durchfall gewichen. Galenos kannte das Gegenmittel – Theriak. Nur hatte man offenbar zuwenig davon aus dem fernen Italien mitgenommen.

Marc Aurel pflegte täglich eine Dosis in Bohnengröße zu sich zu nehmen, des Geschmacks wegen gemischt mit Wein, Wasser oder Honig. An die wichtigste Zutat des Medikaments, den Saft der Mohnkapseln – Opium –, war vor Ort schwer heranzukommen, nicht weil die Germanen schon damals ein rigides Betäubungsmittelgesetz gekannt hätten, sondern weil sie sich lieber mit Alkohol berauschten.

Den Aufzeichnungen Galens, wie er später genannt wurde, verdanken wir die erste Krankengeschichte eines Opium-Abhängigen in der Antike. Ursprünglich hatte der Römerkaiser den Theriak, den sein Arzt mit rund vierzig Prozent Opium angereichert hatte, zur Immunisierung und prophylaktisch gegen allgemeine Beschwerden genommen. Da die Wirkung aber mit der Zeit nachließ, mußte er die Dosis steigern – mit Auswirkungen auf seine Schreibtischtätigkeit. Aurel wurde bei der Arbeit des öfteren vom Schlaf ergriffen. Er habe, so Galen, daher angeordnet, das

Opium vom Theriak zu trennen. Nun aber brachte der Kaiser die Nächte schlaflos zu und war gezwungen, nicht zuletzt, weil er «an den Mohnsaft gewöhnt war», diesen dem Theriak wieder zuzufügen. Immer wenn er von seinen Eroberungszügen heimkehrte, verlangte es ihn ausdrücklich nach der richtigen Zusammenstellung «nach alter Gewohnheit der kaiserlichen Leibärzte».[1]

In der Tat eine sehr alte Gewohnheit! Theriak war eine vereinfachte Variante des Mithridats, genannt nach dem König Mithridates VI. Eupator Dionysos von Pontus. Dieser hatte im zweiten vorchristlichen Jahrhundert nicht nur den Römern an der nördlichen Schwarzmeerküste erbitterten Widerstand geleistet, sondern sich durch medizinische Experimente mehr als eine Fußnote in der Geschichte gesichert: Auf der Suche nach einem Gegengift, vor allem gegen Schlangenbisse, mixte er ein halbes Hundert Ingredienzen zusammen. Er probierte dieses Gebräu an den Staatsgästen und seinem Freundeskreis aus, der sich schlagartig verkleinerte. Ein Fünftel des Mithridats bestand aus dem Milchsaft der Köpfe des Papaver selvaticum, heute bekannt als Papaver somniferum, zu deutsch Schlafmohn.

Diese Pflanze gehört schon mindestens seit dem zweiten Jahrtausend v. Chr. zum Kulturgut der Menschheit. Eine minoische Göttin, deren Statue bei Heraklion gefunden wurde, trägt auf dem Kopf einen Kranz aus Schlafmohnkapseln. Ihr Gesicht, wahrscheinlich um 1400 v. Chr. von einer unbekannten Künstlerin erschaffen, hat einen ekstatischen Ausdruck. Schon auf den ältesten babylonischen Tonzylindern finden wir Mohnkapseln als Attribute des Göttlichen.

Wir wissen nicht, ob Mithridates sich an stillen Abenden von den Gesängen der Odyssee erbauen ließ. Vielleicht suchte er nur nach dem Wundertrank Nepenthes, der in keiner Geschichte des Opiums fehlen darf: Die schöne Helena, davon berichtet das homerische Epos, habe den Wein, wovon die antike Männerrunde kostete, mit einem «Mittel gegen Kummer und Groll und aller Leiden Gedächtnis» gewürzt. Der Effekt der «künstlich bereiteten Würze» soll erstaunlich gewesen sein und gleicht dem des Opiums aufs Haar. Im vierten Gesang der Odyssee heißt es:

«Dann benetzet den Tag ihm keine Träne die Wangen,
Wär ihm auch sein Vater und seine Mutter gestorben,
Würde vor ihm sein Bruder und sein geliebter Sohn auch
Mit dem Schwerte getötet, daß seine Augen es sähen.»

Wer Nepenthes zu sich nimmt, bleibt cool, selbst dann, wenn die Liebsten dahingemetzelt werden. Dieser altgriechische Tranquilizer wurde so berühmt, daß Generationen von Ärzten versuchten, dem Rezept des Gebräus auf die Spur zu kommen.

Das Mithridat fiel dem römischen Feldherrn Pompejus in die Hände, der über dessen Wirkung offenbar so viel Gutes hörte, daß er es seiner Feldapotheke einverleibte. Spätere Militärärzte differenzierten zwischen Mithridat und Mekon rhoias (von Mekone, dem ersten Mohnanbaugebiet Griechenlands), das zum Teil aus Gartenmohn hergestellt wurde: Fünf oder sechs Köpfchen fein gestoßener Samen förderten, zusammen mit drei Bechern Wein, den Schlaf. Häufig findet man aber die Warnung, schon in Erbsengröße wirke die Droge hypnotisch, ein Übermaß führe zum Exitus. Mekonit, der Preßsaft der Köpfe und der Blätter, sei weniger stark als das durch Anritzen gewonnene Opium, Dakryon («Träne») genannt.

Der Leibarzt des Kaisers Claudius, Scribonius Largus, hinterließ in einem Rezeptbuch den Rat, man solle der Drogenmixtur Mekonium unbedingt «wirkliches Opium» hinzufügen, «welches nur aus dem Milchsaft der Köpfe und nicht aus dem Saft der Blätter von papaver selvaticum gewonnen wird, wie die Händler es tun, um bei diesem Gegenstand einen Profit zu haben. Ersteres [Opium] nämlich wird mit großer Mühe und nur in geringer Quantität hergestellt, dieses [Mekonium] dagegen mit Leichtigkeit und im Überfluß.»[2]

Der Arzt Andromachus der Ältere, der sich um Claudius' Nachfolger Nero kümmern mußte, ließ dieses und jenes weg, streckte es mit anderen Substanzen und nannte das Gemisch Theriak, wahrscheinlich nach dem griechischen theriakos: «wilde, giftige Tiere betreffend». Nero soll täglich einen Viertelliter davon getrunken haben, schreibt Hans-Georg Behr in seinem Standardwerk «Weltmacht Droge» zum Thema. «Eine Dosis, die nur ein hochgradig Süchtiger zu überleben imstande ist.»

Auch Kaiser Titus konnte nicht damit umgehen und starb an einer Überdosis. Aus der Zeit Trajans ist überliefert, daß schon damals Opiate gestreckt wurden, neben harmlosen Stoffen auch mit unappetitlichen Substanzen wie natürlichem Gummi und Schmierfett. Zu Anfang des dritten nachchristlichen Jahrhunderts hatte man im kaiserlichen Palast mehr als 17 Tonnen Opium gehortet. Als Diokletian Höchstpreise für Drogen festsetzte, kostete eine Einheit Haschisch 80 Denare, Opium aber 150.

In der klassischen Antike war Mohn bzw. Opium aber weniger als Rauschmittel beliebt. Die medizinische Indikation überwog. Um sich in Ekstase zu versetzen, benutzten die Griechen das Nachtschattengewächs Bilsenkraut (Hyoskyamus oder Saubohne) und die Alraune (Mandragora), mit der sich die Zauberin Circe die Männer gefügig machte. Die Alraune wuchs nach alter Legende auf der Insel Hypnos, einem Reich dunkler Träume, wo Mohn wuchert und «Mandragoren blühen, umflattert von stillen Schmetterlingen, den einzigen Vögeln des Landes».[3] Mandragora galt auch als eine Pflanze, mit der man sich in ein Tier verwandeln konnte: Der Rausch löste die Grenzen der bewußten Identität auf. Im Traum oder durch Halluzinationen kommunizierten die Drogen-Konsumenten mit der Götter- und Tierwelt.

Auch der legendäre Globetrotter Odysseus scheint seine Angst vor dem einäugigen Zyklopen mit Drogen betäubt zu haben: Bekanntlich wurden seine Gefährten in Schweine verwandelt – vielleicht ein diskretes Wortspiel mit dem Hinweis auf die Schweine- oder Saubohne. Die Gesänge des homerischen Heldenepos wirkten, was ihre Hinweise auf Drogengebrauch angeht, bis in die frühe Neuzeit. Noch 1648 nannten die Einwohner des französischen Toulouse ein Präparat aus Saubohnen bzw. Bilsenkraut und Opium thebaicum (das griechische Theben war ebenfalls ein wichtiges Anbaugebiet für Mohn) Nepenthes – nach dem Wundertrank der Helena.

Zweifellos war die tödliche Wirkung einer Überdosis Opium bereits im Altertum allgemein bekannt. Deshalb versuchte man, den Saft mit anderen, schwächeren Substanzen zu verfeinern. Gaius Plinius Secundus der Ältere (23–79 n. Chr.) listet die Risiken in seiner «Naturgeschichte» auf. Der Vater eines Konsuls, der an einer unheilbaren Krankheit litt, habe sich mit Opium umgebracht, worauf einige andere Bürger es ihm nachahmten. Gaius Plinius gibt auch konkrete Tips, wie man feststellt, ob die Droge Fremdsubstanzen enthält – mit der Flammenprobe. Das gilt heute noch: Den Unterschied zwischen Heroin mit hohem Reinheitsgrad, das geraucht werden kann, und gestrecktem Stoff, der nur für eine Injektion taugt, testen Fixer, indem sie ein Feuerzeug unter ein Stück Alufolie halten, auf dem sie das Heroin angehäuft haben. Knistert das erwärmte «H» oder verbrennt es mit schwarzen Rückständen, ist es verunreinigt.

Die arabischen Ärzte verordneten Opium, ebenso wie ihre römischen Vorgänger, vornehmlich gegen Husten, Schlafstörungen und Durchfall, aber in Kombination mit anderen Mitteln. Der Perser Avicenna Ibn Sina (980–1037) – bekannt aus dem Bestseller «Der Medicus» – hielt es für ein beruhigendes Hypnoticum, es bestünde aber aus Stoffen, die den Geist zerstören könnten. Damit hatte sein Zeitgenosse und Kollege mit dem schönen Namen Abu al-Rayhan Muhammed ben Ahmad al Biruni Erfahrungen. Ihm verdanken wir eine exakte Schilderung der Folgen des Opium-Mißbrauchs: In Mekka hätten sich, so schreibt er, viele Leute an den täglichen Opiumgenuß gewöhnt, um Kummer, Verzweiflung und die Auswirkungen der Hitze besser ertragen zu können, sich einen längeren und tieferen Schlaf zu verschaffen und um Ausschweifungen zu verhindern (!) sowie Stimmungsschwankungen zu beheben. Sie begännen mit kleineren Dosen, die sie allmählich bis zu tödlichen steigerten.

Opium fehlte in keiner Apotheke des Mittelalters als Heilmittel. Die populäre Pappelsalbe (Unguentum populeon) zum Beispiel enthielt Papaver. Eine der bedeutendsten pharmazeutischen Formelsammlungen, die bis ins 18. Jahrhundert gültig war, die «Antidotarium Nicolai» aus der Mitte des 12. Jahrhunderts, beschreibt 29 Opiumpräparate und eine große Zahl weiterer Rauschmittel – bei insgesamt 140 Mitteln. «Über ein Drittel aller Präparate», so der Arzneimittel-Spezialist Heinz-Josef Kuhlen in einem umfangreichen Buch über die Geschichte der Schmerz-, Schlaf- und Betäubungsmittel, «beinhalten also zumindest eine der Drogen mit narkotischer oder das Zentralnervensystem beeinflussender Wirkung.»[4]

Doch nicht nur Mediziner und Pharmazeuten benutzten die heilsamen Wirkungen des Mohns, sondern auch diverse Finsterlinge. Aus dem Jahre 1376 stammt eines der ersten Rezepte für «K.O.-Tropfen»: Das Schlafpulver benutzten «Gesellen, um Pilgrimen, wenn sie eingeschlafen sind, ihr Silbergeld zu rauben.» Enthalten waren in der Mixtur Samen von Bilsenkraut, Taumellolch, schwarzer Mohn und die Wurzel von Gichtwurz «zu gleichen Teilen» – die Wirkung des Gebräus muß durchschlagend gewesen sein. «Von diesem Pulver gib ihm in seine Suppe oder in seinen Trunk, und er wird alsdann schlafen, ob er will oder nicht, einen ganzen Tag oder mehr.»[5] Zivilisiertere Zeitgenossen nahmen das Opium für friedliche Zwecke. Ein Weinkenner des 15. Jahrhunderts empfiehlt einen «dollen drangk», mit Mohnsaft, den man mit «eyner guder quarten wyßen weyns» vermischen solle. «So giff dem menschen gegen eynen glaiß voll drincken, so wirt er von stünd an slaiffen.»[6]

Ein Medikament, das bis in die Neuzeit beliebt blieb, war Laudanum.

Es findet sich noch in der Hausapotheke des Geheimrates Johann Wolfgang von Goethe, der dieses opiumhaltige Präparat regelmäßig zu sich nahm. Goethe setzte auch dem angeblichen Erfinder des Laudanums ein literarisches Denkmal: Sein Dr. Faustus trägt Züge eines Drogendoktors, der im 16. Jahrhundert von sich reden machte: Philipp Theophrast von Hohenheim, genannt Paracelsus (1493–1541). Paracelsus, ein gebildeter Mann mit einem geschäftsfördernden Hang zur Scharlatanerie, reiste quer durch Europa und schwatzte Fürsten und Ratsherren seine Wundermittel gegen dieses und jenes auf – natürlich gegen harte Devisen. Seine beeindruckendste Behauptung war eine Vorwegnahme der Frankenstein-Geschichte im Bonsai-Format: Durch Destillation seines eigenen Spermas könnte er einen künstlichen Menschen, den Homunculus, erschaffen. Viele seiner Ratschläge und Rezepte schlugen allerdings nicht an. In vielen Städten wurde er als unerwünschter Vagabund ausgewiesen. Eines seiner Medikamente aber kurierte auch hoffnungslose Fälle: «Ich habe ein archanum, heiß ich Laudanum», sagt Paracelsus, «ist uber das alles wo es zum tot reichen will.» Will sagen: Das heilt selbst Todkranke. Die Legenden, die Paracelsus um seine eigene Person und über seine Wunderdroge schon zu Lebzeiten verbreitete, lebten weiter, auch in den medizinischen Lehrbüchern bis zur heutigen Zeit. Immer wieder wird behauptet, sein Laudanum habe den Saft der Mohnkapseln enthalten. Das ist jedoch mit Vorsicht zu genießen. Paracelsus hat zwar ein Opiumpräparat verordnet, das er specifico anodia nannte. Die einzige überlieferte Vorschrift über die Zubereitung des Laudanums enthält aber kein narkotisierendes Mittel. Wahrscheinlicher ist, daß erst Nachfolger und Epigonen des genialen Aufschneiders und Drogendoktors darauf bestanden, zum Allheilmittel Laudanum gehöre auf jeden Fall eine kräftige Beimischung Opium.

Bis zum ausgehenden Mittelalter lagen die medizinischen Kenntnisse weitgehend in den Händen von Frauen, die in literarischen Quellen als «Kräuterweiblein» oder «Hexen» auftauchen. Sie waren in der Anwendung einer Vielzahl natürlicher Rauschmittel bewandert, ein Wissen, das den Zeitgenossen ebenso faszinierend wie unheimlich erschien. So kannten sie die Macht der Tollkirsche, die auf den Kreislauf wie Speed wirkt und die Pupillen vergrößert («Belladonna»). Mit dem Extrakt der Mandragora (Alraune) konnten sie psychedelische Halluzinationen auslösen. Sie wußten mit dem Stechapfel umzugehen, der das berauschende Skopolamin enthält, das in zu hohen Dosen, wie mehrere hundert Jahre später erforscht, zeitweilig die Symptome der progressiven Paralyse hervorruft. Und sie konnten mohnhaltige Präparate so dosieren, daß der Patient «zugeknallt» war oder einfach nur gut schlief.

In Shakespeares «Othello» heißt es: «Nicht Mohn und nicht Mandragora noch alle Schlummersäfte der Natur verhelfen dir zu dem süßen Schlaf...» Vielleicht hätten die «Kräuterweiblein» in diesem offenbar schweren Fall von Schlaflosigkeit Schierling verordnet, der zwar, wie auch Taumellolch, in kleinen Mengen lüstern macht, aber zusammen mit Mohn und Eisenhut (Akonit) schnell ins Reich der Träume, wenn nicht gar ins Jenseits führt. Die heilkundigen Frauen wußten auch, welche Dosis Cannabis richtig anturnt. In den deutschen Märchen haben die bösen Hexen rote Augen und können nicht weit sehen – diese körperlichen Symptome tauchen nach der Einnahme einer kräftigen Prise Bilsenkraut auf.* Wenn die Gebrüder Grimm genauer recherchiert hätten, wäre ihnen aufgefallen, daß Hexen häufig mit Kopfschmerzen und trockenem Mund aufgewacht sind – eine Nachwirkung des in Nachtschattengewächsen wie auch in Kokain enthaltenen chemischen Wirkstoffs Atropin.

Die alleinseligmachende Kirche mit ihrem Monopol auf Seelen- und anderes Heil unterdrückte seit dem Spätmittelalter alle Methoden, Kranke ohne religiöse Mittel zu kurieren. Sie hielt mehr vom Gesundbeten. Die «althergebrachten schamanistisch-magischen seelsorgerischen Praktiken der weisen Frauen» waren eine unliebsame Konkurrenz[7], die es auszuschalten galt. Dieser Feldzug gegen heilkundige Frauen, der im Hexenwahn mündete, hatte alle Charakteristika des heutigen «Krieges gegen das Rauschgift»: Zuerst sucht man eine griffige Bezeichnung für die Angehörigen der gesellschaftlichen Gruppen, die diskriminiert werden sollen. In der Kollektivbezeichnung «Hexe» fließen Elemente des volkstümlichen Gespensterglaubens ein – die bösen Dämonen fliegen durch die Luft, können sich in Tiere verwandeln und verursachen durch Zauberei allerlei Schaden. Die Vorstellung, daß sich Hexen mit dem Teufel einlassen, stammt aber von mittelalterlichen Theologen, die ihre Projektion von einer subversiven Drogen-Subkultur mit sexuellen Phantasien anreichern. Die Angst vor der Sexualität der Frauen schlägt in Haß und Verachtung aller weiblicher Magie um.

Dann verkehrt die kirchliche Propaganda das reale Machtverhältnis in

* Der Volksmund hat die Wirkung von Bilsenkraut auf Haustiere überliefert: Die Pflanze heißt bei Bauern «Hühnertod».

sein Gegenteil. Die Minderheit, die unter Verfolgung, Elend und Folter durch die Herrschenden leidet, ist plötzlich gefährlich für die braven Bürger, die nicht mit dem Gesetz in Konflikt geraten: Die Hexen sind unser Unglück. Ist «die Hexe» als «Problem» definiert, das wie eine Flut über die Gesellschaft hereinbrechen könnte, ertönt unweigerlich der Ruf, diesem «Problem» mit stärkerer Polizeipräsenz zu begegnen – vor und zu Paracelsus' Zeit in Gestalt der Inquisition. 1484 beauftragt Papst Innozenz VIII. die Dominikaner Heinrich Institores und Jakob Sprenger, gegen «Zauberer und Hexen» vorzugehen. Sprenger veröffentlicht 1485 eine präzise Folteranleitung, den berüchtigten «Hexenhammer». Seit dem 14., vor allem aber 15. und 16. Jahrhundert gibt es eine Welle von Hexenverfolgungen.

Ein damals wie heute beliebtes Argument hatte der Wormser Bischof Burchard schon im Jahre 1025 in die Diskussion eingebracht: Kinder und junge Menschen würden von der weiblichen Drogen-Subkultur beeinflußt, mißbraucht und seien in großer Gefahr. Das Motto: Wer Drogen nimmt, verführt auch andere dazu. Burchard, von dem eines der ersten Betäubungsmittelgesetze überliefert ist, behauptete, die Hexen würden junge Frauen für ihren Regenzauber benutzen. Ein unschuldiges Mädchen würde entkleidet, dann müsse es Bilsenkraut mit der rechten Hand ausreißen und an die kleine Zehe des rechten Fußes binden. Altersgenossinnen führten es dann zum nächsten Fluß und besprengten es mit Wasser. Schon bald würde es regnen.

Die Fähigkeit der heilkundigen Frauen, sich mit Rauschmitteln in Trance zu versetzen, ist, so die kirchliche Propaganda, nicht ihrem Wissen um die pharmakologischen Eigenschaften der Pflanzen geschuldet, sondern ihnen vom Teufel eingeflüstert worden. Die Substanzen, die sie verabreichen, sind gesundheitsschädlich und gefährlich. Man muß deshalb einen Bogen um die Drogen machen.

Vom Autor des «Hexenhammers» stammt das Rezept einer «Hexensalbe», das ihm angeblich eine Hexe «verraten» habe: Die Angeklagte habe nach eingehender Befragung zugegeben, sie würde mit einer Salbe aus den gekochten Gliedern von Kindern ein Stück Holz bestreichen, auf dem sie dann fliegen könne. In kaum einer kirchlichen Veröffentlichung über Hexensalben fehlt deshalb der Hinweis, die Heil- und Drogenmixturen seien mit Körperfett von Babys oder Leichen gestreckt oder enthielten ekelerregende Zutaten wie Kröten – was noch Shakespeare in «Macbeth» überliefert. Wenn die Hexen trotz Strafandrohung von ihrem schändlichen Treiben nicht ließen, müsse man sie einkerkern, bekehren, und, falls sie sich therapieunwillig zeigten, zu Tode foltern oder verbrennen.

Das Ergebnis der kirchlichen Hetze gegen die unliebsamen Konkurrentinnen: Die Merkmale, die sich im Bewußtsein der Bevölkerung als die Charakteristika «der Hexen» festsetzen, sind so allgemein, daß alle mißliebigen Elemente damit diskriminiert werden können. Paracelsus' Beschreibung der Hexen-Subkultur erinnert an die heutige Presseberichterstattung über die Heroin-Szene: Die Hexen, die laut Paracelsus die Männer haßten, seien mißtrauisch, lügnerisch und verschlossen. Sie fielen durch einen regellosen Tagesablauf unangenehm auf, vernachlässigten die Haushaltsführung und achteten wenig auf Körperpflege. Sie fühlten sich, meint Paracelsus, nur zu Gleichgesinnten, insbesondere Frauen, hingezogen, aber auch zu Outsidern und Künstlern, zwielichtigen Gestalten wie «Magici», Landfahrern, Gauklern, Schauspielern und Taschenspielern. Außerdem trügen die Hexen außergewöhnliche Körpermale, die «signa», und übten sich in zauberischen, den Uneingeweihten unverständlichen Ritualen.

Der venezianische Priester Girolamo Tartarotti sagt noch im 18. Jahrhundert über Hexen, diese seien «ungebildete, einfältige Leute vom Lande», abgemagert, entstellt, mit stechenden Augen, von gelber Gesichtsfarbe, verschlossen und eigensinnig.[8] Das Ergebnis der Unterdrükkung und Verfolgung, die Verelendung, wird «den Hexen» zum Vorwurf gemacht und der Öffentlichkeit als abschreckendes und warnendes Beispiel vor Augen geführt.

Das gleiche Klischee gilt für heutige Heroin-Konsumenten. «Fixer bilden eine exklusive Gruppe, zu denen Außenstehende keinen Zutritt haben.»[9] Ein «charakterliches Merkmal» für Drogenmißbrauch, so die Polizei, seien «häufiges Lügen» und «Vernachlässigung der Körperpflege».[10] Fixer lebten nur in den Tag hinein, von «Schuß» zu «Schuß», von einer «geregelten Haushaltsführung» ganz zu schweigen. Außergewöhnliche Körpermerkmale seien «blasses, ungesundes Aussehen, starke Gewichtsabnahme, extrem erweiterte oder verengte Pupillen, Reizhusten, Händezittern sowie erhöhte Berührungs-, Schmerz- und Lichtempfindlichkeit.»[11] Das Ritual des Fixens ist Außenstehenden fremd und hat die Aura des Geheimnisvollen, sei für Unkundige sogar lebensgefährlich.

Sogar die Vorschläge, wie man mit der Drogen-Subkultur umzugehen habe, sind seit den Zeiten des Paracelsus die gleichen geblieben. Johannes Wiehr alias Johannes Weyer, im 16. Jahrhundert Leibarzt eines niederrheinischen Herzogs, schlug für Hexen eine religiöse Therapie vor. Ursache ihres «Wahns» seien depressive Veranlagungen. Die Hexen versuchten sich, so Heinz-Josef Kuhlen, «über ihre Stimmungsschwankungen, ihre Hilflosigkeit und das elende Alltagsleben hinwegzutrösten», wobei sie «oft zu Betäubungsmitteln griffen».[12] Diese Gründe werden noch 400 Jahre später als die angesehen, die angeblich zu Drogenabhängigkeit führen.

Die Verdammung der «Hexen» und ihrer Heilkunde hat auch für viele Kranke schmerzhafte Folgen: Im 17. Jahrhundert weigern sich Ärzte, bei Schmerzen oder vor chirurgischen Eingriffen Drogen wie Opiate oder Nachtschattengewächse zu verordnen. Da das Wissen um die richtige Dosierung verlorengegangen ist, haben sie Angst vor Todesfällen. Außerdem fürchten sie wegen der zum Teil halluzinatorischen Nebenwirkungen bei den Patienten, sie könnten der Hexerei angeklagt werden.

Der Stoff, aus dem die Träume sind

Das «Rauschgift» Opium in der Apotheke? Damit gab es im 19. Jahrhundert keine Probleme. Niemand wußte jedoch, welche Substanz des Mohnsaftes die eigentliche Wirkung ausmachte. Das hatte manchmal fatale Folgen, denn eine exakte Dosierung war unmöglich, das Medikament konnte tödlich wirken. Heute ist die Situation ähnlich, aber aus völlig anderen Gründen. In jeder Apotheke steht eine Flasche Opiumtinktur herum. Aber kaum ein Arzt traut sich, das Präparat zu verschreiben. Die Mediziner könnten sich informieren, tun es aber in der Regel nicht – aus Angst vor den strengen Auflagen des Betäubungsmittelgesetzes. Während in England ausführliche Forschungen zur pharmakologischen Wirkung der Opiate vorliegen, sind die deutschen Ärzte meistens schon bei simplen Fragen zum Thema völlig überfordert. Dementsprechend «sachkundig» verlaufen auch die öffentlichen Diskussionen über Drogen, von der Kompetenz der Politiker und «Drogenbeauftragten» ganz zu schweigen. Dabei hat die Beschäftigung mit Papaver somniferum gerade hierzulande eine lange Tradition: Morphium und Heroin sind Erfindungen deutscher Apotheker und Firmen.

Natürlich wußte man im 19. Jahrhundert aus Erfahrung, daß Opium nicht nur alle möglichen Krankheiten kuriert, sondern daß man sich damit auch umbringen kann. In Hessen war, schreibt Hans-Georg Behr, die

«Frankfurter Hauptpille» auf dem Markt, ein Gemisch aus Opium und Zucker. Opiumhaltige Medikamente wie «Dr. Zohrers Kinderglück» und «Aachener Schlafhonig» wurden auch Babys zur Beruhigung und zum besseren Schlaf verordnet. Einige der kranken Kinder wachten jedoch nach der Einnahme des «Kinderglücks» nicht mehr auf. Der Arzt Dr. Heinrich Hoffmann sah sich angesichts der Todesfälle veranlaßt, nach einem unschädlicheren Ersatzpräparat zu suchen. Die von ihm entwickelten «Hoffmannstropfen» enthielten aber immer noch fünf Prozent Opium.

In England hieß das beliebteste einschlägige Mittel «Godfrey's Cordial». «Die erste Untersuchung von Opiatvergiftungen an Kindern wurde 1843 in einer kleinen Stadt in Lancashire vorgenommen», schreibt Hans-Georg Behr. «Von knapp 2500 Familien kauften mehr als 1600 regelmäßig Godfrey's Cordial. Die Kindersterblichkeit lag über 60 Prozent, und ein abruptes Absetzen der Droge überlebte nur jedes sechste Kind.»[13]

Verschiedene Forscher experimentierten daher mit der Rohsubstanz Opium, um dessen unerwünschten Elemente zu beseitigen, die, wie vermutet wurde, zu den Nebenwirkungen führten. Das chemische Element Stickstoff, dessen Verbindungen – die Alkaloide – in Pflanzen vorkommen und das des Rätsels Lösung gewesen wäre, war noch nicht bekannt.

Im Jahr 1805 bekam eine Leipziger Zeitschrift, das Trommsdorffer «Journal der Pharmacie», merkwürdige Post. Der Paderborner Apotheker Friedrich Wilhelm Sertürner bot einen Artikel an, in dem er behauptete, er habe das «schlafmachende Prinzip des Opiums» entdeckt. Die Herausgeber des «Journals» überflogen den Bericht, schüttelten bedenklich ihre Köpfe, überdachten die Reputation ihres Blattes und lehnten dann Sertürners Ausführungen ab, da sie unseriös seien. Der Apotheker ließ nicht locker. Er schrieb einen Leserbrief, in dem er seine Experimente schilderte. Der wurde gedruckt, aber niemand beachtete ihn.

Dabei war der zwanzigjährige Pharmakologe auf dem besten Weg, der berühmteste Sohn der Stadt Paderborn zu werden, bekannter noch als der zu seiner Zeit in der Domstadt residierende Bischof. Sertürners Versuchsanordnung: Man laugt Opium mit destilliertem Wasser aus, bis alle Farbstoffe ausgeschieden sind. Die eingedampfte Lösung wird, wieder mit Wasser, verdünnt, dann mit Ammoniak übersättigt. Flüssiges Ammoniak war schon damals als gutes Lösungsmittel bekannt. Bei diesem Prozeß entsteht eine Substanz, die noch in vielen Hausapotheken als Salmiakgeist zu finden ist.

Spannend wurde es, als sich – als Resultat des Experiments – kleine

Kristalle bildeten, die irgend etwas mit der Wirkung des Opiums zu tun haben mußten. Sertürner verfütterte sie an einen bedauernswerten Hund, der zufällig an seiner Tür herumschnüffelte. «Nach Zufuhr des Stoffes stellten sich alsbald Schlaf und später Erbrechen ein. Bei erneuter Aufnahme wurde alles erbrochen; doch die Neigung zum Schlafe hielt mehrere Stunden an.»[14] Somit war klar: Wenn die Kristalle die gleichen Symptome wie Opium hervorrufen, sind sie die eigentliche Grundsubstanz. Ein zweiter Tierversuch endete sogar tödlich, das Tier «taumelt schlafsüchtig und stirbt schließlich».

Sertürner, bewandert in griechischer Mythologie, nennt den von ihm entdeckten Stoff nach Morpheus, dem Gott der Träume, Morphium. Neugierig, wie er ist, probiert er ihn selbst aus, zusammen mit drei jugendlichen Freunden. Zunächst beobachtet er Übelkeit und einen betäubenden Schmerz im Kopf, dann, nachdem die Versuchspersonen die Dosis erhöhen – sie nehmen das Pulver zusammen mit Wasser und Alkohol ein –, «Ermattung und starke an Ohnmacht gränzende Betäubung». Sertürner glaubt an eine Vergiftung, schreibt er 1817 in den «Annalen der Physik», die in ihm eine «solche Besorgniß» auslöst, daß «ich halb bewußtlos über eine Viertelbouteille starken Essig zu mir nahm, und auch die übrigen dies thun ließ. Hiernach erfolgte ein so heftiges Erbrechen, daß einige Stunden darauf einer von äußerst zarter Constitution, dessen Magen bereits ausgeleert war, sich fortdauernd in einem höchst schmerzhaften, sehr bedenklichen Würgen befand».

1817 wird das Morphin in ein Arzneibuch eingetragen. Erst nach einer Würdigung durch den französischen Physiker Louis-Joseph Gay-Lussac erringt der junge Apotheker Anerkennung, die sich aber in Deutschland in Grenzen hält. Der neue Forschungszweig, zu dem er die Tür weit aufgestoßen hat – die Alkaloidchemie –, zeigt erst viel später seine Früchte.

1826 beginnt der Apotheker Emanuel Merck im Laboratorium der Engel-Apotheke in Darmstadt mit der kommerziellen Herstellung des Morphiums als Schmerz- und Schlafmittel. Es ist bekannt, daß Morphin euphorisierend wirkt. Die Mediziner und Forscher diskutieren aber mehr darüber, wie sich die Nebenwirkung der oralen Einnahme – der obligatorische Brechreiz – vermeiden läßt. Man sucht eine Möglichkeit, den Weg durch den Magen zu umgehen.

Morphium wird, um eine Überdosierung zu vermeiden, auch als Salbe oder Öl verschrieben. Damit das Medikament schneller und intensiver wirken kann, empfehlen einige Mediziner das Katharindenpflaster, das eine Hautblase erzeugt. Die schützende Haut ist somit «ausgetrickst»: Auf die verdünnte Stelle, die Blase, kann die morphiumhaltige Salbe oder das Puder aufgetragen werden.

Die «hypodermatische Inokulation» kommt dem Spritzen schon ein wenig näher: Mit einer Nadel schiebt der Arzt kleine Mengen des Medikaments unter die Haut. Als Charles Gabriel Pravaz 1853 die Injektionsspritze erfindet – sein Kollege Alexander Wood hat zwei Jahre später die gleiche Idee –, nimmt die Sache ihren Lauf. Ein Badearzt in Schlangenbad spritzt einer Frau, die an «hysterischen Krämpfen» leidet, Morphium unter die Bauchdecke – mit dem Erfolg, daß ihre Beschwerden schlagartig verschwinden.

Das spricht sich herum. In wenigen Jahrzehnten entwickelt sich Morphium – heute: Morphin – zum Heilmittel für alles und jedes: gegen Husten und Schmerzen, gegen Schnupfen, Krämpfe und Augenleiden. Wer sich nur glücklich fühlt, gilt als geheilt. Im Krimkrieg, in den Kriegen zwischen Preußen und Dänemark bzw. Österreich, im deutsch-französischen Krieg, im amerikanischen Bürgerkrieg: Überall wird Morphin gespritzt, was das Zeug hält. Nur gibt es eine neue, ebenfalls unerwünschte Wirkung des Wundermittels: Wenn man es dem Patienten plötzlich vorenthält, läuft er Amok oder verfällt in tiefe Depressionen – was die Kampfmoral nicht gerade hebt. Militärärzte nennen die Symptome des Morphin-Entzuges die «Armee-» oder «Soldatenkrankheit».

Wer oder was an den Problemen der Morphin-Konsumenten schuld ist, bleibt unklar. Patienten, die an eine bestimmte Dosis gewöhnt sind, neigen zur Selbstmedikation und – das wird beobachtet – zur Dosissteigerung. Ärzte konstatieren eine «Zerrüttung des Nervensystems» – obwohl niemand genau weiß, inwieweit «die Nerven» von Morphin in Mitleidenschaft gezogen werden – und «schwere psychische Störungen» – Ursache oder Folge des vermehrten Konsums oder nur des zeitweiligen Absetzens? Auch das ist nicht erforscht. 1874 erklärt der erste Arzt den überhöhten Morphingebrauch zur Krankheit sui generis.

Schon 1856 vermutet die Polizei, die staatliche Ordnung im allgemeinen und besonderen sei durch den Drogenmißbrauch in Gefahr. Der Polizeipräsident von Berlin erläßt eine Verfügung, daß Ärzte Morphium nur wiederholt abgeben dürften, wenn darüber ein schriftlicher Vermerk angefertigt würde. Von «Drogensucht» ist aber noch nicht die Rede.

Der Berliner Arzt Eduard Levinstein ist der erste, der die Begriffe «Sucht» und Morphium verklammert. In einer 1880 erschienenen Monographie unterscheidet er zwischen dem «Morphinismus», der eine Vergiftung sei, und der «Morphinsucht». Er versteht darunter die «Leidenschaft des Individuums, sich des Morphiums als Erregungs- oder Genußmittels zu bedienen, da dasselbe unvermögend ist, von dem Mittel ohne Nachtheil für das subjektive Wohlbefinden zu lassen, und den Krankheitszustand, der sich durch die mißbräuchliche Anwendung des Mittels herausbildet»[15]. Männer seien für die «Sucht» anfälliger, da sie im Berufsleben höheren Anforderungen genügen müßten. Morphinsüchtig seien fast ausschließlich Ärzte und Offiziere.

Bereits fünf Jahre zuvor hatte Levinstein über die Morphiumbegeisterung gewisser Kreise berichtet. In der «Berliner Klinischen Wochenschrift» vom 29. 11. 1875 heißt es dazu: «Aus der ersten Sitzung der inneren Medizin erfahren wir, daß das so alt bewährte Mittel, die Sorgen des Daseins in die Freuden elyseischer Träume zu verwandeln, bei uns von einer Mode bedroht zu werden anfängt, die diesmal nicht von Westen, sondern ausnahmsweise einmal von Osten ihren Einzug hält. Bisher schien es ein erprobtes Vorrecht des Muselmannes zu sein, sich mit Hilfe des Opiums hinüber zu schwingen in das Reich ungetrübter Genüsse. Glieder unserer gebildeten und höheren Stände, theilt uns Herr Sanitätsrath Dr. Levinstein mit, beginnen indes im Anschluß an den medicamentösen Genuß des Narcoticums ebenfalls des vom Koran verpönten Saftes der Rebe überdrüssig zu werden. Auch sie ziehen es vor, ihr Dasein mit Opium zu würzen, das sie zwar nicht wie der Türke mit gekrümmten Beinen dem Tschibuk entnehmen, aber ihrer höheren Kultur entsprechend gleich als reines Alkaloid sich mit oder ohne Zuhilfenahme der Pravazschen Spritze einflößen. Den antiquierten Alkoholrausch überlassen sie dem ‹gemeinen› Mann, müssen aber mit ihm gewisse Folgen theilen, die dem Alhoholismus nicht ganz unähnlich sind, und von denen leider auch die Morphiumfreunde nicht verschont bleiben.»[16]

Die Zeitschrift bedient sich einer feinen Ironie, die zu wütenden Protesten aufgeregter Drogenpolitiker wegen «Verharmlosung» führen würde, übertrüge man die Aussagen auf heutige Verhältnisse: Die Heroin«freunde» wollen von der etablierten Saufkultur nichts wissen. Sie ziehen es vor, sich mit dem «alt bewährten» Opium zu berauschen. «Ihrer höheren Kultur entsprechend» essen oder rauchen sie es aber nicht – wie viele der «ausländischen Drogendealer» –, sondern injizieren sich das mit modernen chemischen Methoden hergestellte Derivat Heroin.

«Bedauerlicherweise» leiden auch sie, wie Alkoholiker, an unangenehmen Entzugssymptomen.

Morphin, so zeigt der Bericht Levinsteins, war – nicht als Medikament, sondern als Genußmittel – zunächst eine Modedroge der «besseren Kreise». Eine bestimmte Form des Gebrauchs, die Injektion, setzte die Konsumenten sozial von anderen Drogenkonsumenten ab: Die intravenöse Applikation war ein Zeichen «höherer Kultur». Heute gilt das Gegenteil: Wer Drogen spritzt, fällt unter die – abwertend verstandenen – Kategorien «Fixer» oder «Junkie» und muß mit den klischeehaften Vorverurteilungen wie «unzuverlässig», «heruntergekommen» und «kriminell» rechnen. Alkoholiker, die ihr Rauschmittel oral einnehmen und sogar in deutschen Parlamenten zu finden sind, gelten dagegen, solange sie nur ihren eigenen Körper ruinieren, als sozial unschädlich.

Alle Formen, die heute diskutiert werden, um Morphin-Abhängige zu behandeln, waren schon im vergangenen Jahrhundert bekannt. Ärzte schlugen den «kalten Entzug» vor, das abrupte Absetzen, was eine knappe Woche dauerte. Andere empfahlen, während des Entzugs Haschisch oder Marihuana zu rauchen. Der Psychoanalytiker Sigmund Freud propagierte Kokain: «Freud selbst hatte Kokain seinem Freund Fleischl von Marxow verabreicht, der nach einer Daumenamputation morphinabhängig geworden war.»[17] Beliebt war auch die Substitution durch Codein, die in den neunziger Jahren zum therapeutischen Standard gehörte.

Ein heroisches Hustenmittel

In den Jahrzehnten seit Sertürners Entdeckung des Morphins änderten sich die Produktionsbedingungen pharmazeutischer Produkte grundlegend. Die kleinen Apotheken, in denen Medikamente in handwerklichem Eigenbetrieb hergestellt wurden, konnten die massenhafte Nachfrage nicht mehr befriedigen. Aus ihnen gingen Fabrikbetriebe hervor, deren Nachfahren noch heute im Geschäft sind: Die kleine Engel-Apotheke in Darmstadt mauserte sich zum Pharma-Konzern *E. Merck & Co.*, die Grüne Apotheke in Berlin zur *Chemischen Fabrik auf Actien*, später *Schering AG*, die Merkur-Apotheke in Hamburg zur *Beiersdorf & Co. AG*. Daneben witterten die Drogengroßhandlungen den großen Reibach, wie *Engelmann & Böhringer*, ab 1859 *C. F. Böhringer und Söhne* in Mannheim.

Die Alkaloid-Chemie erlebte einen stürmischen Aufschwung und zog weitere, auch ökonomisch interessante Forschungsergebnisse nach sich. Bei der Produktion des Morphins bleibt eine Lauge zurück, die zahlreiche andere Stickstoffverbindungen enthält. Einige derer Namen erinnern an die Opium-Mixturen der Antike, Mekonium und Laudanin zum Beispiel. In den dreißiger Jahren des 19. Jahrhunderts wurde Codein isoliert, das zu etwa einem Prozent in Opium vorhanden ist. Codein wirkt ähnlich wie Morphin, nur ungleich schwächer. Medizinische Indikation: vor allem Gastritis und Krampfleiden. Auch andere, zum Teil giftige Substanzen und Drogen wurden in der Mitte des 19. Jahrhunderts isoliert: Strychnin (1817), Coffein (1820), Nikotin (1828), Kokain (1887, kommerzielle Verwertung durch die Firma *Merck* aber schon seit 1862) und schließlich der Rauschstoff Mescalin (1896).

Hanf (Cannabis) gehörte ohnehin schon seit 100 Jahren zur Grundausstattung einer jeglichen Apotheke. *Merck* stellte ab 1880 Cannabis-Tinkturen her. Das Deutsche Reich gehörte zum drittwichtigsten Abnehmer indischen Hanfs: «charres» (Haschisch), «ganja» (Marihuana) und «bhang» (ein cannabishaltiges Getränk) hießen die Verkaufsschlager. Im Hamburger Freihafen wurden allein im September 1885 3,5 Tonnen Ganja, 12 Tonnen Bhang und 300 Tonnen Charres gelöscht.

Das Rennen in der Herstellung von Drogen machte schließlich die Teerfarbenindustrie, die man zunächst nicht mit pharmazeutischen Produkten in Verbindung bringt. Diese Unternehmen hatten die entsprechenden Laboratorien zur Verfügung. Ganze Forscherteams waren den Geheimnissen der Natur auf der Spur. Außerdem mangelte es weder an Geld noch dem ökonomischen Durchblick, um die gewonnenen Kenntnisse rasch zu verwerten. Der Startschuß für die Entwicklung dieses Industriezweiges war 1934 die Isolierung des gefährlichen Blut- und Nervengiftes Anilin, auch Aminobenzol genannt, aus dem Steinkohlenteer und seine Synthese. Als Grundstoff für die industrielle Produktion künstlicher Farbstoffe wurde Anilin für eine Reihe konkurrierender Firmen zum Erfolgsgaranten: die *Farbenfabriken Friedrich Bayer et Comp.* in Barmen (1863, seit 1878 Elberfeld), die *Farbwerke vorm. Meißter, Lucius & Brüning*, später *Hoechst AG* (seit 1862), *Kalle & Co.* aus Biebrich und die *Badische Anilin- und Sodafabrik BASF* in Ludwigshafen (seit 1865).

Richtig begann das Wettrennen um die Produktion der Farben mit der ersten Synthese des natürlichen Farbstoffes Alizarin 1869 durch Karl

Graebe und Karl-Theodor Liebermann. In kürzester Zeit schossen mehr als hundert Fabriken aus dem Boden, die Alizarin herstellten. Das Geschäft blühte: Allein zwischen 1883 und 1887 wurden 21 neue Farbstoffe entwickelt und, um das Geld richtig ins Rollen zu bringen, die Firma *Bayer* in eine Aktiengesellschaft umgewandelt. Auch andere Firmengründungen mit noch heute bekannten Namen fallen in die Zeit des «Farbrausches»: Der auf Anilinfarben spezialisierte Betrieb *Kern und Sandoz* tauchte 1880 in Basel im Handelsregister auf (heute *Sandoz AG*), schon 1859 begann bei *Geigy* (heute: *Ciba-Geigy*) in Basel die Produktion synthetischer Anilinfarben, zum Beispiel Fuchsin. Fritz Hoffmann (heute: *Hoffmann La Roche*) bildet das Schlußlicht. Er gründete erst 1896 einen Fabrikationsbetrieb für Drogerieartikel.

Die erste Krise ließ nicht lange auf sich warten. Mitte der achtziger Jahre war der Markt mit künstlichen Farben überschwemmt, die Preise sanken, die Gewinne schrumpften. Die Herren von der chemischen Industrie grübelten, wie diesem mißlichen Zustand zu begegnen sei. 1887 kam ihnen ein Zufall zu Hilfe.[18] Zwei Assistenten einer Straßburger Klinik experimentierten mit fiebersenkenden Mitteln. Eines schien besonders gut zu wirken. Sie ließen es analysieren, und siehe da: Es entpuppte sich als das chemisch nur geringfügig modifizierte Anilin. Die Veränderung, die sogenannte Acetylierung, sah so aus, daß in das ursprüngliche Molekül der Substanz Essigsäureester eingefügt worden war. Das Endprodukt hieß Acetanilid und wurde bald – dieses Mal war das Unternehmen *Kalle & Co.* am schnellsten – als «Antifebrin» auf den Markt geworfen. *Bayer* zog im großen Stil nach. Anfang der neunziger Jahre gab die Unternehmensleitung grünes Licht für die Gründung firmeneigener Forschungslaboratorien. Unter der Leitung von Carl Duisberg stellte *Bayer* sein erstes Arzneimittel her, Phenacetin, das Pendant zu *Kalles* Antifebrin.

Die massenhafte Herstellung fiebersenkender und später auch anderer Mittel war technisch kein Problem, fielen doch die Grundstoffe für die Acetylierung gleich tonnenweise als Beiprodukte der Farbherstellung an. Es setzte eine wahre «Acetylierungsmanie» ein, der Medikamentenmarkt boomte. Acetanilid zum Beispiel hat, wie alle acetylierten Stoffe, bessere chemische Eigenschaften als der ursprüngliche Stoff Anilin bzw. Aminobenzol. Es wird im Körper langsamer gespalten und ist weniger giftig.

Anfang der neunziger Jahre probieren die Chemiker die Acetylierung auch an Morphin aus, um vielleicht einen Stoff zu finden, bei dem die Gefahr der Abhängigkeit geringer ist. Am 21. 8. 1897 schreibt der Erfinder des *Aspirins* (Acetylsalicylsäure)*, der Chemiker Felix Hoffmann von den Elberfelder Farbenfabriken *Bayer*, einen Laborbericht «über das Diacetylmorphin»: «Um einen Ersatz für das Codein aufzufinden», hätten er und seine Mitarbeiter «das Diazetat des Morphins dargestellt» – also das Morphin acetyliert. Hoffmann: «Kocht man 10,0 Morphin mit 30,0 Essigsäureanhydrid in vier Stunden unter Rückfluß, so zeigt eine in Wasser aufgenommene Probe keine Morphinreaktion mehr. Man verdunstet die Essigsäure des Rückstandes, gießt in Wasser und versetzt unter Erkühlung mit Sodalösung. Die ausfallende kristallynische Masse stellt das Diazetat dar... Wie physiologische Vorversuche ergaben, liegt in dem Körper in der That eine dem Codein außerordentlich ähnliche Substanz vor.»[19]

Hoffmanns Kollege Heinrich Dreser schreibt ein Jahr später im Auftrag der Farbenfabriken eine vergleichende Untersuchung über Codein und «das neue Morphinderivat Diacetylmorphin». Codein, so Dresers Fazit, sei dem neuen Stoff klar unterlegen, der sei weniger toxisch und wirke besser auf die Atmung. Außerdem sei Diacetylmorphin weniger gefährlich. Bei Codein lägen die atemtherapeutische und die letale Dosis «um den Faktor 10 näher beieinander». Außerdem produziere Codein eher Krämpfe als das neue Präparat.

Die Publikation Dresers verschweigt die Vorarbeiten anderer Kollegen. Offenbar wußte Dreser nicht, daß schon 1890 die beiden englischen Forscher Dott und Stockman eine «umfassende Untersuchung über die pharmakologischen Wirkungen des Morphins und seiner Derivate» veröffentlicht hatten, worauf sich eine Titelgeschichte der «Münchener Medicinischen Wochenschrift» aus dem Jahr 1899, geschrieben vom Hallenser Pharmakologen Erich Harnack, bezog.[20]

Parallel zu *Bayer* experimentierte auch das Darmstädter Unternehmen *Merck* mit Morphin: 1899 erschien im Jahresbericht der Firma eine Mitteilung über Forschungen, die kurz zuvor stattgefunden hatten. Diacetylmorphin zeige eine «dem Morphin ähnliche, aber schwächere Wirkung», setze die Reflexe herab und beseitige den Hustenreiz. Gegen

* Die gebräuchliche Dosis dieses berühmten Schmerz- und fiebersenkenden Mittels liegt bei weniger als einem Gramm. Ca. 30 Gramm sind tödlich. Aber noch nie hat jemand *Aspirin* als gefährliche Droge bezeichnet.

Schmerzen sei es «weit weniger wirksam als Morphin und für die praktische Verwendung nicht besonders geeignet, da die Substanz keine haltbaren und in Wasser löslichen Salze bilde.»[21]

Die Farbenfabriken Bayer waren da anderer Ansicht. Am 21. 8. 1897 beantragte *Bayer* einen Wortschutz für das Warenzeichen des neuen Medikaments. Am 27. 6. 1898 wurde es in die Zeichenrolle des Reichspatentamtes eingetragen. Der Name des Produktes: Heroin.

Heroin, ursprünglich also nur ein Warenzeichen für das Arzneimittel Diacetylmorphin (oder: Diamorphin), ist zu einem allgemein gebräuchlichen Begriff geworden, der sich ebenso eingebürgert hat wie etwa der Name *Aspirin* für das Produkt Acetylsalicylsäure. Man könnte sich heute auch eine andere Bezeichnung für die Substanz ausdenken, denn das Warenzeichen ist seit 1950 erloschen.

Morphin und Heroin unterscheiden sich pharmakologisch nur geringfügig: Die euphorische, das heißt die spezifische Wirkung des Heroins ist der plötzlichen Besetzung bestimmter Rezeptoren im Gehirn geschuldet, die schmerzstillende ist die des Morphins, in das Heroin in kurzer Zeit im Körper umgewandelt wird. Der Phantasiename «Heroin» trifft aber die zweischneidigen Folgen des Konsums besser als «Morphin»: Es handelt sich nicht nur um eine Reise ins Reich der Träume. Michael de Ridder zitiert in seiner bemerkenswerten Dissertation über «Heroin – die Geschichte einer pharmazeutischen Spezialität» eine Definition der «heroischen Mittel», ein Ausdruck für besonders stark wirkende Medikamente schon seit Mitte des 18. Jahrhunderts. Diese seien Substanzen, «die tief, unmittelbar und gewaltsam ins individuelle Leben eingreifen, die Fundamentalsysteme des Organismus heftig umstimmen und meist einen zweifelhaften Effekt haben, bei deren Anwendung augenscheinlich Gefahr ist, zu deren Gebrauch man sich nicht ohne herrische Kühnheit entschließen kann».[22] Das sei, so de Ridder, «nicht unbedingt eine therapeutische Empfehlung». Die Namensgeber scheinen sich dieser Assoziation bewußt gewesen zu sein.

Die *Bayer AG* behauptete noch 1983, die These eines amerikanischen Senators, der Konzern habe Heroin an Werksangehörigen ausprobiert, sei falsch. Diese Behauptung der Firma ist eindeutig widerlegt: Schon vor 1898, bevor die erste Erprobung außerhalb des Unternehmensgeländes stattfand, habe Dreser Menschenversuche durchgeführt, schreibt de Ridder nach Durchsicht bisher unveröffentlichter Akten und Archivmaterialien. Vorher hatten Dreser und der Werksarzt Floret Heroin am eigenen Leibe ausprobiert. Zwischen März und August 1898 experimentierte Floret in der Poliklinik der Farbenfabriken «am lebenden Modell». Floret hielt Heroin für «ein außerordentlich brauchbares, prompt und zuverlässig wirkendes Mittel zur Bekämpfung des Hustens und des Hustenreizes sowie der Brustschmerzen in erster Linie bei Entzündungen, besonders bei der katarrhallischen, der oberen und unteren Luftwege...»[23] Auch bei der Behandlung von Asthma und Tuberkulose sei Heroin erfolgreich gewesen.

Heroin wird nach der Zulassung zunächst als Pulver, dann als wasserlösliches Heroinum hydrochloricum, später auch als Zäpfchen, Mixtur, Pulver, Trank, nach 1921 in Tablettenform verkauft, ja es sind sogar heroingetränkte Tampons auf dem Markt. Nach Italien, Spanien und Portugal wird Heroin in Form von Sirup exportiert. Um die Jahrhundertwende war die Einzeldosis 0,005 mg für Erwachsene, die Hälfte für Kinder.

Im Sommer 1899 zieht die Unternehmensleitung Bilanz. In der Chefetage debattiert man über Heroin. Einer der anwesenden Herren schlägt vor, die Fälle, «in denen außerordentlich große Dosen Heroin aus Versehen gereicht wurden» und bei denen die Patienten trotzdem nicht gestorben seien, sollten zu «einem schönen Artikel» verarbeitet werden. Man dürfe nicht dulden, sagt der gute Mann, daß in der Öffentlichkeit behauptet würde, *Bayer* habe Präparate verkauft, «die nicht sorgfältig probirt sind». Ein Dr. Goldmann aus Berlin berichtet, daß «die Stimmung in unserem Bezirk keine besonders günstige» sei. Es sei ihm aber gelungen, das Krankenhaus Friedrichshain für Heroin zu interessieren. *Bayer*-Direktor König ist zufrieden. Zwar würde das Produkt wohl kaum ein Verkaufsschlager, immerhin sei es aber «eine schöne Bereicherung unseres Schatzes und auch eine Bereicherung unserer Reputation».[24]

Eine weitere Konferenz findet im November statt. Heroin habe «ja viele Angriffe erfahren», meint einer der Anwesenden, «und wir haben uns auch bemüht, nach Möglichkeit kräftig den Angriffen entgegenzuwirken. Wir haben leider den Kardinalfehler begangen, daß wir das Produkt zu billig herausgegeben haben.» Ein Herr Engelcke sagt, in einigen Lehrbüchern würde vor Heroin gewarnt, daß man es nur mit Vorsicht anwenden dürfe. «Wir sollten daher versuchen, diese Herren zu beeinflussen, damit unsere Produkte eine andere Beurteilung finden, dies würde auch zur Erhöhung des Konsums beitragen.»[25]

Tatkräftig, wie Unternehmer nun mal sind, werden die Anregungen in die Praxis umgesetzt. Es erscheinen Sonderdrucke, die Arztpraxen werden mit Warenmustern überschwemmt, Artikel in Fachzeitschriften plaziert. Die Kampagne hat Erfolg. Schon bald wird Heroin in über zwanzig Länder exportiert. 1902 macht der Gewinn aus der Diacetylmorphin-Produktion ca. fünf Prozent des Gesamtgewinns bei pharmazeutischen Produkten aus. Eine Rekordmenge produziert der Konzern im Jahr 1913: eine knappe Tonne reinen Heroins. Auf dem Schwarzen Markt wäre diese Heroinmenge heute mindestens 70 Millionen DM wert. Im Jahr 1926, als die Heroin-Produktion in den USA schon verboten war und die ersten internationalen Kampagnen gegen Opiate anliefen, produzierte das Deutsche Reich insgesamt 1,8 Tonnen, die Schweiz 3,9 Tonnen Heroin.

Ein Trip zum «Blauen Ort» – wie Opiate wirken

Reines Heroin schadet dem Körper nicht. Das hat es mit allen anderen Opiaten gemeinsam. Selbst jahrelanger Konsum hinterläßt keine irreversiblen Veränderungen. Diese schlichte Erkenntnis wird in fast allen wohlmeinenden «Aufklärungs»-Broschüren und auch in Lehrbüchern unterschlagen, obwohl sie den Fachleuten in der Regel schon seit langem bekannt ist.[26] In deutschen Drogenberatungsstellen scheint man jedoch häufig der Meinung zu sein, wegen der Gefährlichkeit der Droge Heroin groben Unfug verbreiten zu dürfen, um die potentiellen Konsumenten abzuschrecken.

«Unschädlich» heißt ja «nur», daß Heroin – im Gegensatz zu Zellgiften wie Nikotin und Alkohol –, die Organe, etwa Leber oder Lunge, nicht angreift. Die extreme körperliche und psychische Abhängigkeit, die der Heroin-Gebrauch häufig nach sich zieht, und die Entzugssymptome nach dem Absetzen sind selbstredend keine Bagatellen. «Gefährlich» ist Heroin heute aber vor allem deshalb, weil der Stoff – wegen der Illegalisierung und der Beimischung von zum Teil giftigen Strecksubstanzen – nicht exakt dosiert werden kann. Die Gefahr einer tödlichen Überdosis steigt dadurch enorm. Diese Gefahr ist allerdings keine spezifische Eigenart der Droge Heroin, sondern vieler Rauschgifte.

Einige Beispiele zum «Informations»-Unfug: In Berlin liegt in einigen Beratungsstellen die Broschüre einer Krankenkasse zum Thema «Drogen» aus. In der Rubrik «Heroin» findet man zu den «Langzeitfolgen»: «Abnahme der Intelligenz, Wahnideen, bleibende Gehirnschäden, Magen- und Darmstörungen, Abmagerung bis zum völligen körperlichen Verfall, Leberschäden.»[27] Ein aktuelles Faltblatt des Berliner Landesdrogenbeauftragten führt unter «Risiken» des Heroins (!) auf, «weitere Gefahren» seien «Beschaffungskriminalität und Prostitution». Ein medizinisches Standardlexikon weiß unter dem Stichwort «Heroinsucht» von «starker Euphorie» zu berichten, gleichzeitig aber auch von «Aggressivität» und «körperlich-geistiger Zerrüttung». Identische Symptome zeichnen, laut Lexikon, den «Morphinismus» aus.[28]

Der langjährige Drogenbeauftragte der US-Regierung, Jerome Jaffe, weiß es besser. Er sagt, daß ein Opiat-Abhängiger, «der sich auf legalem Wege eine ihm adäquate Menge von Drogen beschaffen kann und der hierfür die Mittel hat, sich gewöhnlich ordentlich kleidet, regelmäßig ißt und seine sozialen und beruflichen Verpflichtungen erfolgreich bewältigt. Normalerweise ist er gesund und leidet kaum unter Beeinträchtigungen: im allgemeinen kann man ihn nicht von anderen Menschen unterscheiden.»[29] Auch in manchen medizinischen Fachbüchern findet man als Nebenwirkungen des Opiat-Gebrauchs lediglich Übelkeit bei sporadischer Einnahme, Atemdepression, Verstopfung und Abnahme des sexuellen Empfindens.

Diese widersprüchlichen Thesen haben eine simple Ursache. Bis Mitte der siebziger Jahre konnten die Fachleute nur spekulieren, was Opiate, also auch Heroin, im Körper anrichten und wo sie wirken. Noch bei der Verabschiedung des deutschen Betäubungsmittelgesetzes 1971 steckte die Opiat-Forschung in den Kinderschuhen. Das Wissen der für das Opiat- und Cannabis-Verbot zuständigen Politiker und der sie beratenden Beamten blieb «weitgehend dem Zufall überlassen»[30], schreibt Sebastian Scheerer, der die Genese dieses Gesetzes erforscht hat. Eine kompetente und durch wissenschaftliche Erkenntnisse begründete Einschätzung der realen «Gefahr» des Opiat-Konsums war unmöglich, da diese Erkenntnisse noch gar nicht vorlagen. In einem sozialen Kontext, in dem die Droge verboten sei, könne man die Wirkung von Heroin ohnehin nicht diskutieren, sagte der New Yorker Psychiatrie-Professor Thomas Szasz in einem Fernsehinterview, «das wäre, als wolle man die Natur des Judentums im Deutschland der Nazis studieren».[31]

Dem Rätsel auf der Spur waren Forscher, die sich für den Zusammenhang zwischen Schmerz und Lust interessierten. Man war schon Anfang der siebziger Jahre auf die Idee gekommen, Opiate radioaktiv zu markieren, um ihre Spur im Körper verfolgen zu können. Dabei machten mehrere Wissenschaftler unabhängig voneinander eine interessante Entdekkung. Opiate lindern das Schmerzempfinden nicht, indem sie wie andere analgetisch wirkende Pharmaka die Zellmembran direkt beeinflussen. Sie entfalten ihren eigentümlichen Effekt sehr schnell und schon in winzigen Mengen. Das ließ vermuten, daß im Körper spezielle Rezeptoren (Empfänger) vorhanden sind, an die nur Opiate «andocken» und in die sie passen wie ein Schlüssel in ein Türschloß. Diese Rezeptoren mußten aber für irgend etwas gut sein, denn es war schwer vorstellbar, daß die Natur den menschlichen Körper vorsorglich mit etwas ausgestattet haben sollte, das nur durch extern zugeführte Drogen aktiviert werden kann.

Je mehr man über diese Rezeptoren wußte, um so spannender, aber auch um so rätselhafter wurde die Angelegenheit: Die Opiat-Rezeptoren finden sich an ganz unterschiedlichen Stellen des Gehirns. Sie verteilen sich nicht gleichmäßig, sondern treten in einigen Gebieten konzentriert auf. In anderen sind sie dünn gesät. Besonders viele Rezeptoren beobachtete man in Gebieten, die mit der Schmerzwahrnehmung und -weiterleitung betraut sind – wie dem Rückenmark –, sowie im Limbischen System, auch verkürzend «Belohnungssystem» genannt, weil es eine wichtige Rolle für den Gefühlshaushalt des Menschen spielt. Auch in den Regionen, die für endokrine (Hormone absondernde) Funktionen zuständig sind sowie für die unwillkürliche Motorik, wimmelt es von Rezeptoren. Die Rezeptoren konnten zwecks einer chemischen Analyse nicht aus der Zellmembran herausgelöst werden. Sie verloren dann sofort ihre besonderen Eigenschaften und verweigerten den Opiaten ihren Dienst – wie ein Autoschloß, das von einem Autoknacker mit einem Schraubenschlüssel bearbeitet worden ist.

Die Hirnforscher waren baß erstaunt, als zwei schottische Wissenschaftler mit einer neuen Entdeckung ans Licht der Öffentlichkeit traten: Der menschliche Körper produziere in Eigenregie Anti-Schmerzmittel, die wie Opiate wirken. Diese Stoffe, sogenannte Neurotransmitter, übertragen Informationen von Nervenzelle zu Nervenzelle. Sie bestehen aus Eiweißverbindungen (Peptide), die chemisch so differenziert wirken, daß sie an jeweils passenden Rezeptoren andocken. Nicht jedes Opioidpeptid, wie die Verbindungen aufgrund ihrer Wirkungen genannt werden, bringt seine Botschaft an jeden Rezeptor. Deshalb unterscheidet man diverse «Rezeptorpopulationen». Für diese Informationsträger hatten die Hirnforscher bald schöne Namen gefunden: zum Beispiel Enkephaline – nach dem griechischen Wort Encephalon (Gehirn)[32] – und Endorphine – aus «endo» (griechisch für «innen») und Morphin.

Heute kennt man rund zwanzig dieser Opioidpeptide. Einige docken an Rezeptorpopulationen an, die euphorische Gefühle auslösen, wenn sie stimuliert werden und deshalb wohl für die Sucht verantwortlich sind. Andere – wie die Enkephaline – bevorzugen Rezeptoren, die keine externen Opiate akzeptieren. Es gibt sogar endogene Opiate, denen es egal ist, an welche Rezeptoren sie andocken, oder die euphorische Gefühle stimulieren, zugleich aber Schmerzen nicht verhindern – also «agonistische» und «antagonistische» Eigenschaften haben.

Wie der Körper diese Substanzen synthetisiert, die Eiweißverbindungen also abbaut, ist eine äußerst vertrackte Angelegenheit.[33] Alle Peptide lassen sich auf drei großmolekulare Eiweißverbindungen zurückführen, wie zum Beispiel das Lipotropin. Lipotropin ist ein Hormon, das in der Hypophyse hergestellt wird. Es besteht aus 91 Aminosäuren und wirkt nicht wie ein Opiat. Erst «auf Anforderung», mittels eines chemischen Katalysators, entsteht durch enzymatische Abspaltung das β-Endorphin.

Dynorphin, eine dem Endorphin verwandte opiatähnliche Eiweißverbindung, ist ebenfalls ein Produkt der Hypophyse. Seine Wirkung kommt der der stärksten synthetischen Opiate gleich. Es könnte also dem Heroin durchaus Konkurrenz machen. Der Unterschied ist ganz praktischer Natur: Die körpereigenen Opiate dringen nur schlecht ins Gehirn ein, wenn sie therapeutisch verabreicht werden.

Die Entdeckung dieser Botenstoffe warf mehr Fragen auf, als sie beantwortete: Warum hat Mutter Natur den Menschen mit einem internen biochemischen Drogenlabor ausgestattet? Warum sind für Informationen, die das menschliche Gefühlssystem stimulieren, ausgerechnet Substanzen notwendig, die wie der Pflanzenextrakt Opium wirken? Und wo ist der Zusammenhang zwischen den verschiedenen Körperfunktionen, die alle von Endorphinen beeinflußt werden – nämlich der unwillkürlichen Motorik, dem Lust- und Schmerzempfinden und der Verdauung?

Die Sache versprach auch deshalb interessant zu werden, weil sie auf ein Gebiet führte, für das sich ursprünglich die Theologie, dann die Philosophie und die Psychologie für zuständig erklärt hatten: Es geht nämlich um die biochemische Basis für den Zusammenhang zwischen Körper und Geist. Auf der Ebene der Zellen lassen sich diese beiden Kategorien nicht mehr auseinanderhalten. Das Geheimnis der sowohl «körperlichen» wie auch «seelischen» Abhängigkeit von Drogen müßte hier verborgen sein.

Ein anderes Indiz: Die Endorphin-Konzentration erhöht sich zum Beispiel bei der analgetischen Heilbehandlung durch Akupunktur. Und mehr noch: Die körpereigenen Drogen werden auch dann ausgeschüttet, wenn anstatt eines Schmerzmittels eine chemisch inaktive Substanz, ein sogenanntes Placebo, zugeführt wird, wenn der Patient also nur glaubt, er habe ein Schmerzmittel bekommen. Dieser Placebo-Effekt funktioniert sogar bei externen Opiaten: Wenn einem abhängigen Patienten eine Spritze verabreicht wird, die angeblich seine Droge enthält, aber in Wahrheit nur einen wirkungslosen Stoff, zeigt er häufig die gleichen Reaktionen, als wenn er wirklich ein Rauschmittel bekommen hätte.[34]

Im Normalfall spielen die Endorphine eine wichtige Rolle bei der Bewältigung akuter Streß- und Gefahrensituationen. Falls das Gehirn Signale empfängt, daß ein Schmerz oder eine Gefahr unmittelbar bevorstehen könnte, beginnt im Körper ein «Alarmprogramm» abzulaufen: Das Stammhirn, das älteste Hirnzentrum und zuständig für Streßsituationen, übernimmt die Regie. Der bewußte Verstand wird weitgehend ausgeschaltet, denn er ist zu langsam, um eine spontane Flucht- oder Abwehrreaktion auszulösen. Nicht Analyse ist angesagt, sondern sofortige Aktion. Der Körper schaltet um auf «turbo», sei es, wenn unseren Urahnen im Pleistozän unvermittelt ein Säbelzahntiger begegnete oder wenn dem modernen Zeitgenossen vor dem «Bungee-Jumping», dem freien Fall aus großer Höhe, gesichert nur durch ein Gummiband, die Nerven flattern.

Dabei werden nicht neue Ressourcen erschlossen, sondern nur die vorhandenen anders genutzt: Die Wahrnehmung reduziert sich auf das Wesentliche, die bei Alarmsituationen weniger benötigten Organe wie der Darm, die Nieren und die Leber erhalten zeitweilig weniger Blut, die Muskeln bekommen absolute Priorität, die Blutgerinnungszeit verkürzt sich auf eine halbe Minute, die Schmerzempfindlichkeit ist gesenkt. Und, wenn es richtig zur Sache geht und die Aktion unmittelbar bevorsteht: Die Endorphine werden ausgeschüttet, in einer Menge, die das Normalniveau bis zum Hundertfachen übersteigt. Euphorie verdrängt für kurze Zeit jegliche Furcht.

Die Endorphine docken aber nicht nur in Streßsituationen an den Rezeptoren an, sie wirken auch in der Stille. Offenbar können bestimmte mentale Techniken sie beeinflussen. Die Berichte religiöser Mystiker über den Zustand der «Verzückung» – nach langwieriger Vorbereitung durch Meditation – legen nahe, daß bestimmte Formen religiöser Ekstase durch die Ausschüttung der körpereigenen Drogen hervorgerufen werden. Die Symptome des «Satori», der «Erleuchtung» bei der Zen-Meditation, entsprechen zum Beispiel bis ins Detail denjenigen, die beim Opiat-Konsum auftreten. Das, was bei extremen Formen der Meditation gezielt gefördert wird, nämlich Ausschaltung der bewußten Wahrnehmung, Reduzierung der willkürlichen Motorik – in Zusammenhang mit körperlichem Schmerz bei bestimmten Sitzhaltungen –, ist identisch mit dem «Notprogramm» des Körpers in Streßsituationen.

Die Endorphine wirken auf den Schmerz indirekt: Sie betäuben ihn nicht, sondern verhindern, daß die Schmerzsignale weitergeleitet werden – eine sogenannte «Hemmung der Erregung». Der Schmerz ist da, aber man spürt ihn nicht, weil die Opiate, körpereigene wie externe, verhindern, daß sich das Gehirn über das Geschehen informieren kann. Wie das genau geschieht, ist noch nicht genügend erforscht.

Es gibt aber einige Anhaltspunkte. Offenbar wirken die Opiate bei der Informationsübertragung von Zelle zu Zelle wie ein Computervirus: Sie neutralisieren die Substanzen, die die «Botschaft» weitervermitteln sollen. Acetylcholin etwa, einer dieser Übertragerstoffe, verändert das chemoelektrische Potential der Zellmembranen – Opiate hemmen diese «Depolarisation». Adenosin-Monophosphat wiederum, das für Signale zuständig ist, die von den Rezeptoren in das Zellinnere gelangen sollen, kann diese Aufgabe nur erfüllen, wenn zuvor ein «Katalysator», das Enzym Adenylatzklase, auf den Plan gerufen wird. Die Opiate verhindern, daß die Adenylatzklase Gelegenheit bekommt, das Adenosin-Monophosphat zu synthetisieren. Die Nervenzellen bleiben «stumm».

Die Opiate boykottieren auch den Ausstoß von Übertragersubstanzen wie Noradrenalin und Dopamin, die den Körper wach und aufmerksam machen. Das ist eine effektive und auch ökonomische Sabotage des neuronalen Informationsflusses – als wenn die Gewerkschaften bei einem Arbeitskampf nicht das Hauptunternehmen bestreiken, sondern schlicht die Zulieferbetriebe daran hinderten, ihre Produkte loszuwerden.

Der Körper hat jedoch eine Sicherung gegen diesen «Informationsstreik» eingebaut. Hält er aufgrund extremer Opiatzufuhr längere Zeit an, dann «begreifen» die Zellen nach und nach, daß irgend jemand ständig die Leitung kappt. Durch komplizierte Lernprozesse gelingt es ihnen, die

Produktion und Synthese der Übertragerstoffe wiederaufzunehmen, gegen den Widerstand der Opiate. Der Arbeitgeber Gehirn setzt Streikbrecher ein: Es entwickelt sich eine Toleranz, das heißt: Um eine Wirkung zu erzielen, müssen die Opiate höherdosiert werden, da der Körper sich an eine gewisse Dosis gewöhnt hat.

Auch Krämpfe scheinen eine Art Anpassung, ein Lernprozeß des Gehirns zu sein – ähnlich dem bei Abhängigkeit von euphorisierenden oder analgetisch wirkenden Substanzen. Epileptiker, die an starken Depressionen leiden, berichten, daß diese Verstimmungen nach einem Krampfanfall zeitweilig verschwinden. Krämpfe wirken wie ein Blitzschlag im Gehirn: Das elektrische Potential der Nervenzellen entlädt sich (die sonannte «Depolarisierung»). Gleichzeitig werden bestimmte Neurotransmitter – ähnlich wie beim Opiat-Konsum – daran gehindert, ihre Botschaft zu transportieren. Es kommt zur «Hemmung der Erregung». Wenn sich eine Toleranz gegenüber Barbituraten, Beruhigungsmitteln oder Opiaten entwickelt hat, versucht der Körper, diese Wirkung aufrechtzuerhalten, wenn ihm die analgetischen Substanzen plötzlich vorenthalten werden.

Wird nun die Opiat-Zufuhr plötzlich abgesetzt, bricht das Chaos aus. Jetzt werden zu viele der zuvor gehemmten Stoffe produziert, das Nervensystem reagiert übersteigert und hyperaktiv. Es kommt zum «Noradrenalinsturm». Aus Noradrenalin, einem Hormon der Neurotransmitter, wird im Körper Adrenalin synthetisiert («Adrenalin-Stoß»). Die opiatbedingte «Hemmung der Erregung» ist weggefallen. Damit läuft der Adaptionsprozeß, der den «Informationsstreik» aushebeln sollte, ins Leere. Es dauert eine Weile, bis sich die Zellen an ein geringeres Niveau der Opiatzufuhr gewöhnt haben, bis sie «begreifen», daß die Informationen wieder fließen, ohne daß besondere Anstrengungen nötig sind. Diese Phase ist der bei Opiat-Abhängigen gefürchtete Entzug: Die Wogen des «Noradrenalin-Sturms» müssen sich erst glätten, bevor die Neurotransmitter Signale senden können, daß sich die Lage entspannt hat.

Das ist nur die eine Seite der Medaille. Bisher hat uns vorwiegend die analgetische (schmerzlindernde) Wirkung der endogenen und extern zugeführten Opiate beschäftigt. Heroin-Abhängige nehmen aber die Droge aus zwei Gründen: Einerseits, um den unerträglichen Zustand des Entzuges zu vermeiden, andererseits, um ein euphorisches Gefühl zu erleben. Sinkt die Opiat-Zufuhr unter das Abhängigkeitsniveau, setzt der

«Turkey» ein. Die euphorische Wirkung spüren der oder die Abhängige aber erst dann, wenn die Drogenmenge das Toleranzniveau überschreitet.

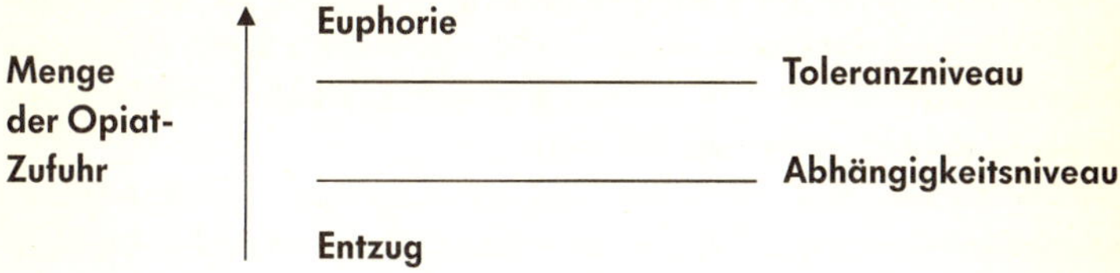

Zu welchem Zeitpunkt Euphorie oder Entzug eintreten, ist sowohl von der jeweils unterschiedlichen körperlichen und psychischen Verfassung des Junkies als auch von der Qualität der Droge abhängig. Zwischen Abhängigkeitsniveau und Toleranzniveau ist man zwar «drauf», spürt aber nichts. Das ist bedeutsam bei einem Vergleich zwischen verschiedenen Opiaten, etwa Morphin, Codein, Heroin und Methadon, einem synthetischen Opiat, und dem verschiedener Applikationsformen – ob man raucht, snieft oder spritzt. Bei der intravenösen Injektion von Heroin tritt die Euphorie fast sofort ein, beim Inhalieren morphinhaltiger Dämpfe dauert es länger, weil der Stoff nicht gleich in die Blutbahn gelangt. Da Heroin ohnehin im Körper in Morphin umgewandelt wird (Diacetylmorphin!), liegt sein spezifischer Effekt in der plötzlichen und abrupten Besetzung der Rezeptoren. Codein und Methadon wirken zwar genauso, nur nicht in der Geschwindigkeit des Heroins: Die Süchtigen fühlen bei der Methadon-Vergabe oder der Substitution durch Codein-Präparate, wie das euphorische Gefühl langsam «anschwillt», man spürt keinen «Kick» im Kopf.

Aufschluß über den komplexen Zusammenhang zwischen Lust und Schmerz könnten zwei geheimnisvolle Regionen des Gehirns geben: Der «Blaue Ort» und eine ihm benachbarte Region, die von Hirnforschern mit dem Zungenbrecher «Periaquäduktales Grau» bezeichnet wird. Dort liegen die Opiat-Rezeptoren dicht an dicht. Wir können vermuten, daß hier eine wichtige Schaltzentrale für die «Sucht» nach Drogen zu finden ist.

Beide Regionen liegen im Stammhirn, das vom Großhirn wie eine schützende Schale umschlossen wird. Die Übergangszone zwischen Stamm- und Großhirn bildet das Limbische System, zuständig für so komplexe Aufgaben wie die Selbsterhaltung (Ernährung, Verteidigung und Angriff) sowie die Arterhaltung (Sexualität). Offenbar ist das Limbische System eine Art von Übermittlungs- wie Übersetzungsinstanz für Prozesse, die im Stammhirn ihren Ausgang haben und letztlich zu bewußten Reaktionen im Großhirn führen. Während die schmerzlindernde Wirkung der Opiate mehr über Nervenbahnen des Rückenmarks vermittelt wird, werden beim Verlangen nach Euphorie bestimmte Gebiete des Limbischen Systems aktiviert.

Nervenbahnen verlaufen vom Limbischen System ins Gehirninnere und ins Zwischenhirn, der Region zwischen den beiden Großhirnhälften. Dort hat die «geographisch» nur vage definierte Formatio reticularis ihren Platz, eine Ansammlung von verschiedenen kleineren Zentren, die bei der Steuerung komplexer Aufgaben kooperieren. Sie sind für die spontanen Aktionen des menschlichen Körpers zuständig, für motorische Teilfunktionen, aber auch für die Atmung und für die Weckwirkung auf die Großhirnrinde, womit der Grad der Bewußtseinserhellung bestimmt wird. Diese Prozesse laufen im Normalfall automatisch. Wir «vergessen» nie zu atmen, können es aber auch bewußt. Hier scheinen komplizierte Rückkoppelungen zwischen unbewußter und bewußter Steuerung vorzuliegen.

Was man weiß, ist, daß Nervenbahnen vom Limbischen System über die Formatio reticularis bis zum Periaquäduktalen Grau verlaufen. Diese Gehirnregionen kooperieren, sowohl bei ihren Aufgaben als auch bei der Wirkung, die sie entfalten. Wird der «Graue Ort» zum Beispiel elektrisch stimuliert, können selbst chronische Schmerzzustände verschwinden. Und: Ist das zungenbrecherische «Grau» verletzt, verlieren extern zugeführte Opiate ihre schmerzlindernde Wirkung.

Die Hirnforscher, die sich mit dem noch weitgehend unerforschten Labyrinth der verschiedenen Systeme beschäftigen, stießen immer wieder auf den «blauen» und den «grauen» Ort im Stammhirn. Gerade der «Blaue Ort» machte ihnen zu schaffen. Er ist zwar nur winzig und besteht aus nur rund 3000 Nervenzellen, diese jedoch erreichen mit ihren Bahnen ein Drittel bis die Hälfte aller Nervenzellen in der Hirnrinde. Wenn hier etwas los ist, gerät fast das ganze Gehirn in Aufregung. Von hier aus werden so gegensätzliche Steuerungsmechanismen wie das Wecksystem und das Beruhigungssystem gleichzeitig beeinflußt. Der «Blaue Ort» gilt mittlerweile sogar als der Kern des Wecksystems. Zwei seiner Informationsträger, die Neurotransmitter Noradrenalin und Dopamin, wirken auf die höheren Gehirnzentren, insbesondere aber auf das

Limbische System, das dem Großhirn bei einigen Aufgaben «vorgeschaltet» wird.

Kokainmoleküle sind diesen beiden Transmittern des «Blauen Ortes» zum Verwechseln ähnlich. Das gleiche gilt für Amphetamine – das sogenannte «Speed». Beide Drogen drängen das noch «schlummernde» Dopamin zur Seite und suggerieren dem Körper einen künstlichen Wachzustand. Die Hirnforscher vermuten, daß halluzinogene Substanzen wie LSD den «Blauen Ort» so überstrapazieren, daß es zu psychedelischen Räuschen kommt. Ohnehin kann der «Blaue Ort» auch über Gebühr erregt werden: Elektrische Reizung des Locus coeruleus – so die lateinische Bezeichnung – verursacht Panik und Schreckreaktionen. Vielleicht hat der «Horrortrip», «auf» dem man bei LSD-Mißbrauch «hängenbleiben» kann, hier seine Ursache.

Der «Blaue Ort» als Teil des Wecksystems steht zugleich in Verbindung mit dem Beruhigungssystem. Der Körper ist dem Prinzip der Homöostase verpflichtet. Gerät etwas längerfristig außer Kontrolle, steuert er gegen. Bevorzugtes Mittel ist der hormonartige Übertragerstoff Serotonin. Serotonin wird in den Zellen der Magen- und Darmschleimhaut sowie in der Muskelhaut des Darmes gebildet und durch die Blutplättchen transportiert. Er verengt die Blutadern und wirkt dabei mit, daß der Mensch schlafen kann. Serotonin ist der große Gegenspieler der Wecksubstanz Noradrenalin. Im «Blauen Ort» scheinen sich beide Stoffe zu treffen und die Balance zwischen Schlafen und Wachen auszumanövrieren.

Dopamin, das ebenfalls im «Blauen Ort» zu finden ist, steuert den Muskeltonus und dockt an den Opiat-Rezeptoren an. Fehlt Dopamin im Körper, treten Bewegungsarmut und Muskelstarre auf, im Extremfall die Parkinson-Krankheit. Viel interessanter ist aber, was geschieht, wenn Dopamin nicht mehr ins Limbische System gelangt: Wir sind unfähig, euphorische Gefühle zu empfinden.

Es ist in Wirklichkeit noch ein wenig komplizierter. Lust empfinden wir nur, wenn Dopamin im Stammhirn startet und dann – gleichzeitig – seine biochemische Botschaft im Limbischen System und in den Stammganglien ablädt. Die Stammganglien, markhaltige faserige Nervenzellen, die sich im Endhirn zum sogenannten Streifenkörper bündeln, regeln die Muskelspannung. Werden sie zerstört, flippt der Mensch aus: Es kommt zu Überreaktionen, deren Erscheinungsbild schon im Mittelalter als «Veitstanz» (Teufelstanz) bekannt war. Die Basalganglien sind aber nicht nur dafür zuständig, Bewegungsabläufe zu programmieren. Sie scheinen, so merkwürdig das klingen mag, auch für Teilprozesse der Motivation verantwortlich zu zeichnen. Das Limbische System hingegen regelt nur die affektive und emotionale Seite. Störungen dieses Systems können sowohl zu Angstgefühlen als auch zu Aggression führen. Aus dieser Wechselwirkung ist wohl das spezifische dämpfende und aggressionshemmende Ergebnis des Opiat-Konsums, also auch des Heroins, zu erklären.

Zum Limbischen System gehört auch eine Gehirnregion, die Mandelkern genannt wird. Wenn der verletzt wird, zeigen sich merkwürdige Symptome: Der Mensch wird «freßsüchtig», er stopft alles, war nur einigermaßen verdaulich ist, wahllos in sich hinein. Außerdem denkt er ständig nur noch an «das eine», den Sex. Es ist noch nicht genau erforscht, ob dieser Kern direkt für die Drogenabhängigkeit bedeutsam ist. Es fällt nur auf, daß die Opiat-Sucht genau das Gegenteil von dem bewirkt, was die Wissenschaftler nach einer zufälligen Zerstörung des Mandelkerns beobachteten: Appetitlosigkeit und nur noch geringe Lust auf Fortpflanzung.

Auch der Nucleus accumbens, an dessen Rezeptoren Dopamin ebenfalls andockt, könnte eine Rolle bei der Opiatabhängigkeit spielen. Dieser winzige Kern beeinflußt sowohl den Streifenkörper als auch das Pallidium, das, ähnlich wie die Stammganglien, die Bewegungen des menschlichen Körpers steuert. Was man weiß, ist nur ein indirekter Schluß: Wenn die Rezeptoren des Nucleus accumbens blockiert sind, verspürt man – das weiß man nur von Tierversuchen – keine Lust mehr auf Drogen wie Heroin oder Kokain.

Diese verwirrende Berg- und Talfahrt durch das menschliche Gehirn macht eines deutlich: Heroin und andere Opiate wirken auf eine Vielzahl unterschiedlicher Körperfunktionen. Die psychische «Lust» an der Droge ist offenbar ein sehr differenziertes Bedürfnis. Auf «natürlichem» Wege, durch die Endorphine, wird der Körper für Gefahren- und Streßsituationen kurzfristig präpariert, Schmerz und Angst weniger stark zu empfinden und gleichzeitig auf «turbo»-Betrieb umzuschalten, damit er das Geschehen auch meistern kann. Extern zugeführte Opiate suggerieren dem Körper, daß diese Situation permanent besteht. Da alle wichtigen menschlichen Regungen wie emotionales Wohlgefühl, sexuelles Empfinden, Motivation, Schlaf- und Wachzustand beteiligt sind, kann man sich vorstellen, wie schwierig es für Opiat-Abhängige ist, auf dem einmal eingeschlagenen Weg umzukehren. Die Annahme, «Sucht» sei das bloße Verlangen nach einem Rauschzustand, geht völlig an der Komplexität des Problems vorbei.

Dazu kommt eine Beobachtung, die Hirnforscher machten, als sie Ratten für eine lange Zeit mit Morphin «behandelten»: Offenbar bildet sich die Endorphin-Produktion zurück, wenn sich der Organismus erst einmal an externe Opiate gewöhnt hat. Das ist auch beim Menschen so. Ein Junkie, der sich mühsam vom «Stoff» gelöst hat, kann für längere Zeit keine starken Lustgefühle mehr empfinden, weil das körpereigene Drogenlabor wegen der ständigen Heroin-Zufuhr zeitweilig «abgewickelt» worden ist.

Volle Dröhnung für Nergiz

Gegen Mitternacht wird es Zeit für Nergiz, sich nach einem Schlafplatz umzusehen. Sie kramt eine Zigarette aus ihrer Handtasche und entflammt ein Feuerzeug. Plötzlich knicken ihre Beine weg, ihr Körper dreht sich einmal um die eigene Achse. Sie knallt mit dem rechten Arm auf das Pflaster und bleibt liegen, direkt vor dem erleuchteten Schaufenster eines Kaufhauses. Ihre Augen sind halb geöffnet, die Pupillen verschwunden. Die Lippen färben sich blau, und sie schüttelt sich in Krämpfen. Passanten alarmieren einen Rettungswagen, der in wenigen Minuten eintrifft. Die Sanitäter finden mehrere Dinge, deren Kombination die Angelegenheit zu einem Drogennotfall werden läßt: Einstichstellen an den Armen, mehrere unbenutzte Spritzen, eine Dose Ascorbinsäure und einen verrußten Löffel in der Handtasche, außerdem einige Dutzend Präservative. Die Patientin ist gerade siebzehn geworden. Laut Ausweis wohnt sie in einem westlichen Außenbezirk Berlins. Eine junge Frau, die sich als «eine Freundin» ausgibt, kramt unter den mißtrauischen Blicken der Sanitäter und der ebenfalls eingetroffenen Polizei in den Habseligkeiten und findet eine Visitenkarte mit einer Telefonnummer.

Um drei Uhr morgens bekomme ich einen Anruf von einer Unbekannten, offenbar aus einer Telefonzelle: Nergiz sei in die Karl-Bonhoeffer-Nervenklinik eingeliefert worden. Die Unbekannte sagt nur «Bonnys Ranch», das despektierliche Kürzel für diese Anstalt in der Drogen-Szene. Nergiz habe meinen Vornamen gelallt und ein paarmal «Visitenkarte». Ich schnappe in schlaftrunkenem Zustand noch irgend etwas von einer «Überdosis» und «Epi» auf. Dann ist das Gespräch zu Ende.

Der behandelnde Arzt in der Klinik ist irritiert. Mein Presseausweis öffnet zwar Türen, die sonst verschlossen geblieben wären, aber der Arzt fürchtet wohl, mein regelmäßiges Erscheinen diene ganz persönlichen Zwecken. Er flüstert Nergiz nach meinem ersten Besuch besorgt zu, sie solle überlegen, warum ein Mann, den sie kaum kenne, sich plötzlich für sie interessiere. Er läßt durchblicken, daß jemand einer hübschen und wohnungslosen jungen Frau mit Problemen vielleicht anbieten wird, sie bei sich aufzunehmen – für eine gewisse Gegenleistung.

Er liegt nicht so falsch: Nergiz hat in dieser Richtung einschlägige Erfahrungen gesammelt. Sie kennt viele Männer, die sie «retten» wollen. «So ein nettes Mädchen wie du ist doch viel zu schade für Heroin», hieß es häufig von Freiern. Die Angebote reichen von einem Pferd, das man ihr nach einem erfolgreichen Entzug schenken will, bis zu regelmäßigen – und natürlich kostenlosen – Bibelstunden, die sie von ihrer Sucht garantiert heilen würden. Verbunden werden diese Versprechen in der Regel mit dem Hinweis, für die Bemühungen könne sie doch ein wenig «nett» sein.

Während der ersten Tage ist Nergiz nicht ansprechbar. Die Anstalt praktiziert nur den «kalten» Entzug, warum auch immer. Man dosiert also nicht mit Polamidon langsam herunter, sondern dämpft die Symptome mit Beruhigungspillen. «Das ist ein Hotel für Junkies», heißt es «auf der Szene». Fast ausnahmslos alle Heroin-Abhängigen, die dort «kalt» entziehen, werden spätestens nach einer Woche wieder rückfällig.

Auf Nergiz' Nachtschränkchen stehen ein paar niedliche Stofftiere. Zwei freundliche Drogenberater von der Caritas, die alarmiert wurden, haben sie besucht und auch Briefpapier und -marken hinterlassen. Nergiz weiß aber nicht, an wen sie schreiben könnte.

Es ist unwahrscheinlich, daß sich irgend jemand dafür interessiert, wo Nergiz sich aufhält und wie sie sich fühlt. Ihr Vater hat sie schon vor Wochen aus der elterlichen Wohnung geworfen und ihr verboten, sich jemals wieder dort blicken zu lassen. Er schmökert zwar gern in Porno-Heften, aber mit einer Tochter, die auf den Strich geht, will er nichts zu tun haben. Außerdem wolle sie ihn ohnehin nicht mehr sehen, hatte mir Nergiz schon vor einiger Zeit erzählt. Er habe sie und ihre Schwestern früher immer nur geschlagen, wenn er betrunken nach Hause kam. Alle Kinder hätten sich vor ihm versteckt. Sie und eine ihrer zwei Schwestern hätten manchmal in seinem Bett schlafen müssen. Sie weiß nicht, was geschehen ist, sie sei damals noch sehr klein gewesen, aber sie hätten immer geweint. Danach war Nergiz lange Zeit Bettnässerin.

Nergiz' Mutter kann sich daran nicht erinnern. Sie leidet an einer schweren Augenkrankheit und verläßt die Wohnung selten und nur in Begleitung, weil sie kaum noch etwas sehen kann. Sie unterhält sich mit Fremden nur zwischen Tür und Angel. Wenn ihr Mann erführe, daß seine jüngste Tochter männliche Personen mit nach Hause brächte, gäbe es eine Schlägerei. Er habe seine Kinder «früher» häufig verprügelt, aber andere Dinge «kann ich mir nicht vorstellen». Ihre älteste Tochter sei mit einer Frau zusammen und habe ihrem Vater verboten, sie zu besuchen. «Die lebt ihr eigenes Leben.» Wo ihre beiden anderen Töchter zur Zeit sind, weiß sie nicht.

Ja, sie hätte wegen Nergiz schon einmal Probleme mit der Polizei gehabt, sagt sie. Das sei aber ein Mißverständnis gewesen. Eines der Fenster der Vier-Zimmer-Wohnung, die im Erdgeschoß liegt, habe offengestanden. Ein Nachbar habe einen Blick hineingeworfen und geglaubt, jemand wäre in die Wohnung eingebrochen und hätte diese durchwühlt. Auch habe Nergiz zufällig auf dem Bett gelegen, mit einer blutigen Spritze im Arm. Deswegen sei die Polizei gekommen. «Es war ein wenig durcheinander», sagt die Mutter; sie sei krank gewesen und habe keine Zeit gefunden, «richtig aufzuräumen». Sie müsse ja auch die Katzen versorgen. Davon gibt es ungefähr ein Dutzend, die sich offenbar wohl fühlen.

Einer der Drogenberater, ein junger Mann, den ich aufsuche und frage, was jetzt geschehen solle, gibt mir gute Ratschläge. Ich dürfe nicht glauben, Nergiz sei ein Mädchen, das man beschützen müsse. «Wer auf der Szene überlebt, ist weder naiv noch dumm.» Auf meine etwas verwunderte Frage, was das praktisch zu bedeuten habe, meint er: «Wenn sie nach ihrem Entzug bei Ihnen auftauchen sollte, werfen sie sie unbedingt hinaus. Sie muß erst ganz unten sein, damit sie die richtige Motivation hat, mit dem Rauschgift aufzuhören.» Der gute Mann hat die üblichen Qualifikationen in kirchlichen Tendenzbetrieben: Er ist Sozialarbeiter und bekennender katholischer Christ. Sein Wissen über Drogen hat er sich durch «learning by doing» angeeignet. Meine Fragen, ob er Erfahrungen mit Opiat-Antagonisten in der Nachsorge gemacht habe oder ob er Tips für eine eventuelle Codein- oder Polamidon-Substitution geben könne, verneint er.

Heroin ist nicht das einzige Problem, mit dem Nergiz zu kämpfen hat. Sie ist gleichzeitig abhängig von Tabletten. Jeden Tag spritzt sie sich insgesamt fast zwanzig *Rohypnol* oder *Medinox*. Die ärztlich empfohlene Tagesration bei Jugendlichen liegt bei einer Kapsel pro Tag. Die Pillen kocht sie zusammen mit dem Heroin auf. *Rohypnol* ist ein Tranquilizer, *Medinox* ein Barbiturat. Auf den Beipackzetteln beider Medikamente warnen die Hersteller vor der Gefahr der Abhängigkeit. Zwar sind die Pharma-Renner nur auf Rezept erhältlich, sie werden aber von Ärzten in so großen Mengen verordnet, daß sich ein ausgedehnter Schwarzmarkt gebildet hat. Die Nebenwirkungen sind Legion. Bei *Rohypnol* wird gewarnt vor «Atemdämpfung» und «Toleranzentwicklung», vor «Angst, Spannungszuständen sowie Erregung und innerer Unruhe», «bei Kindern und älteren Patienten» vor «paradoxen Reaktionen» wie «Erregungszuständen», «Angst, Suicidalität, vermehrten Muskelkrämpfen». Ähnliches gilt für *Medinox*: Dort ist im Falle des Mißbrauchs von «bedrohlichen körperlichen und seelischen Entzugserscheinungen» wie «Zittern, Schwitzen, Krämpfen, Psychosen, Halluzinationen» die Rede.

Ich hatte Nergiz mehrere Male beobachtet, wie sie auf dem Straßenstrich an einem Auto lehnte, mit eingeknickten Beinen, hängendem Kopf und glasigem Blick. «Manche Freier finden das gut», sagte sie mit schwerer Zunge, «die meinen, wenn die Frau nichts mehr mitkriegt, könnten sie länger vögeln.» Aber warum nimmt sie die Tabletten? «Ich weiß nicht», meinte Nergiz, «manchmal will ich einfach weg sein.»

«Weg sein» ist eine harmlose Umschreibung dessen, was bei der überhöhten Einnahme dieser Mittel geschieht: Die Benzodiazepine, wie diese größte Gruppe der «Schlafmittel» heißt, vermindern die Entzugssymptome von Heroin. Sie können zur Überbrückung dienen, wenn kein «Stoff» da ist oder wenn die Droge so gestreckt ist, daß die Wirkung, der «Kick», ausbleibt. Das Gefühl bei *Rohypnol* oder *Medinox* sei ähnlich wie bei Heroin, das ist die übereinstimmende Auskunft der Junkies, «nur nicht ganz so gut».

Die Folgen sind verheerend und lebensgefährlich: Mehrere Drogen gleichzeitig lassen sich kaum mehr kontrolliert dosieren. Barbiturate dämpfen die Atemfrequenz genauso wie Opiate, ja die Wirkung potenziert sich. Außerdem bewirken sie häufig Krampfanfälle, wenn die einmal gewohnte Menge reduziert wird. Ein Entzug von diesen Mitteln kann bis zu sechs Wochen dauern. Deshalb hatte sich Nergiz bisher nicht getraut, das Heroin abzusetzen. Zwei Tage vor ihrem ersten epileptischen Anfall war etwas passiert: Sie war im Auto eines Freiers eingeschlafen. Der hatte sie aus dem Wagen gestoßen und außerdem ihr Geld gestohlen. Sie hatte deshalb versucht, weniger Pillen zu nehmen, mit dem Ergebnis, daß sie in der Klinik landete.

Nach einer Woche, Nergiz ist «clean», ahne ich, was geschehen wird. Sie liegt in ihrem Krankenhausbett, klagt über Schlafstörungen, starke Kopfschmerzen und Appetitlosigkeit. Sie wälzt sich unruhig hin und her und kündigt mir an: «Ich halte das nicht aus. Ich will so schnell wie möglich hier weg.» Aber wohin? «Ich finde schon etwas.»

Nergiz' bisheriges Leben ist eine rasante und konsequente Schußfahrt, deren Ziel und Ende zwar nicht abzusehen ist, aber die Frage provoziert: Kann jemand das ohne größere Blessuren verkraften? Im Alter von zwölf Jahren treibt sie sich am Bahnhof Zoo herum, zusammen mit ihrer Schwester, die zwei Jahre älter ist. «Die Leute da waren total lieb, wie eine große Familie.» Diese Clique von Halbwüchsigen muß im Vergleich zu ihrem prügelnden Vater und der hilflosen Mutter in jedem Fall besser abschneiden. Nergiz beginnt, die Schule zu schwänzen. Anfangs wird sie noch von ihrer Mutter begleitet. Die will wenigstens die Gewißheit haben, daß ihre Tochter das Schulgebäude betreten hat. «Ich bin immer gleich zum Hintereingang wieder raus», erinnert sich Nergiz. Hieß es in den Zeugnissen vorher noch, daß Nergiz «in der Klasse anerkannt und beliebt» und ihre Mitarbeit im Unterricht «rege» gewesen sei, ändert sich das jetzt schnell. «Nergiz hat nicht die richtige Einstellung zur Schule gefunden», hält ihre Lehrerin schriftlich fest. Die Noten sind ein Desaster.

Nergiz' Schwester erscheint nur noch sporadisch bei den Eltern. Sie hat häufig Geld, und Nergiz ist von dieser Perspektive fasziniert. Kurz vor ihrem dreizehnten Geburtstag nimmt ihre Schwester sie mit auf den Strich. «Die Männer wollten immer etwas von mir, aber meine Schwester hat gesagt: ‹Die macht nichts.›» Die beiden Mädchen fahren nur zusammen, in Parks oder auch in den Wagen der Freier. «Ich habe nur zugesehen, wie meine Schwester mit denen gevögelt hat. Ich habe das Geld gekriegt, aber sie hat es mir wieder abgenommen. Die standen auf junge Mädchen.»

Mit dreizehn hat Nergiz noch keine besonderen Erfahrungen mit Drogen. Sie raucht Haschisch, weil die anderen es auch tun, findet aber keinen großen Gefallen daran. Irgendwann hat sie zuviel Alkohol getrunken und bekommt nach einem Joint einen Kreislaufkollaps. Danach rührt sie kein Haschisch mehr an.

Das Jugendamt interveniert. Ihre Mutter hat zugegeben, daß sie mit ihren Töchtern nicht mehr zurechtkommt. Die beiden Mädchen werden in ein Heim in Norddeutschland eingewiesen. Die Ältere geht schon nach einem Jahr wieder nach Berlin zurück. Nergiz bleibt. Ihr gefällt es dort, «es gab da Pferde, auf denen wir reiten konnten, und eine Werkstatt».

Im Heim macht Nergiz zum ersten Mal eine Erfahrung mit einem Mann, der kein Geld für Zärtlichkeiten oder Sex bezahlt. Sie schläft mit ihm, weil er es will und weil sie meint, das müsse so sein, wenn man sich liebt. Intensive körperliche Empfindungen kennt sie nicht. Sie weiß, daß sie sehr hübsch ist und daß die Jungen ihr nachstellen, aber der Sinn der Übung ist für sie, daß jemand anderes sich um sie kümmert. «Wenn ich mich anfasse, ist das, als wenn da ein Stein ist», sagt sie. Ihr Freund will oft mit ihr ins Bett, Nergiz möchte, daß es «schön» ist. Die Vorstellungen sind nicht zu vereinbaren. Es gibt Streit, der damit endet, daß Nergiz verprügelt wird. Der junge Mann muß nach mehreren Vorkommnissen dieser Art und noch aus anderen Gründen das Heim verlassen. In der Nacht klopft er an ihr Fenster und beteuert, daß er sie liebe. Er müsse unbedingt mit ihr reden. Nergiz öffnet ihm. Er prügelt auf sie ein, bis sie blutet, und vergewaltigt sie.

Nach drei Jahren kehrt Nergiz nach Berlin zurück. Das Jugendamt vermittelt sie an eine betreute Wohngemeinschaft. Sie freundet sich mit einem Mädchen an und zeigt der ihre «alte Heimat», den Bahnhof Zoo. Sie hat jetzt eigenes Taschengeld und viel Zeit. «Das hat Spaß gemacht», sagt sie. «Wir haben geklaut, rumgegrölt und die Leute angepöbelt.» Nergiz' Schwester hängt mittlerweile an der Nadel. «Ich wußte gar nicht, was Heroin ist. Ich habe mich auch nicht getraut zu spritzen.» Ihre Schwester rät ihr, «das Zeug» nicht zu probieren.

Nergiz arbeitet für 70 Mark in der Woche in einer Bäckerei. «Die haben mich immer drangsaliert», meint sie. Nergiz rächt sich für die Schikanen, indem sie Geld aus der Kasse nimmt. Sie stiehlt ohne Gewissensbisse, geht immer häufiger in Läden und räumt ab. Weil sie kindlich aussieht, wird sie nie erwischt. Niemand traut ihr eine so große Abgebrühtheit zu. Klauen wird ihre Lieblingsbeschäftigung. Jeden Tag macht sie einen ausgedehnten «Einkaufsbummel». Die Bäckerei wirft sie hinaus, mit ihrer Betreuerin in der Wohngemeinschaft gerät sie immer häufiger in Streit.

Nergiz beginnt, ab und zu Heroin zu sniefen. Sie will unbedingt wissen, wie das ist. Die Leute, die sie kennt und die Heroin regelmäßig nehmen, findet sie «cool». Bald reicht ihr Taschengeld nicht mehr aus. Ihr Dealer, bei dem sie regelmäßig kauft, weigert sich, sie weiterhin zu beliefern. «Er hat gesagt, ich wäre zu schade für so etwas.»

Solange Nergiz in der Wohngemeinschaft wohnt, kommt ihre Schwester regelmäßig zu ihr, um sich «von der Szene» zu flüchten. Nergiz fühlt sich für sie verantwortlich und paßt auf, wenn sie sich einen «Schuß» setzt. Es drängt sie zu den Leuten, die sie durch ihre Schwester kennenlernt. Sonst hat sie niemanden. Sie möchte zu dieser Gruppe gehören, deren Gespräche und Aktionen ein Ziel haben, die ständig etwas zu tun haben – sich ihre tägliche Dosis zu besorgen – und die, trotz häufigen Streits und gegenseitiger «Abzieherei», «irgendwie» zusammenhalten.

Kurz nach ihrem sechzehnten Geburtstag ist es soweit. Nergiz erinnert sich, daß sie stundenlang auf ihrem Bett gelegen und nur gegrübelt hat. Sie weiß nicht, was sie mit ihrer Zeit anfangen soll. «Ich habe einen Rappel gekriegt», sagt sie, «ich wollte mir unbedingt einen Druck machen.» Sie sucht ihre Schwester, von der sie weiß, daß die sich auskennt. Die weigert sich zunächst, aber Nergiz bleibt hartnäckig. Sie will unbedingt «drauf sein». Nach mehreren Anläufen fängt Nergiz an, Heroin zu spritzen. Jetzt gehört sie dazu. Sie geht zusammen mit ihrer Schwester anschaffen. Auch die Wohngemeinschaft wirft sie hinaus. Nergiz verschenkt ihre wenigen Habseligkeiten und zieht, ausgestattet nur mit einer Handtasche, wieder zu ihren Eltern.

Das geht nicht lange gut. Ihr Vater droht ihr Prügel an, es gibt ununterbrochen Streit. Nergiz kommt häufig erst am frühen Morgen nach Hause, während ihr Vater schläft, und verläßt die Wohnung, bevor er von der Arbeit zurückkommt. Sie fängt an, «Pillen» zu schlucken. Die werden «auf der Szene» verkauft, zu drei Mark pro Stück. Selbst andere Junkies sagen von Nergiz, sie habe sich «fürchterlich vollgeknallt». Oft schläft sie bei Freiern ein, wenn sie einen «Hausbesuch» gemacht hat – was in der Regel mehr Geld gibt –, und weiß danach nicht mehr, was geschehen ist. Oder sie übernachtet in Parks oder in Hauseingängen. Mehrere Male wird sie beraubt.

Ihre Medikamenten-Abhängigkeit verschlimmert sich, sie steigert die Dosis bis auf zwanzig Tabletten am Tag. Sie weiß, welche Nebenwirkungen sie zu erwarten hat. Das ist ihr völlig egal. Es geht ihr nur darum, möglichst «zu» zu sein. «Die anderen haben gestaunt, wieviel ich vertragen konnte», erinnert sich Nergiz. Nach jedem «Schuß» sinkt sie in sich zusammen und bleibt gerade da liegen, wo sie «gedrückt» hat. Wenn niemand Lust hat, sie für einen «Druck» zu begleiten, geht sie allein auf eine öffentliche Toilette, meistens am Bahnhof Zoo. Oder bei McDonald's, bis dort ein Mann eingestellt wird, der darüber wacht, daß suspekt aussehende Personen erst gar nicht die Toilette betreten – oder sie, wenn sie nicht in kurzer Zeit zurückkommen, hinauszerrt. Nergiz möchte nicht allein spritzen, weil dann eher die Gefahr besteht, daß sie nicht mehr aufwacht. Ein älterer, scheinbar harmloser Mann, den sie mehrere Male auf der Kurfürstenstraße gesehen hat, bietet sich an, auf sie aufzupassen. Auf einer Toilette versucht er sie zu vergewaltigen. Sie kann sich mit letzter Kraft befreien, verliert aber einen ihrer Schuhe und ihre Handtasche.

Nergiz hat einen Stammfreier, dem sie vertraut, weil er regelmäßig einmal pro Woche kommt. «Der stand auf Sadomaso.» Für viel Geld läßt sie sich fesseln. Der Freier zahlt dafür den doppelten Preis. Das geht so mehrere Monate, bis der Mann sie im Auto anal vergewaltigt. Nergiz humpelt blutend auf die Kurfürstenstraße zurück, aber da ist niemand, der ihr helfen könnte. Sie bleibt mehrere Stunden allein auf einer Parkbank liegen, bis der «Turkey» so heftig wird, daß sie sich – schon bei Sonnenaufgang – wieder an die Straße stellt.

Nach mehreren Monaten findet Nergiz eine Freundin, Kathi, eine zwanzigjährige Frau mit Punk-Frisur, die ebenfalls heroinabhängig ist und anschaffen geht. Kathi hat ein Mundwerk, das selbst hartgesottene Dealer einschüchtert, und redet ohne Punkt und Komma. «Das war eine geile Zeit, ich und Nergiz zusammen auf dem Strich, und wir haben die Typen abgezogen wie nix und uns eine Ropi (*Rohypnol*) nach der anderen reingeknallt», sagt Kathi. Nergiz hat die Freundschaft zu Kathi anders in Erinnerung: Die Beziehung der beiden Frauen wurde schnell einseitig. Nergiz klammert sich an Kathi wie an den rettenden Strohhalm. Sie gibt ihr Geld, nur damit Kathi nicht ohne sie nach Hause fährt. Nach kurzer Zeit schafft Nergiz für beide an, während ihre Freundin in einem Café wartet und «abcheckt», wer wann Heroin anzubieten hat. Die Freundschaft endet in einem heftigen Streit, weil Kathi sich weigert, überhaupt irgend etwas für den gemeinsamen Drogenkonsum zu tun. Nergiz sitzt einen Abend heulend in einem Hauseingang. Dann ist sie wieder für mehrere Monate allein und übernachtet mal hier, mal dort.

Nachdem Nergiz fünf Tage wegen ihres Anfalls im Krankenhaus gelegen hat, ruft sie mich an. «Ich werde wieder ballern», sagt sie, «ich halte das hier nicht aus. Bitte paß auf mich auf.» Ich fühle mich überrumpelt. Kann ich diesen Wunsch ablehnen? Ein Rückfall ist immer lebensgefährlich, und Nergiz hat sonst niemanden, dem sie vertraut. Ich sage zu und treffe mich mit ihr. Sie wartet auf dem Bürgersteig vor dem Krankenhaus, eine kleine Tasche neben sich, und sieht mich hoffnungsvoll an, sagt aber nichts. «Und jetzt?» frage ich sie. «Alleine schaffe ich das nie», meint sie beiläufig und vermeidet es, mich anzusehen. «Was schaffst du nicht?» Nergiz steckt sich eine Zigarette an und spielt eine Weile «schweigsame junge Dame». Dann fragt sie schüchtern, ob sie bei mir wohnen könne, bis sie etwas anderes gefunden habe. Ich antworte, daß ich ihre Frage geahnt hätte, und schlage ihr eine Vereinbarung vor: Falls sie ernsthaft plante, vom Heroin loszukommen, dürfe sie bei mir übernachten und bekäme einen Wohnungsschlüssel. Sie dürfe aber niemandem etwas davon erzählen. Außerdem kündige ich ihr an, daß ich ihr niemals Geld für irgendwelche Drogen geben würde. Ich schildere ihr auch ausführlich meine Reaktion, falls Geld oder Gegenstände aus meiner Wohnung verschwinden sollten. Sie willigt ein.

Nergiz' Tagesablauf dreht sich um 150 Mark. Soviel kostet ein Gramm Heroin. 150 Mark: Das sind viermal Mundverkehr, «französisch», oder zwei Freier, die mit ihr in eines der Stundenhotels gehen. Nergiz kann mit Männern nicht viel anfangen. Sie ist aber im Vergleich zu den anderen heroinabhängigen Frauen «privilegiert», weil sie ihren auffälligen schwarzen Haarschopf und ihre Kleidung pflegt. Viele Freier halten an und machen ihr Komplimente, daß sie hübsch aussehe. Obwohl sie sich vor den meisten «Kunden» ekelt, bleibt Nergiz freundlich. Die Freier verleitet das zu der Annahme, das sei persönlich gemeint. Die Auswahl ist groß, und alle Frauen müssen zu ihrem Geld kommen, ob sie nun «auf Turkey» sind oder nicht. Die Standardfrage: «Machst du es auch ohne Pariser?» Jeder vierte Mann will Analverkehr, was Nergiz konsequent ablehnt.

Natürlich wissen die Männer, die stundenlang im Karree fahren und das «Angebot» mustern, daß die Prostituierten, die in der Kurfürstenstraße stehen, fast alle an der Nadel hängen und daß viele von ihnen HIV-positiv sind. Mit dem gesunden Menschenverstand ist ihr Verhalten denn auch nicht zu erklären. Die meisten Frauen sind vernünftiger und weigern sich, Verkehr ohne Präservative zuzulassen. Frauen, die im Verdacht stehen, es «ohne» zu machen, müssen sich von den anderen höhnische Worte oder Handgreiflichkeiten gefallen lassen.

Wenn die Frauen unter sich sind, sprechen sie eine deutliche Sprache. «Arschlöcher» ist noch der harmloseste Begriff für die «Kunden». Die jedoch scheinen in der Regel keine Ahnung zu haben, was die Frauen von ihnen halten. Sie wundern sich nur und schimpfen auf die «Nutten», die ihnen ab und zu ein Schnippchen schlagen. Es kann vorkommen, daß ein Freier, der eine heroinabhängige Frau zu einem Hausbesuch eingeladen hat, ihr nur den halben Preis oder nicht die Rückfahrt mit der Taxe bezahlen will. «Ich bin doch nett», sagen manche, «dir hat es doch auch Spaß gemacht», oder: «Ich bin doch nicht wie die anderen Freier.» Vielleicht achtet er für kurze Zeit nicht auf sein Weinglas. Für solche Fälle eignen sich *Rohypnol* oder *Medinox*. Wenn der Herr aus seinem Schlaf erwacht, könnte es sein, daß er sein Geld oder andere Dinge vermißt. Für die Frau heißt das, einige Zeit nicht mehr anschaffen zu gehen. Doch das kommt nur selten vor, denn die heroinabhängigen Frauen sind dem Zugriff der Männer täglich ausgeliefert. Wird ein Freier «abgezogen», so kann er jederzeit wieder auftauchen und sich rächen wollen.

Der Kleinkrieg zwischen Prostituierten und Freiern geht fast immer zuungunsten der Frauen aus. Sie werden von allen Seiten bedrängt: immer auf der Hut vor der Polizei, die regelmäßig Razzien veranstaltet und für die gebrauchte Spritzen in der Handtasche ein Beweismittel sein können, immer auf der Hut vor einigen Dealern, die die hübschesten zwingen wollen, nur bei ihnen zu kaufen, oder den Stoff nur gegen sexuelle Gegenleistung abgeben, immer auf der Hut vor Freiern, die Frauen verprügeln, wenn sie nicht freundlich sind, oder, wenn sie «keinen hochkriegen», ihr Geld zurückverlangen.

Kleine Freuden bieten den Frauen den Anlaß, sich für kurze Zeit nicht ganz ohnmächtig zu fühlen. Da taucht zum Beispiel ein alkoholisierter Mann auf, der ziemlich niedergeschlagen zu sein scheint. Er hat einen Zettel in der Hand. Darauf steht in krakeliger Schrift: «Gutschein für einmal Verkehr mit meiner Freundin Vera.» 100 Mark hat er für diesen Gutschein bezahlt. Jetzt sucht er Vera. Eine Vera existiert aber auf dem Straßenstrich nicht. Oder sie gibt sich nicht zu erkennen.

Nergiz kennt jeden und jede in der Kurfürstenstraße. Das gehört zur Überlebenstechnik. Wer fremd ist oder vom Habitus nicht in die Drogenszene gehört, wird mißtrauisch beäugt. Am wenigsten gefährlich sind die Zivilpolizisten. Die laufen entweder so auffällig unauffällig herum, daß sie aus weiter Entfernung schon zu identifizieren sind, oder sie gehören zum Inventar wie «Don Johnson» und «Schweinebacke», die so aussehen wie ihre Spitznamen.

Wenn Nergiz ihr Geld nach vier oder fünf Stunden, manchmal aber auch erst nach noch längerer Zeit zusammen hat, muß sie Heroin kaufen. Die Dealer, die sich «auf der Szene» blicken lassen, sind fast alle Türken, Kurden oder Araber. Das hat sich so ergeben, weil das Heroin, das in Berlin verkauft wird, vorwiegend aus dem Nahen und Mittleren Osten stammt. Ganz groß im Geschäft sind, das sagt die Rauschgift-Kripo, die mittelständisch organisierten Clans der rechtsradikalen türkischen «Heilspartei» und kurdische Gruppen.

Ein Dealer beliefert nur Kunden, die er persönlich kennt oder die ihm empfohlen worden sind. Meistens läßt er eine «Vermittlerin» für sich arbeiten, eine Frau, die selbst abhängig ist und viele potentielle Käufer kennt. Die Vermittlerin hört sich um, wer kaufen will, informiert den Dealer über die Menge und macht mit den Käufern einen Treffpunkt aus. Sie beobachtet, ob sich dort unbekannte Personen aufhalten, und gibt dem Dealer ein Zeichen, falls irgend etwas verdächtig ist. Die Junkies warten, der Dealer fährt mit dem Wagen inklusive «Leibwache» vor, der oder die Kunden steigen ein. Das Geschäft wird während der Fahrt abgewickelt. Noch sicherer ist die Variante, bei der der Dealer gar nicht als Verkäufer in Erscheinung tritt. Die Vermittlerin bekommt von ihm, nach einem Verkaufsgespräch mit dem Kunden, die benötigte Menge ausgehändigt, trägt somit das Risiko und ist aus eigenem Interesse daran interessiert, die Droge nur Junkies zu verkaufen – und keinen Fremden, die auch Zivilfahnder sein könnten. Nach einem erfolgreichen Verkauf bekommt sie ihre Provision, häufig in Gestalt von «Naturalien». Die Dealer verschenken gern Kokain oder behaupten, Heroin sei gerade nicht da. Kokain bewirkt zwar keine körperlichen Entzugserscheinungen, die psychische Abhängigkeit ist aber häufig stärker als die des Heroins. Außerdem ist es erheblich teurer.

Mehrere Male begleite ich Nergiz beim Kauf von Heroin. Sie hat eine «Privat-Connection», eine Frau mittleren Alters, die selbst «clean» ist, aber mit einem heroinabhängigen Mann zusammenwohnt. Wenn Nergiz genug Geld hat, je nach aktuellem Preis zwischen 120 und 160 Mark, ruft sie an, läßt einmal klingeln, legt wieder auf und wählt erneut. Sie fragt nur: «Kann ich jetzt kommen?», ohne ihren Namen zu nennen. Ohnehin haben sich fast alle Frauen aus Vorsicht andere Namen zugelegt, unter denen sie bekannt sind. Wie Nergiz in Wahrheit heißt, wissen nur sehr wenige. Sie wartet in der Wohnung der Dealerin, während die, begleitet von einem großen Hund, das Haus verläßt, um das «Dope» aus dem «Bunker», einem nahegelegenen Versteck, zu holen. Da ihre Wohnung schon mehrere Male durchsucht worden ist, will sie den illegalen Stoff dort nicht lagern.

Nach einigen Wochen in meiner Wohnung sagt Nergiz, daß sie jetzt probieren wolle, «clean» zu werden. Es ist ihr erster Versuch, seitdem sie «drauf» ist. Ich begleite sie zu einem Arzt. Der macht den Vorschlag, sie solle sich vor dem eigentlichen Heroin-Entzug drei Wochen lang mit Codein, einem schwach wirkenden Opiat, substituieren, um den Körper zunächst von den Medikamenten zu entgiften. Nergiz ist zu allem bereit.

Bei mir will sie sich deshalb aufhalten, um nicht in Versuchung zu geraten, wieder Pillen oder Heroin zu nehmen.

Zu Anfang der dritten Woche komme ich spätabends nach Hause und sehe, daß Nergiz schweißüberströmt im Bett liegt. Ihre Pupillen sind extrem geweitet. «Ich will nicht mehr warten», sagt sie, «ich habe die Remmis [*Remedacen*, codeinhaltige Tabletten] heute morgen schon abgesetzt.» Ich spare nicht mit Lob, was sie sichtlich genießt. Leider muß ich am nächsten Morgen für zwei Tage wegen einer Reportage nach Norddeutschland. Als ich zurückkehre, ist Nergiz verschwunden. Neben dem Bett liegen noch ein paar unbenutzte Spritzen.

Den nächsten Anlauf nimmt sie zwei Wochen später. Ihr Pillen-Konsum hat sich in Grenzen gehalten. Auf Anraten des Arztes soll sie vorsorglich nur krampflösende Medikamente schlucken. «Wenn man schon einmal epileptische Anfälle nach Schlafmittel-Mißbrauch bekommen hat», sagt der Doktor, «ist die Wahrscheinlichkeit groß, daß Krämpfe auch während des Entzugs auftreten.»

Wider Erwarten übersteht Nergiz die ersten Tage gut. Ich bleibe in der Nähe. Wenn sie aufwacht, will sie meine Hand halten. Im Schlaf wälzt sie sich unruhig hin und her. Sie zuckt häufig und unwillkürlich, als entlüde sich ein Gewitter im Körper. Nach vier Tagen setzt schmerzhafter Durchfall ein. Nergiz ist zu schwach, um aufzustehen, und ich wechsele alle paar Stunden die Windeln, die ich vorsorglich bereitgelegt hatte.

Nach einer Woche spürt Nergiz wieder Hunger und wagt sogar den ersten Spaziergang. «Ich hätte nicht gedacht», sagt sie immer wieder, «daß ich das überhaupt schaffe.» Sie redet nicht viel, bleibt die meiste Zeit im Bett und liest oder sieht fern. Sie weigert sich standhaft, irgend etwas anderes zu tun. «Kein Bock» ist die Antwort auf alle wohlgemeinten Vorschläge. Ihre Mutter ruft an und erkundigt sich, wie es ihr gehe. Nergiz erzählt stolz, daß sie jetzt «clean» sei und kündigt an, sie werde «nach Hause» kommen.

Das geht jedoch nur zwei Tage gut. Sie versucht, ihrem Vater aus dem Weg zu gehen, trifft aber ihre Schwester wieder, die dort sporadisch übernachtet und immer noch an der Nadel hängt. Die beiden jungen Frauen ziehen zusammen los. Nergiz will nur «aufpassen» und einige Leute sehen, um denen von ihrem Erfolg zu erzählen. Schon am ersten Abend wird sie wieder rückfällig. Ich treffe Nergiz nach einigen Tagen am Straßenstrich wieder. Es ist alles wie zuvor. Sie taumelt, hat halb geschlossene Augenlider, stammelt ein paar unzusammenhängende

Worte und will davonlaufen, offenbar, weil sie sich schämt. Ich rede ihr gut zu und sage, daß sie es so bald wie möglich noch einmal versuchen solle.

Mitte November, zwei Uhr nachts. Das Telefon klingelt. Schlaftrunken nehme ich ab. Ich höre nur ein Schluchzen. Nergiz stammelt irgend etwas, ich verstehe nicht, worum es geht. «Wo bist du?» frage ich. «In einer Telefonzelle in der Pohlstraße. Kannst du kommen?» Hastig ziehe ich mich an und fahre los. Nergiz wartet am Straßenrand. Sie zittert am ganzen Körper. An ihrer Stirn ist eine blutige Schramme. Ich verzichte zunächst auf Fragen, fahre sie zu mir und versuche, beruhigend auf sie einzuwirken. Sie ist bei einem Mann eingestiegen, der «französisch» wollte. In einer unbelebten Seitenstraße hat er angehalten. Zwei weitere Männer, die offenbar dort warteten, stiegen zu. Nergiz wird dreimal vergewaltigt und anschließend aus dem Wagen gestoßen.

Ich bleibe die ganze Nacht wach. Nergiz hat so viele Tabletten geschluckt, daß mir angst und bange wird. Ich kontrolliere alle paar Minuten ihren Puls und ihre Atmung. Am nächsten Mittag fahre ich mit ihr zu «Wildwasser», einer Gruppe von fachkundigen Frauen, die bei sexuellem Mißbrauch beraten können. Nergiz weiß nicht, was sie da soll. Ich versuche ihr zu erklären, daß es vielleicht gut wäre, mit einer Frau zu reden, die sich in solchen Fällen auskennt. Nach einer halben Stunde kommt sie zum Wagen zurück. Sie hat einen Termin, aber eine Woche später. «Die wollten mich erst gar nicht anhören», sagt Nergiz etwas ratlos, «als ich sagte, daß ich heroinabhängig bin.» Den Termin nimmt sie nicht wahr.

Eine Woche später versucht sie einen neuen Anlauf. Dieses Mal will sie Naltrexon probieren. Sie hat Christine über deren Erfahrungen befragt. Ich begleite Nergiz zum Arzt. Der empfiehlt die «harte Tour»: Entzug mit Apomorphin. «Trauen sie sich das zu?», fragt er. Nergiz läßt sich die Prozedur erklären und willigt ein. Der Doktor holt eine Spritze mit langer Nadel und erklärt mir, daß ich jetzt üben müsse. Ich bin etwas nervös, aber zu meinem Erstaunen spürt Nergiz nichts, als ich ihr im Behandlungszimmer die Nadel unter die Bauchdecke setze. Ich notiere mir, welche Medikamente ich wann geben muß. «Kommen Sie nach dem Entzug gleich wieder», schärft er uns ein.

Um acht Uhr abends geht es los. Ein starkes Beruhigungsmittel, wenig später Tropfen gegen Erbrechen, eine halbe Stunde danach das Entgiftungsmittel. Im Fünf-Stunden-Rhythmus zehnmal. Es gibt keine Probleme. Nergiz schläft fast ununterbrochen. Ich stelle mir diverse

Wecker, um den richtigen Zeitpunkt nicht zu verpassen. Nach fünfzig Stunden verabreiche ich die ersten *Nemexin*-Tabletten. Nergiz klagt über starke Magenschmerzen und fühlt sich hundeelend. Leider ist es Sonntag. Ich kann den Arzt nicht anrufen, um zu fragen, was gegen die Schmerzen zu tun sei.

Am Nachmittag zieht sich Nergiz an. Sie schluchzt und taumelt von einer Zimmerecke in die andere. «Ich halte das nicht aus», klagt sie in jämmerlichem Ton. Ich kann sie nicht daran hindern, wieder «auf die Szene» zu gehen. «Du mußt selbst wissen», sage ich, «was du jetzt machen willst.»

Nach einigen Stunden kommt sie zurück. «Ich habe was auf Kombi gekriegt», erklärt sie. «Auf Kombi» heißt: Jemand hat ihr Heroin geborgt. Sie kocht sich den Stoff auf und macht sich «einen Druck». Sie sitzt einige Minuten mit geschlossenen Augen, bis ich frage, was jetzt los sei. «Ich spüre nichts», sagt sie enttäuscht. Ich kann meine Schadenfreude nicht verbergen. «Dann hat der Arzt recht gehabt», antworte ich gut gelaunt, «das Mittel wirkt genauso wie bei Christine.» Nergiz bleibt stumm. Sie läuft auf und ab, legt sich hin, steht wieder auf, raucht eine Zigarette nach der anderen. Ich schlage diverse Dinge vor, die wir tun könnten, sie hat zu nichts Lust. Sie will auch keine *Nemexin* mehr nehmen. Alle meine Überredungskünste nutzen nichts. Nur mir zu Gefallen schluckt sie noch eine Tablette.

Sechs Stunden später, mitten in der Nacht, steht sie auf, kleidet sich an und verkündet mir, daß ihr alles «scheißegal» wäre. «Ich fange wieder an.» Sie spritzt erneut und erklärt mit schwerer Zunge, daß sie eine Wirkung spüre. Kurz darauf verläßt sie die Wohnung und läßt sich zwei Wochen lang nicht mehr blicken.

Der Arzt sagt, er habe damit gerechnet. Ich bin enttäuscht und frage ihn, warum Nergiz denn von dem Heroin etwas spüren könne, wenn sie kurz vorher noch *Nemexin* genommen habe? «Placebo», sagt der Doktor kurz. Die psychische Potenz der Droge sei so stark, daß einige seiner Patienten zwar regelmäßig *Nemexin* einnähmen, aber dennoch weiter Heroin konsumierten. «Irgendwann merken sie, daß sie sich die Wirkung nur einbilden. Erst dann hören sie wirklich auf.» Zwei seiner Patienten, ein Paar, seien seit zwei Monaten «clean». Der Mann sei schon nach zwei Wochen rückfällig geworden, seine Freundin habe ihm aber jeden Morgen heimlich eine Tablette *Nemexin* untergejubelt, «wahrscheinlich in den Kaffee». Als sie ihm das eröffnete, habe der Patient das

Heroin schließlich abgesetzt und zu seiner Überraschung keinen «Turkey» geschoben.

Der Arzt gibt zu, daß Naltrexon «nicht ungefährlich» sei, wenn der Patient ohne Betreuung dastünde. Wer unbedingt rückfällig werden wolle und nicht genau über den Opiat-Antagonisten aufgeklärt worden sei, schwebe in Gefahr, sich eine Überdosis zu setzen. «Die Menge Heroin, die man nehmen muß, um den Antagonisten von den Rezeptoren zu verdrängen, kann tödlich sein.» Ihm sei aber noch kein derartiger Fall bekannt geworden.

Anfang Dezember klingelt Nergiz an meiner Tür. Sie hat alle Spritzen weggeworfen und will wieder einen Entzug versuchen, ohne Hilfsmittel. Sie übersteht die ersten fünf Tage gut. Dann ist sie plötzlich verschwunden. Auf einem Zettel lese ich, daß sie es nicht mehr ausgehalten habe. «Es ist sowieso alles zwecklos.»

Ich suche sie und finde sie wieder auf dem Straßenstrich. Es ist bitter kalt. Ich weiß nicht, was ich noch tun könnte und mache ihr einen Vorschlag. Da ich ohnehin im Januar nach Gomera fliegen wolle, solle sie sich überlegen, ob sie nicht soviel Geld sparen könne, um mitzukommen. Vielleicht schaffe sie es, «clean» zu bleiben, wenn sie erst einmal drei oder vier Wochen in der Sonne ausgehalten habe. Außerdem gebe es dort garantiert keine harten Drogen. Zu meinem Erstaunen ist sie von dem Vorschlag begeistert. Wir verabreden, daß sie jeden Tag soviel Geld wie möglich sparen und es bei mir hinterlegen solle. Das Geld für die Flugkarte hat sie in drei Wochen zusammen. Ich kaufe die Tickets und buche zwei Plätze für Anfang Januar.

Zwei Wochen vor dem Abflug ruft Nergiz mich an und eröffnet mir, daß sie es sich anders überlegt habe. Sie wolle mit ihrer Schwester nach Marokko reisen und dort entziehen. Sie habe einen Marokkaner kennengelernt, der sehr «nett» sei. Sie könnten bei seiner Familie wohnen. Und was sei mit der Flugkarte? frage ich. «Die kannst du verbrennen», antwortet sie. Wir werfen uns einige Unfreundlichkeiten an den Kopf, aber Nergiz bleibt hart. Ich schicke das Ticket per Post zu ihren Eltern.

Ich sehe sie einige Male an ihrem gewohnten Platz stehen. Ihr Pillenkonsum hat sich gesteigert, zehn am Tag ist das mindeste. Manchmal lallt sie nur oder schläft nach wenigen Minuten auf dem Autositz ein. «Wenn du die *Medinox* schluckst, wird der Entzug ein Horrortrip», warne ich sie. «Woher willst du wissen, ob ich Entzug mache?» entgegnet sie. Ich gebe auf und werfe sie aus dem Wagen. Unterhaltungen dieser Art gibt es mehrere. Von anderen Junkies erfahre ich, daß der «Marokkaner» nicht mehr aufgetaucht sei. Zwischen Weihnachten und Anfang Januar bleibe ich der «Szene» fern. Ich habe jede Hoffnung aufgegeben.

Am Tage des Abflugs steht Nergiz morgens um fünf Uhr früh mit einem gepackten Rucksack am Flughafen. Eine ihrer Schwestern begleitet sie. Nergiz hat sich überall «auf der Szene», bei ihren Geschwistern und bei Leuten, die sie flüchtig kennt, ein paar Mark geliehen. Sie freut sich diebisch über mein erstauntes Gesicht, besteht aber darauf, sich auf der Damentoilette in der Nähe des Abfertigungsschalters den letzten «Druck» zu machen, unter Aufsicht ihrer Schwester. Ich werde nervös, weil die Schlange der Fluggäste schrumpft. Endlich kommt Nergiz. Sie schwankt wie ein Volltrunkener, hat glasige Augen, ist aber so fröhlich wie ein kleines Kind zu Weihnachten.

Am Reiseziel angelangt, sind wir gezwungen, ein billiges Hotel zu suchen, weil ich nur Geld für eine Person mitgenommen habe. Nergiz findet alles «geil», ist von den Palmen und der Sonne begeistert und will den Entzug so schnell wie möglich hinter sich bringen. Die Hotelangestellten freunden sich mit der sympathischen «mujer» an, wissen aber offenbar nicht, ob sie es mit der Tochter oder mit der Freundin des Begleiters zu tun haben. Als Nergiz auch am dritten Tag im Bett bleibt, wollen sie einen Arzt holen, wovon ich sie nur mit Mühe zurückhalten kann.

In der Nacht kommt es zu einer Krise. Nergiz schreit im Schlaf, schlägt um sich und ruft, daß es alle Hotelgäste hören müssen: «Verbrennt die Hexe!» und «Der Teufel! Der Teufel!» Am Morgen ist sie völlig erschöpft und schweißgebadet. «Ich habe fürchterliche Alpträume gehabt», flüstert sie mit ängstlichem Blick. Die Halluzinationen wiederholen sich ein paar Stunden später. Nergiz sitzt mit schreckgeweiteten Augen aufrecht im Bett, zittert am ganzen Körper und stöhnt so laut, als würde sie gefoltert. Sie erkennt mich nicht mehr. Ihr Puls rast, sie kann ihr Wasser nicht halten und leidet an heftigem Durchfall. Ich flöße ihr Beruhigungstee ein und stopfe eine Unmenge Zeitungspapier unter ihren Schlafsack, um das Schlimmste zu verhindern. Während ich mich um sie kümmere, muß ich auch noch die besorgten Hotelgäste abwimmeln, die sich draußen versammelt haben. Der Manager kommt und kündigt mit strengem Blick an, er werde jetzt nach einem Arzt rufen, ob ich das wolle oder nicht. Ich bitte ihn zu einem Gespräch unter vier Augen, suche mein bestes Spanisch zusammen, kläre ihn auf, um was es sich handelt, und versichere, daß alles bald vorbei sei. Er läßt sich überzeugen, besteht aber darauf, spätestens in zwei Tagen medizinischen Rat zu suchen.

Nach einer guten Woche ist Nergiz «clean». Wir verlassen das Hotel und quartieren uns in einer malerischen Pension direkt am Meer ein. Nergiz ist schweigsam wie ein Indianer. Sie sitzt den ganzen Tag in der Sonne, liest oder döst vor sich hin. Die fast schwarzen Ringe unter ihren Augen verblassen allmählich. Sie weigert sich aber, auch nur einen überflüssigen Schritt zu gehen, und sagt, ich könne sie ruhig allein lassen und tun, was mir paßt. Sie fühle sich wohl. Nach zwei Wochen aber ist sie bereit, mehrere Kilometer mit gepacktem Rucksack über die Berge zu einer verlassenen Bucht mit eigenem Strand zu marschieren. Dort angelangt, meint sie, das habe ihr gutgetan. Sie hätte nicht geglaubt, das schaffen zu können.

In der letzten Woche frage ich vorsichtig, was sie nach ihrer Rückkehr zu tun gedenke. Sie will über dieses Thema nicht reden, sie beginne sich nur zu langweilen. Ihr Appetit ist wieder normal, und sie unterscheidet sich äußerlich nicht von anderen Urlauberinnen, nur daß sie mit niemandem redet außer mit mir. Während des Rückflugs haben wir einen atemberaubenden Blick auf die schneebedeckten Pyrenäen, die in das abendliche Sonnenlicht getaucht sind. Nergiz ist desinteressiert. Sie hat die Hände in den Schoß gelegt und blickt stumm vor sich hin. «Ich fahre sofort zu meinen Eltern», sagt sie nur.

In Berlin regnet es in Strömen, es ist schneidend kalt. Wir verabschieden uns wortlos und warten auf gegenüberliegenden Bahnsteigen getrennt auf die Untergrundbahn. Meine kommt zuerst, ich steige ein und sehe Nergiz, den Rucksack auf dem Rücken, wie sie mir zuwinkt.

Nach einer Woche ruft sie mich an. Ich frage, wie es ihr ergangen sei. Sie zögert und antwortet dann, sie habe ihren Rucksack in ein Schließfach geschlossen, sei zur Kurfürstenstraße gefahren und sofort rückfällig geworden. Ich bin sprachlos. Nergiz spürt meine Enttäuschung, obwohl ich mich jeglichen Kommentars enthalte, und sagt nur, sie sei «ein hoffnungsloser Fall». Sie würde es nie schaffen, vom Heroin loszukommen. Während dieser Worte beginnt sie zu schluchzen und hängt ein.

Mehrere Wochen bleibt Nergiz verschwunden. Niemand hat sie gesehen. Sie ist wie vom Erdboden verschluckt. Ich höre mich auf der Szene um, setze einige Junkies unter Druck, um herauszufinden, was passiert ist. Nichts geschieht. Auch die mir bekannten Dealer, denen ich auf die Zehen trete, haben nichts gehört. Über Nergiz' Schwester lasse ich bei der Mutter nachfragen. Auch die weiß nicht, wo sich ihre Tochter aufhält. Doch dann habe ich Erfolg. Ein Mädchen, das kaum fünfzehn und ebenfalls heroinabhängig ist, sagt mir, Nergiz würde mit ihr zusammen bei einem Pornohändler arbeiten. Sie will mir aber nicht dessen Adresse verraten. Ich werde grob und schildere der jungen Dame in lebhaften Farben, was ihr passieren wird, wenn sie nicht mit der Information herausrückt. Sie verspricht, Nergiz eine Botschaft von mir zu überbringen. Ich kündige an, daß ich innerhalb der nächsten Tage eine Antwort erwarte, anderenfalls dürfe sie sich auf der Szene nicht mehr blicken lassen.

Nergiz ruft mich an. Sie sagt, daß es ihr «gut» gehe und daß sie genug Geld verdiene. Sie drehe Filme, und der Pornohändler sei «nett» zu ihr. Sie habe sogar seinen Wohnungsschlüssel und dürfe machen, was sie wolle. Sie könne aber nicht lange telefonieren, weil der Herr jeden Augenblick zurückkommen könne. Er habe ihr strikt verboten, über seine Tätigkeit und die Wohnung irgend etwas zu verraten. Ich setze alles auf eine Karte und bluffe: Ich wisse, wo die Wohnung sei, sage ich Nergiz zu deren Erstaunen. Ich müsse sie unbedingt treffen, um mehr zu erfahren. Ich würde sie nicht in Gefahr bringen. Nergiz geht auf meinen Vorschlag ein, und am nächsten Abend treffen wir uns.

Nergiz ist beim Anschaffen von einem Mann, Gerd P., angesprochen worden. Er bietet ihr an, bei ihm zu «arbeiten». Der Herr handelt seit fünfzehn Jahren in großem Stil mit illegal hergestellten Pornofilmen. In seiner Wohnung, die er unter falschem Namen angemietet hat, hat er eindeutige Videos mit Minderjährigen gedreht, denen er Strumpfmasken überstülpte, damit sie nicht zu erkennen sind. Sein Vorstrafenregister ist lang, wie ich später recherchiere: Diebstahl, Fahrerflucht, Betrug, Urkundenfälschung, Hochstapelei, Drogen, Beleidigung. Vor kurzem ist er zu einer mehrmonatigen Haftstrafe ohne Bewährung verurteilt worden, aber nur wegen illegaler Verbreitung von Pornografie. Die Zeuginnen für seine Filmproduktion waren nicht mehr ausfindig zu machen. Offenbar hat er noch keinen Termin bekommen, wann er die Strafe abzusitzen hat. Nergiz erzählt, daß Gerd P. Anstalten mache, sich abzusetzen. Mehrere Frauen, die alle heroinabhängig seien, würden beinahe rund um die Uhr Filme und Sex-Magazine an Kunden verschicken. Er wolle noch einmal das große Geld machen. Die Materialien lagert er in diversen Garagen, die über die ganze Stadt verstreut liegen und von denen nur Nergiz etwas weiß, weil sie häufig mit ihm dort hingefahren ist.

Nergiz ist auf Gerd P.s Angebot eingegangen, weil ihr diese «Arbeit» sicherer erschien, als auf den Strich zu gehen. Mehrere Male hat er ihr jedoch kein Geld gegeben, obwohl sie schon «auf Turkey» war, sondern verlangt, sie solle mit ihm ins Bett gehen. Nergiz kümmert sich auch um das knapp fünfzehnjährige Mädchen, durch das ich sie gefunden habe. Das Mädchen wird von Gerd P. sexuell belästigt, sobald er mit ihr allein in der Wohnung ist. Nergiz bleibt, so lange es geht, mit ihr zusammen. Sie erzählt mir, einmal sei sie so verzweifelt gewesen, daß sie über dreißig Schlaftabletten geschluckt habe. Ihr sei alles egal gewesen. Sie habe fast einen ganzen Tag auf dem Boden gelegen, ohne daß sich Gerd P. um sie gekümmert hätte. Seitdem ist ihr rechter Arm gelähmt, offenbar weil ein Nerv beschädigt wurde. Sie kann nur noch die Hand, nicht aber das Ellbogengelenk bewegen.

Wir diskutieren, was zu tun sei. Nergiz bittet mich, nichts zu unternehmen, solange sie dort verkehre. Sie habe sich die «Arbeit» anders vorgestellt, Gerd P. sei zwar weiterhin freundlich zu ihr, aber «ein Schwein». Ob ich wolle, daß sie wieder auf der Straße anschaffen ginge? Ich kann keine Antwort geben.

Nergiz will nicht noch einmal die Tortur des «kalten» Entzugs durchmachen. Aber welche andere Möglichkeit gibt es? Sie hat keine Chance, an einer Therapie mit dem Medikament Polamidon teilzunehmen. Die strengen bundeseinheitlichen Richtlinien besagen, daß sie dafür zu jung sei. Auch die anderen Voraussetzungen erfüllt sie nicht: Sie ist nicht HIV-positiv, sie hat ihren Barbiturat-Konsum nicht im Griff und kennt auch keinen Arzt, der sie beraten könnte.

Ich verspreche ihr, mich trotzdem umzuhören. Ich kündige ihr an, daß ich mich über den Pornohändler erkundigen würde, und verabrede mich mit Nergiz für eine Woche später.

Bei unserem zweiten Treffen warne ich sie. Gerd P. würde bald seine Strafe antreten müssen, dann könne sie ohnehin dort kein Geld mehr verdienen. Sie müsse auch damit rechnen, daß die Polizei den Laden hochnehme und sie dann, falls sie dort angetroffen werde, ebenfalls mit einem Verfahren zu rechnen habe, zumindest wegen Verstoßes gegen das Betäubungsmittelgesetz. Nergiz ist einsichtig. Sie gibt mir die Erlaubnis, den Pornohändler anzuzeigen, falls ich sie aus dem Spiel lasse. Ich solle aber noch eine Weile warten, sie würde mir Bescheid geben. Ich dränge Nergiz, mit mir zusammen bei einer Drogenberatung wegen Polamidon nachzufragen.

Am nächsten Tag suchen wir eine der Einrichtungen auf: «Beratungsstelle zur Überwindung von Sucht» heißt es im Schaufenster. Die freundliche Sozialarbeiterin hört sich den Fall an, während ich draußen warte, bittet mich dann herein und meint, Nergiz habe keine Chance. Sie solle erst mal versuchen, «clean» zu werden. Ich bemühe mich, ebenfalls freundlich zu bleiben, und zähle noch einmal Nergiz' diverse Versuche auf. Die Drogenberaterin sagt, daß ihre Einrichtung ohnehin überlastet sei und keine Junkies mehr aufnähme. Sie hätten nur eine begrenzte Kapazität und genug damit zu tun, die Substituierten zu betreuen. Nergiz sitzt währenddessen stumm am Tisch. Dann sagt sie, daß sie schon zweimal angefragt habe, ob sie betreut werden könne. Sie sei jedesmal weggeschickt worden, man habe aber ihren Namen notiert. Was sie sonst noch tun könne? Ich hake nach und weise dezent darauf hin, daß Nergiz eine der Heldinnen in meinem Buch über das Thema «Heroin» sei. Vielleicht könne sie eine Ausnahme machen? Die Drogenberaterin überlegt und antwortet dann, Nergiz solle doch zur Probe einmal die Woche zu einer Gruppensitzung kommen. Wenn ihr das gelänge, würden sie nach einigen Monaten in Erwägung ziehen, bei der Ärztekammer zu beantragen, daß Nergiz Polamidon bekäme. Sie sehe aber wegen der strengen Richtlinien kaum eine Möglichkeit dafür. Nergiz notiert sich die Termine, nimmt den nächsten aber nicht wahr.

Drei Wochen bleibt Nergiz verschwunden. An einem Abend ruft sie mich an. Ihre Stimme klingt dünn und wie aus weiter Ferne. Sie ist kaum in der Lage, einen zusammenhängenden Satz zu sagen, und weint ununterbrochen. «Ich bin voll auf Turkey», schluchzt sie. «Gerd hat versprochen, mir Geld zu geben, ist aber nicht gekommen. Hilf mir.» Ich fahre zur nächsten U-Bahn-Station in der Nähe der Wohnung des Porno-Händlers. Nergiz wankt mir entgegen. Ihre Hose ist völlig zerfetzt und verschmutzt, das Gesicht tränenüberströmt. Ihr rechter Arm hängt schlaff an ihrem Körper herab. Sie kann ihn nicht mehr bewegen. Als ich ihren Rücken berühre, zuckt sie zusammen. Oberhalb des Gesäßes hat sich eine eitrige Entzündung gebildet, durch die Löcher ihrer Hose sehe ich rotfleckige Schwären.

Ich merke, daß mich die neugierigen Blicke und anzüglichen Bemerkungen der Passanten völlig gleichgültig lassen. Ich gebe Nergiz Geld, damit sie sich soviel Heroin kaufen kann, wie sie bis morgen früh braucht. Wir verabreden uns an einem nahegelegenen Platz. Sie kommt wenig später. Ihre Pupillen sind geweitet, und ihre linke Hand zittert. «Du mußt mir helfen», sagt sie, «ich kann allein nicht mehr aufkochen.»

Sie will, daß ich sie auf eine Damen-Toilette begleite. Ich sträube mich, sehe aber ein, daß ich keine Wahl habe.

Nach der Prozedur kramt Nergiz in Zeitlupe ihre Utensilien zusammen. Sie hat Pillen genommen und sinkt immer wieder in sich zusammen. Ich nehme sie auf die Arme und trage sie ans Tageslicht. Das Männer-Abteil der Toilette wird offenbar als «Klappe» benutzt: Mehrere adrette Herren stehen gelangweilt am Eingang herum. Sie sind Diskretion gewöhnt und verhalten sich neutral. Ich laufe mit Nergiz auf und ab, damit sie wieder einigermaßen zu Bewußtsein kommt.

Nach einer halben Stunde winke ich ein Taxi heran. Der Pornohändler ist nicht zu Hause. Ich halte unten an der Wohnungstür Wache, während sie ihre Sachen zusammenpackt, fingere an meiner Pistole herum und bin entschlossen, den Herrn mit allen Mitteln von Nergiz fernzuhalten. Wider Erwarten kommt sie mit ihren Habseligkeiten schnell zurück.

In meiner Wohnung angelangt, rufe ich einen Arzt in einem Krankenhaus an, der mir bei einer öffentlichen Diskussion zum Thema «Drogen» angenehm aufgefallen war. Er hatte sich dem Unsinn, der von den Drogenexperten vom Podium aus verbreitet wurde, engagiert widersetzt. Er erinnert sich an unser Gespräch. Ich kündige an, daß ich ihm am nächsten Morgen eine heroinabhängige Patientin bringen werde, die wegen ihres gelähmten Armes und einer Entzündung behandelt werden müsse.

Der Stoff, den Nergiz gekauft hat, war so gestreckt, daß sie schon nach drei Stunden wieder geweitete Pupillen hat und ununterbrochen gähnen muß – die ersten Symptome eines beginnenden Entzuges. Sie will noch einmal «auf die Szene». «Ich mache noch einen Freier, dann halte ich bis zum Morgen durch.» Ich entgegne, das sei doch wohl kaum möglich, allein wegen des Armes. «Vielleicht treffe ich meinen Stammfreier», sagt sie, «dem ist das egal, wie ich aussehe.» Ich gebe ihr den Wohnungsschlüssel und schärfe ihr ein, auf jeden Fall wieder nach Hause zu kommen, ganz gleich, wie spät es sei.

Sie kommt gegen vier Uhr und will sich den letzten «Druck» machen. Ich lasse sie gewähren. Zwei Stunden später wache ich wieder auf und sehe gerade noch, wie Nergiz zusammensinkt, die Spritze noch im Arm. Ich ziehe sie heraus, tupfe die Einstichstelle ab, bette Nergiz auf die Matratze, so daß sie nicht auf ihrem rechten Arm liegt, und kontrolliere Atmung und Puls. Es sieht zwar nicht gut aus, weil die Atemfrequenz stark herabgesetzt ist, es scheint aber nicht gefährlich zu sein.

Um sieben quäle ich mich aus dem Bett. Nergiz liegt noch in derselben

Stellung wie vor einer Stunde. Ich packe die Dinge zusammen, die sie im Krankenhaus brauchen wird, und finde einen kleinen Zettel. In zittriger Schrift steht dort: «Schulden bei S. 20 DM, bei G. 50 DM, bei Burkhard 80 DM», hinter meinem Namen «dringend», zweimal unterstrichen. Die Angelegenheit liegt schon einen Monat zurück. Ich hatte sie völlig vergessen.

Ich brauche eine halbe Stunde, um Nergiz wach zu bekommen. Sie hat einen abwesenden Gesichtsausdruck, der mir beinahe unheimlich ist. Ich versuche, ihr Mut zuzusprechen, ich sage, daß ihr Arm jetzt endlich kuriert werde und daß man sich um die Entzündung kümmern werde, daß sie während der Behandlung Polamidon bekomme und deshalb keine Angst vor einem Entzug haben müsse. Was danach käme, darum solle sie sich jetzt nicht kümmern. Ich würde mich umsehen und zur Not auch ihrer Drogenberaterin auf die Nerven gehen, damit etwas geschehe. Nergiz schaut mich wortlos an und sagt nach einer Weile, sie werde jetzt noch die restlichen *Medinox* nehmen. Es wären nur drei oder vier. Ich streite ein wenig mit ihr herum – ohne Erfolg. Während ich nach einem Taxi telefoniere, sehe ich, wie sie eine Handvoll Pillen hastig hinunterschluckt.

Schon im Wagen sinkt ihr Kopf auf die Lehne. Speichel läuft aus ihrem Mund. Sie atmet schwach. Im Krankenhaus angelangt, muß ich sie die Treppen hinauftragen. Sie liegt völlig erschlafft in meinen Armen. Eine Schwester bringt einen Rollstuhl, und ich übergebe Nergiz der diensthabenden Ärztin.

Am nächsten Morgen erfahre ich, daß Nergiz nach der Untersuchung sofort in die Intensivstation transportiert wurde. Diagnose: Selbstmordversuch, akute Lebensgefahr. Sie muß mindestens die doppelte Dosis ihrer gewohnten Menge an Barbituraten genommen haben. Der Arzt sagt, sie sei immer mehr «abgesackt», ihr Zustand sei zwar ernst, aber stabil.

Nach zwei Tagen ist sie immer noch nicht ansprechbar. Sie hängt am Tropf und ist an diverse lebensüberwachende Geräte angeschlossen. Ihr Körper windet sich sporadisch in Krämpfen, der Mund ist offen. Speichel läuft ihr über das Gesicht. Manchmal öffnen sich ihre Augen, ohne daß sie etwas zu erkennen scheint. Der Arzt ist sehr besorgt, aber auch etwas ratlos. Selbst nach vier Tagen, als sie nicht mehr auf der Intensivstation liegen muß, weigert sich Nergiz, mit irgend jemandem auch nur ein Wort zu reden. Eine Ärztin, die Dienst hat, sagt etwas von «katatonischer

Starre». Ich setze mich täglich eine Stunde an Nergiz' Bett. Ich flüstere ihr zu, daß sie in Sicherheit sei. Ob sie mich verstehen könne? Keine Reaktion. Ich lege einen Finger an ihren Mund und frage noch einmal. Ihre Lippen bewegen sich zu einem schwachen «Ja», was mich ein wenig beruhigt.

Nach einer Woche geht es ihr besser. Ich frage bei verschiedenen Ärzten und der zuständigen Psychologin des Krankenhauses nach, was jetzt geplant sei. Immerhin: Ein Selbstmordversuch ist ein Argument, es mit Polamidon zu versuchen. Eine Ärztin, die auch in der Ethik-Kommission der Berliner Ärztekammer sitzt – die über die Polamidon-Vergabe entscheidet –, schreibt ein Gutachten für den weiterbehandelnden Hausarzt. Nergiz öffnet es natürlich, weil sie neugierig ist. Die Medizinerin empfiehlt eine «zeitweilige Substitution» für drei Monate, in den letzten Wochen sollte «ausgeschlichen» werden. Danach hält sie ein «Antidepressivum» für angemessen. Ich suche den Arzt auf, schildere die Vorgeschichte und melde Zweifel an, ob ein Antidepressivum das Problem lösen werde. Zu Nergiz' Glück ist der Doktor einsichtig. Außerdem wird eine Psychologin eingeschaltet, die sich zusätzlich um sie kümmern soll.

Schon in der ersten Woche nach Nergiz' Einlieferung übergebe ich – mit ihrer Erlaubnis – persönlich der zuständigen Staatsanwaltschaft Presseberichte und detailliertes Material über den Pornohändler sowie eine Anzeige. Am selben Tag bekommt die Kriminalpolizei Fotokopien und eine konkrete Beschreibung der Wohnung und der Gepflogenheiten des Herrn sowie den Hinweis, eine Zeugin könne im Krankenhaus vernommen werden.

Nergiz bleibt drei Wochen in Behandlung, ohne daß ein Kriminalbeamter erscheint und sie befragt. Am Tage ihrer Entlassung fahre ich ins Krankenhaus, um sie abzuholen. Nergiz ist guter Dinge, kämmt sich sorgfältig und legt Schminke auf. Sie hat große Pläne. Sie könne bald eine Schule besuchen, um ihren Realschulabschluß zu machen, erzählt sie. Sie habe lange herumtelefoniert, und dort werde man sie schon in drei Monaten aufnehmen können. Die Bewerbungsfrist für eine Erzieher-Schule, auf die sie lieber gegangen wäre, sei leider schon abgelaufen. Der Arm bereitet noch Probleme. Sie hat ständig Schmerzen, die auch durch die Beruhigungsmittel nicht verschwinden. Sie kann nur die Hand, nicht aber den ganzen Arm bewegen.

Sie hat sich mit einer jungen Frau angefreundet, die vor ein paar Tagen eingeliefert wurd und die, das stelle ich beruhigt fest, nicht drogenabhängig ist. Die beiden Frauen verabschieden sich stürmisch und zärtlich. Nergiz verspricht hoch und heilig, sie in den nächsten Tagen zu besuchen. «Aber mit klaren Augen», sagt die junge Frau und umarmt Nergiz.

Ich fahre Nergiz zu ihrer Schwester, bei der sie die nächste Zeit unterschlüpfen kann. Die Ärztin des Krankenhauses hatte ihr einen Schlafplatz in einem Projekt für drogenabhängige Frauen besorgt. «Da will ich nicht hin», weigert sie sich, «ich will nicht schon wieder mit Junkies zusammen sein. Da werde ich doch gleich rückfällig.» Einen Schlafplatz in meiner Wohnung lehnt sie gleichfalls ab. «Ich möchte etwas eigenes haben, ich kann doch nicht ständig vom einen zum anderen ziehen.»

Wir studieren gemeinsam den Stadtplan, weil Nergiz am nächsten Morgen zu ihrem behandelnden Arzt muß, um sich Polamidon zu besorgen. Die tägliche Fahrt wird weit sein und mehr als eine Stunde dauern. Sie schreibt sich die U-Bahn-Station auf, an der sie aussteigen muß. «Brauchst du Geld für Fahrscheine?» will ich wissen. Sie sagt, sie wolle kein Geld, ich hätte ihr schon genug gegeben. Ihre Schwester habe sich bereit erklärt, in der ersten Zeit zu helfen. «Ich habe Angst», meint sie zögernd, als sie die Autotür öffnet. Wovor? frage ich. «Ich weiß nicht», sagt Nergiz.

Am nächsten Abend komme ich kurz vor Mitternacht nach Hause. Es hat jemand auf den Anrufbeantworter gesprochen. Ich höre Nergiz' zittrige Stimme, wie aus weiter Ferne: «Ich bin bei Gerd. Bitte nimm die Anzeige zurück. Du darfst nichts gegen ihn unternehmen, sonst will ich nichts mehr mit dir zu tun haben.» Ich wähle die Telefonnummer des Pornohändlers, die Nergiz mir gegeben hatte. Eine männliche Stimme fragt: «Ja?» Ich lege gleich auf und klingle Nergiz' Schwester aus dem Bett. Ja, sagt sie, Nergiz sei wahrscheinlich rückfällig geworden. Sie habe angerufen und gesagt, sie wohne jetzt wieder bei dem Pornohändler. Sie habe sich ziemlich «bedröhnt» angehört.

Ich suche hastig die Kopien des Materials zusammen, das ich der Staatsanwaltschaft übergeben hatte, stürze zu meinem Wagen und rase unter Mißachtung aller möglichen Verkehrsregeln zur nächsten Polizeiwache. Seit meiner Anzeige sind drei Wochen vergangen. Offenbar ist noch nichts unternommen worden. Die Beamten finden den Mann nicht in ihrer Kartei. Es scheint kein Haftbefehl gegen ihn vorzuliegen. Ich dringe darauf, irgend etwas zu tun. Es könne sein, daß die wichtigste

Belastungszeugin der Anzeige unter Druck gesetzt werde. Ich wisse nicht, ob sie freiwillig zu ihm gegangen sei oder ob er sie nötige. Selbst wenn ihr Entschluß aus eigenem Antrieb erfolgt sei, würde ich das gern bestätigt wissen.

Zwei Beamtinnen und zwei Beamte fahren zu der besagten Wohnung und klingeln. Der Summer ertönt. Der Fahrstuhl ist blockiert, und wir nehmen die Treppe. Oben angelangt, sehe ich, daß der Fahrstuhl gerade nach unten gefahren ist. Die Beamten läuten an der Wohnungstür. Nergiz öffnet. Sie hat glasige Augen und trägt nur Hose und einen durchsichtigen Büstenhalter. Der Beamte fragt sie nach ihrem Namen und ob sie freiwillig hier sei. «Natürlich», sagt Nergiz mit schwerer Zunge. Ob sie wieder rückfällig geworden sei? Was habe das denn damit zu tun? fragt sie zurück. «Überlegen Sie gut, ob Sie irgendwie und von irgend jemandem unter Druck gesetzt werden!» insistiert eine der Polizistinnen. «Nein, von niemandem», antwortet Nergiz.

Ich verlasse die Nische, in der ich unauffällig gewartet habe, und frage Nergiz, wo Gerd P. sei. Sie scheint nicht überrascht zu sein. «Ich weiß nicht», sagt sie. «Der ist wahrscheinlich mit dem Fahrstuhl runtergefahren, als wir die Treppe hochstiegen», sagt einer der Beamten. «Ich glaube, ich habe jemanden einsteigen sehen, als wir oben ankamen. Deswegen war auch der Fahrstuhl blockiert.» Ich trete ganz nahe an Nergiz heran. «Was hast du vor?» frage ich leise. «Du bist in Gefahr – wenn du aussagst, wandert der hinter Gitter.» – «Wenn ich aussage», flüstert sie. «Der Arzt hat mir gesagt, er behandelte dich auch mit Polamidon, wenn du rückfällig würdest», versuche ich auf sie einzureden. «Ich habe keinen Bock, da hinzugehen», sagt Nergiz, schon ziemlich laut, «du kannst mich mal.» Sie schlägt mir die Tür vor der Nase zu.

Ich habe noch einen Funken Hoffnung. Ich kenne Nergiz' Reaktionen: Sie will unbedingt ihre eigenen Erfahrungen machen, auch wenn sie dabei immer wieder auf die Nase fällt. Hilfe nimmt sie an, sie will aber das Gefühl haben, selbst etwas geleistet zu haben. Eine Woche später ruft sie mich an und fragt, was ich jetzt machen wolle. Ich sage, daß ich die Anzeige gegen ihren «Arbeitgeber» auf keinen Fall zurücknähme. «Willst du Beweismaterial haben?» fragt sie. «Ich habe dir einige schöne Unterlagen aus der Wohnung geklaut.» – «Bist du lebensmüde?» entgegne ich entgeistert, «der weiß doch, daß du die Hauptbelastungszeugin gegen ihn bist!» Nergiz kichert nur gutgelaunt, auf eine Weise, wie ich es selten bei ihr gehört habe. «Ich wohne jetzt bei einem Freund», sagt Nergiz. «Ich habe Geld genug, aber ich will kein Heroin mehr. Ich gehe am Montag zum Arzt. Ich hoffe, er gibt mir Polamidon.»

Zwei Wochen höre ich nichts von ihr. Dann rufe ich den Arzt an. Nergiz' epileptischer Anfall liegt exakt ein Jahr, einen Monat und einen Tag zurück. «Die junge Dame kommt jeden Tag pünktlich zu mir», erklärt er. «Ich habe bis jetzt keinen Beigebrauch von Tabletten oder Heroin feststellen können. Ich soll Ihnen ausrichten, Sie möchten sich keine Sorgen machen. Ihr ginge es prächtig.» Das bleibt nicht so: Nergiz' Probleme fangen jetzt erst an. Sie wird noch einmal versuchen, sich umzubringen, nach mehreren Rückfällen und aus Angst, sie würde deshalb aus der Polamidon-Therapie geworfen. Sie hat Glück, daß sie einen verständnisvollen Arzt gefunden hat, der von einem vorschnellen Ausschluß nichts hält. Der erste Schritt ist getan.

Das Kreuz mit der Sucht

Drogen und Sucht

Die Fragen, was Sucht sei, woher sie kommt und wie sie zu bewerten sei, führt auf ein schwieriges, kaum überschaubares Gelände. Der biblische Pontius Pilatus wußte angesichts eines ähnlich vertrackten Problems nur zu entgegnen: «Was ist Wahrheit?» Da niemand sich anmaßen konnte, eine angemessene Antwort zu geben, tat der römische Statthalter etwas, das entfernt an die Praxis der heutigen Suchtexperten und Drogenberater erinnert: Er wusch seine Hände in Unschuld. Niemand weiß Bescheid, deshalb können wir alle fortfahren wie bisher.

Von den zwei Dutzend international erscheinenden Fachzeitschriften zum Thema «Abhängigkeit» kommt nicht eine einzige in Deutschland heraus. «Ein Armutszeugnis», urteilt Michael de Ridder, ein Biologe und Arzt, «das dokumentiert, in welchem Ausmaß die Medizin in Deutschland das Feld der Prävention und Behandlung der Drogenabhängigkeit ordnungspolitischen Scheinlösungsversuchen überlassen hat.»[1]

Oder sind die Experten in Deutschland bescheidener als ihre internationalen Kollegen und Kolleginnen? Haben sie erkannt, daß die Frage nicht zu beantworten, vielleicht sogar falsch gestellt ist? De Ridder behauptet nämlich, daß es trotz zahlreicher Untersuchungen bisher nicht gelungen sei, «spezifische Persönlichkeitsmerkmale oder Umgebungseinflüsse ausfindig zu machen, die zum Opiatgebrauch prädestinieren. Die Frage, was einen Menschen zum Heroingebrauch treibt, ist letztlich ebenso unbeantwortbar wie die Frage, warum jemand beginnt, Alkohol zu trinken oder auf Berge zu steigen.»[2]

Nein, der schwankende Boden, auf dem alle Theorien über Sucht stehen, führt bei den «Experten» nicht zur inneren Einkehr oder zur demütigen Selbstbescheidung. Ganz im Gegenteil. Selbst manche Drogenberater, die von Opiat-Antagonisten, vom «maturing out», vom «Britischen Modell» der Heroin-Vergabe noch nie etwas gehört haben, antworten auf die Frage, warum jemand heroinabhängig werde, lässig mit «erstens, zweitens, drittens».[3] Ingo Warnke, der Synanon-Chefideologe, maßt sich sogar an, in der Synanon-Zeitschrift «Suchtreport», die sich im Untertitel, nicht ganz angemessen, «Europäische Fachzeitschrift für Suchtprobleme» nennt, für alle zu sprechen: «Wir Süchtigen». «Die Süchtigen» hätten offenbar nicht «mehr das Zeug», ohne Sozialhelfer zurechtzukommen. Sie forderten immer nur von der Gesellschaft «wie die Kinder vom Weihnachtsmann», wollten aber ihr eigenes Sein nicht verantworten.[4] Wenn man aber noch nicht einmal weiß, was Sucht ist, wie kann man sich dann starke Worte über «die Süchtigen» erlauben?

Im alltäglichen Sprachgebrauch steht «Sucht» häufig für einen unwiderstehlichen Zwang, etwas nicht lassen zu können. Woher der kommt, braucht nicht benannt zu werden. Man kann *nach* etwas süchtig sein – in dieser sprachlichen Variante steht die für ihr Verlangen verantwortliche Person im Vordergrund; man kann *von* etwas abhängig sein – damit wird der ursächliche Zwang der Substanz zugeordnet. Gerade bei der bekanntesten Sucht, dem Alkoholismus, kann niemand zwischen den beiden Möglichkeiten klar entscheiden.

Unstrittig ist nur eins: Es gibt Drogensucht, und mehrere Millionen Bundesbürger können ohne Tabak, Alkohol oder Tabletten nicht leben. Das vielbeschworene «Drogenproblem» bezieht sich aber, jedenfalls in der Meinung der Öffentlichkeit, weniger auf Alkohol und Tabak, obwohl hier selbstverständlich von einer Suchtgefahr gesprochen wird, sondern auf die illegalen Drogen, Opiate, Kokain, «Designer-Drogen» und Halluzinogene. Haschisch jedoch, das ein Halluzinogen ist, macht nach der überwiegenden Meinung der Fachleute nicht süchtig, und, gemessen an der Zahl der Alkohol- und Tabletten-Abhängigen und der gesellschaftlichen Folgeschäden, sind die Konsumenten illegaler Drogen ein fast zu vernachlässigendes Randproblem.

Die legale Droge Alkohol fordert jedes Jahr Zehntausende von Opfern. Informationen über die Folgeschäden des Rauchens gehören mittlerweile zur Allgemeinbildung. Dennoch tauchen in den Medien mit einer schon nicht mehr zu erklärenden Hartnäckigkeit «Drogentote» auf, deren Zahl zwar ansteigt, sich aber immer noch im vierstelligen Bereich bewegt. Das Argument, mit «Drogentote» seien die gemeint, die durch illegale Drogen sterben, zieht nicht: Ein großer Teil der sogenannten «Herointoten», deren abschreckende Bilder durch die Presse geistern, ist an einer Überdosis von Barbituraten, Tranquilizern oder Alkohol gestorben – diese Drogen aber sind legal.

Der Begriff «Sucht» bezieht sich nicht nur auf Drogen. Man hat die

«Spielsucht» kreiert, man spricht von Liebes- und Machtsucht, Freßsucht und Magersucht haben Eingang in medizinische Fachbücher gefunden – die Zahl der Süchte ist heute Legion. Den Experten der Weltgesundheitsorganisation (WHO) ist dieser inflationäre Gebrauch des Suchtbegriffs schon vor langer Zeit unangenehm aufgefallen. 1969 versuchte die WHO, «Sucht» genauer zu definieren, indem sie das Wort ganz unter den Tisch fallen ließ. Jetzt hieß es «Abhängigkeit». Bezogen auf Drogen lautet eine der heute gängigen Definitionen: «Drogenabhängigkeit ist ein psychischer und manchmal auch physischer Zustand, der durch die Wechselwirkung eines lebenden Organismus und einer Droge entsteht. Er zeichnet sich durch Reaktionen aus, die stets den Zwang beinhalten, die Droge regelmäßig oder periodisch einzunehmen. Dabei besteht einerseits das Bedürfnis, die psychischen Wirkungen der Droge zu erfahren, andererseits der Drang, Abstinenzsymptome zu vermeiden. Toleranz kann vorliegen, muß aber nicht. Ein Individuum kann von mehr als einer Droge abhängig sein.»[5]

Der Begriff «Sucht» ist auch deshalb so beliebt, weil jeder Mensch an Alltagserfahrungen anknüpfen kann, die scheinbar für eine Erklärung des Phänomens ausreichen. Da jeder Raucher und jede Raucherin weiß, daß es nur eine Frage des Willens und der Selbstdisziplin wäre, den Tabakmißbrauch zu beenden, kann man sich schwer vorstellen, warum es Heroinabhängigen nicht gelingt, sich von ihrer «Sucht» zu befreien. Natürlich spielt auch Neid eine Rolle: Wenn angesichts des Desasters der deutschen Drogenpolitik gefordert wird, Heroin freizugeben oder an Junkies zu verteilen, kommt unweigerlich die Erwiderung, daß man dann ja auch Alkoholiker mit ihrer Droge versorgen müsse. Warum sollten Heroinabhängige privilegiert werden?

Diese oberflächliche Alltagslogik deutet auf ein viel tiefer liegendes Problem. Was der Gesellschaft gerade an der Heroinsucht so aufstößt, hat wenig mit der Droge selbst, um so mehr mit der damit zusammenhängenden Subkultur zu tun. Kompliziert formuliert: «Die strukturelle Anfälligkeit westlicher Gesellschaften für Konflikte über die moralische und rechtliche Bewertung des Drogenkonsums ergibt sich aus der delikat ausbalancierten Stellung des Drogenkonsums in einer sowohl am Leistungs- wie auch am hedonistischen Prinzip orientierten Gesellschaft.»[6] Einfacher: Wer etwas leistet, erfreut sich in Gesellschaften, die im weitesten Sinne auf den moralischen Prinzipien der protestantischen Arbeitsethik fußen, eines hohen Ansehens – und darf sich dann auch mal was

Schönes gönnen. Wer freiwillig faul ist, gilt, je nach Rigidität der Norm, als sozialer Abweichler. Wer nicht arbeitet, soll auch nicht essen, hieß es im alten Preußen. Wer dem Rausch frönt und süchtig ist, genauer: nach oder von illegalen Drogen süchtig ist, sei arbeitsunfähig und damit auch moralisch verwerflich – so jedenfalls das Klischee der öffentlichen Meinung. Man darf dem individuellen Lustprinzip huldigen, wenn man vorher etwas geleistet hat, nur dann. Erst die Arbeit, dann das Vergnügen.

Die Frage ist nur: Wie viele Arbeitsunwillige kann unsere Gesellschaft vertragen? Nicht ihre reale Zahl ist wichtig, sondern ihre symbolische Ausstrahlungskraft, die Faszination einer Drogen-Subkultur, die den normal arbeitenden Bürger zutiefst verunsichert. Die «Sucht», die gleichzeitig das Lustprinzip auf die Spitze treibt, ist ein Angriff auf die Moral. Sucht ist nur in der Freizeit gestattet, als Ausgleich zum Streß des Arbeitslebens, als verschämt genossenes Privatvergnügen oder im Rahmen akzeptierter Rituale wie beim Fußball oder im Vereinswesen.

Das Klischee der «Sucht» als Verweigerung der Leistung ist so in den Köpfen etabliert, daß die Realität kaum eine Chance hat: Heroinabhängige, die problemlos mit ihrer Droge versorgt würden oder werden – was wegen der Illegalisierung des Heroins kaum der Fall ist –, sind genauso arbeitswillig und -fähig wie jemand, der jeden Tag drei Schachteln Zigaretten raucht. Ihre Leistungsfähigkeit ist nicht wesentlich beeinträchtigt, noch nicht einmal, im Gegensatz zu Alkoholikern, die Fahrtüchtigkeit.* Sie richten also keinen Schaden an, jedenfalls nicht mehr als diejenigen, die ohne Drogen auskommen. Warum sollte also die Heroin-Sucht überhaupt behandelt oder gar therapiert werden?

Wider die Verwilderung der Sitten

«Sucht» kommt nicht von «suchen», sondern von «siech», was noch in der frühen Neuzeit synonym für alle möglichen Krankheiten gebraucht wurde. Die Trunksucht, gegen die schon Martin Luther wetterte, galt als

* Bei Tests zur Fahrtüchtigkeit von Heroinabhängigen, die das Medikament Polamidon erhielten, hat sich herausgestellt, daß die Substitution die Leistungsfähigkeit der Testpersonen nicht beeinträchtigte. Das jedenfalls teilten Verkehrsmediziner der Heidelberger Universität auf dem Jahreskongreß der Rechtsmediziner im September 1992 mit.

Laster, war somit eine freiwillige Entscheidung. In den Moralpredigten gegen das «greüwliche laster der trunckenhayt», wie es im 16. Jahrhundert der Theologe und Drogenexperte Sebastian Franck nennt, ist die Nähe zur «Sünde» oder zur verwerflichen Leidenschaft zu spüren. Luther predigt gegen die Sitten des «satanischen Zeitalters», in dem selbst Kinder «destillierte und gebrannte Weine» zu sich nähmen. Es erscheinen Schriften mit Titeln wie «Wider den Saufftheuffel» (1552) oder, von einem Johann W. Petersen (1782): «Geschichte der deutschen Nationalneigung zum Trunke», in der der Autor mißbilligend feststellt, schon die alten Germanen hätten sich – vom Rausch eingeschläfert – allzuoft überfallen und besiegen lassen.[7]

Erst im 19. Jahrhundert beginnen einige Ärzte, von der Trunksucht als «krankhaftem Zustand» zu sprechen, der nicht durch bloße moralische Ermahnungen zu heilen sei.[8] Diese Vorstellung von «Krankheit» steht am Ende eines mehrere Jahrhunderte dauernden «Prozesses der Zivilisation», den der Soziologe Norbert Elias beschrieben hat: Der Mensch im beginnenden bürgerlichen Zeitalter nimmt sein Leben selbst in die Hand, er wird nicht, wie noch im Mittelalter, vom Schicksal heimgesucht, das er nicht beeinflussen kann. «Sucht», verstanden als Krankheit, beruht damit auf eigener Verantwortung, oder – diese Idee entwickelt sich parallel – es liegt an den Substanzen: Drogen an sich machen süchtig.

Im neuzeitlichen Mitteleuropa ist der Konsum von Drogen nicht, wie im Orient, in das soziale Leben integriert, er wird vom herrschenden Tugendkanon als abschreckendes Beispiel definiert, wie man es nicht machen soll. Selbstkontrolle und -disziplin gelten als unabdingbar für die Stabilität der sozialen Ordnung. Wer sich gehenläßt und dem Rausch frönt, kann seine Arbeitskraft nicht mehr eigenverantwortlich auf dem Arbeitsmarkt verkaufen. Der französische Philosoph Michel Foucault hat die These aufgestellt, die Irrenanstalten – Vorläufer der heutigen psychiatrischen und Nervenkliniken –, die es erst in der modernen Gesellschaft gibt, hätten zur Wiederherstellung der «kollektiven Selbstdisziplin» gedient. Die Gesellschaft erklärt einige Verhaltensweisen für «normal» und «nützlich», andere für verwerflich und krank. Vor diesen muß man sich schützen, indem man die Betreffenden, die sich uneinsichtig verweigern, wegsperrt.

Diese Ideen waren doppelt sinnvoll: Zum einen entlasteten sie die «Süchtigen». Die Alkohol- und später die Morphin-Konsumenten konnten ihr von der etablierten Norm abweichendes Verhalten als «Zwang» erklären, der irgendwo in ihrem Inneren hauste und den sie nicht ohne fremde Hilfe zu bekämpfen in der Lage waren. Der Ausschluß aus der Gesellschaft als «Süchtiger» bedeutete gleichzeitig die Wiedereingliederung «als Kranker», um den man sich zu kümmern und den man zu rehabilitieren hatte. Zum anderen war die Idee einer «Sucht» eine Erklärung für diejenigen Schichten der Bevölkerung, die ihr abweichendes und unerwünschtes Begehren ständig in Schach halten mußten: Wenn man die soziale Sicherung nicht schaffte, lag das an «dunklen Trieben», die man noch nicht unter Kontrolle gebracht hatte, am «krankhaften» Verlangen, das soziale Elend mit Drogen zu betäuben.

Philanthropen und bürgerliche Abstinenzapostel erklären Kriminalität und Verelendung als Folge der moralischen Zerrüttung durch den Rauschgiftkonsum und die «Sucht». Nicht der kontrollierte Umgang wird gefordert, sondern der Verzicht. Gerade in Deutschland und in den puritanisch geprägten USA fällt diese Idee auf fruchtbaren Boden. Da das Leben ohnehin ein Jammertal ist, wäre der Rausch, der zumindest zeitweilig «Abhilfe» schafft, geradezu eine Verhöhnung der sittlichen Grundlagen. Jegliche Erinnerung an mögliche mentale Erfahrungen, die den mühsam erarbeiteten eigenen Verhaltenskodex in Frage stellen, soll getilgt werden. Nicht zufällig wettern heute ehemalige Theologen, die durch politische Wirrungen in verantwortliche Posten in der Drogenpolitik katapultiert wurden, gegen den «Hedonismus», der drohe, wenn man im Krieg gegen die Drogen nur ein wenig nachlasse.

Diese Vorstellung von Sucht hat fatale Folgen. Ihre Definition beruht letztlich auf ethischen und moralischen Leitsätzen, die in einer bestimmten Gesellschaft – und nur in einer – relativ sinnvoll sind. Niemand weiß, warum Wasserbüffel manchmal Mohnkapseln schlucken und danach orientierungslos herumtorkeln, warum Elefanten alkoholisch vergorene Früchte verzehren und regelrecht «ausflippen», warum Katzen wild auf Katzenminze sind, Schafe sich vorsätzlich mit Narrenkraut bedröhnen oder Rhesusaffen, wenn sie die Auswahl haben, Kokain bevorzugen und Heroin verschmähen. Die Sucht, der exzessive Konsum von Rauschdrogen, soll beim Menschen jedoch eine Krankheit sein. Man verweigert ihm die Droge, und ist das nicht konsequent möglich, wird er selbst so isoliert, daß er nicht an sie herankommt. Nicht der mögliche Schaden für das Individuum ist relevant, sondern der «Schaden» für die Gesellschaft. Der besteht darin, daß die zwar nie reale, aber dafür um so mehr befürchtete massenhafte Verweigerung der «nützlichen» Tätigkeiten, eben der

Arbeit, das System als solches in Frage stellen könnte. Das ist aber ein politisches, kein medizinisches Problem.

«Sucht» als Phänomen, das sowohl repressive staatliche Maßnahmen nach sich ziehen muß als auch nach therapeutischem Bemühen verlangt, taucht erst dann auf, wenn sich die Süchtigen als soziale Randgruppe und/oder als subversive Subkultur im Bild der Öffentlichkeit etabliert haben. Das hat mit der Realität wenig zu tun, sondern dient den jeweiligen Interessen, das Verhältnis des Bürgers zum Staat zu definieren. Die Vorstellung von «Sucht» als Krankheit ist untrennbar verbunden mit der Unterdrückung von unerwünschtem Verhalten und von Minderheiten.

Noch im 19. Jahrhundert galten die Morphin-Süchtigen im Gegensatz zu Alkoholikern nicht als gesellschaftliche Problemfälle. Ihre «Motivation», von Opiaten nicht lassen zu können, war ehrenhaft. Sebastian Scheerer faßt den Konsens der damals herrschenden Moralvorstellung über Morphinsucht so zusammen: «Respektabel war die Suchtursache, weil am Beginn der Abhängigkeit zumeist nicht die hedonistische Motivation des späteren Süchtigen, sondern die therapeutische Notwendigkeit bei Operationen von Kriegsverletzungen stand. Konform mit den Normen und Werten der Gesellschaft war der Süchtige im Gegensatz zu seinen ‹Nachfolgern› in den siebziger Jahren unseres Jahrhunderts, weil sein Konsumverhalten weder Protest gegen anerkannte Werte oder Normen noch den Rückzug aus dem gesellschaftlichen Leben symbolisierte. Weder war das Suchtverhalten in diesem Sinne als Innovation, Revolte oder Rückzug von den Konsumenten gemeint, noch wurden ihm diese Bedeutungen im Sozialprozeß zugeschrieben. Der durch ärztliche Behandlung erzeugte (iatrogene) Morphiumhunger wurde nicht als feindseliger Angriff auf die normative Verfassung der Gesellschaft, sondern als bemitleidenswerte Krankheit definiert.» Der Konsument «enttäuscht» zwar die Verhaltenserwartungen seiner Umwelt, «indem er entgegen der Konvention zu Substanzen griff, die eine besondere Wirkung auf das Zentralnervensystem und damit den geistig-seelischen Zustand des Menschen haben. Trotz dieser Verletzung informeller Normen stellte er jedoch deren generelle Gültigkeit nicht in Frage.»[9]

Dieser akzeptierende Umgang mit der Opiatsucht beginnt sich erst in den zwanziger Jahren des 20. Jahrhunderts zu ändern. Das erste deutsche Opiumgesetz vom 30. 12. 1920 verbietet Rauchopium, stellt aber den nichtmedizinischen Gebrauch unter nur milde Strafandrohung. Über Heroin sagt es gar nichts. Das hatte seine Gründe: Schon 1909 in Schanghai und 1912 in Den Haag hatten internationale Konferenzen – auf Drängen der USA – stattgefunden. Das Thema war vor allem der schwungvolle englische Opiumhandel mit China, der eine hundertjährige Tradition und sogar zu zwei Kriegen geführt hatte. Vor allem die US-amerikanische Regierung versuchte die Rauchopium-Exporte der Engländer zu verhindern. Diese jedoch hatten in Den Haag geschickt den Schwarzen Peter den deutschen Firmen zugeschoben – den größten industriellen Drogen-Produzenten der Welt und Marktführern für Morphin, Heroin, Kokain und Codein. Wenn der englische Opiumhandel strengen Kontrollen unterworfen werden sollte, dann auch der der Deutschen. Die aber weigerten sich, irgendwelche Verpflichtungen zu unterschreiben. Dazu wurden sie erst nach dem Ersten Weltkrieg gezwungen. Die Siegermächte fügten einen Passus in den Versailler Vertrag ein, der an die fehlende Unterschrift unter die Opiumkonvention von Den Haag erinnerte.

1929 wird das deutsche Opiumgesetz geändert. Es verbietet jetzt Rauchopium, Haschisch und Marihuana, aber immer noch nicht Heroin. Die Verbote fruchten jedoch nicht. Wenn die Süchtigen keinen Arzt finden, der ihnen Opium-Präparate verordnet, weichen sie auf Ersatzstoffe aus – wie heute auf Benzodiazepine oder Codein. Selbst die schärferen Gesetze der folgenden Jahre helfen wenig. Die Propaganda der Rauschmittel-Gegner wendet sich daher weniger gegen die Drogen selbst, sondern gegen die Unfähigkeit des Staates, seinen Gesetzen Geltung zu verschaffen. Die Süchtigen findet man angeblich in der Halb- und Unterwelt, unter so windigen Gestalten wie «Kellnern, Garderobenangestellten, Kaffeehausmusikern, Chauffeuren, der weiblichen wie der männlichen Prostitution».[10]

Man fordert das ausnahmslose Verbot aller Substanzen, «die eine Euphorie zu erzeugen vermögen», um «die Überflutung unseres Volkes mit Opiaten und Kokainpräparaten zu verhindern». «Ahnungslose Mädchen», schreiben die Zeitungen, werden «nach Verabfolgung von Betäubungsmitteln durch Mädchenhändler den Freudenhäusern zugebracht.» Die Süchtigen werden in den Medien als schützenswerte Gruppe dargestellt, die gleichzeitig als potentielle Klientel des staatlichen Zugriffs erscheint. Scheerer: «Das Bestreben, die Konsumenten in ihrem wohlverstandenen eigenen Interesse einzugrenzen und sozial sichtbar zu machen, erforderte von der Mitte der zwanziger Jahre an eine bis heute andauernde Ausdehnung des sachlichen und personalen Geltungsbereichs der Betäubungsmittelgesetze, die natürlich immer weitere Verdrängungseffekte hervorbrachte und damit die jeweils neue Ausdehnung rechtfertigte ...»[11]

Die Produzenten, die Alkaloid-Industrie, bleiben von den repressiven Maßnahmen verschont. Ganz im Gegenteil: die Branche erlebt einen ungeahnten Aufschwung. Nicht nur der Export boomt. Im Wettlauf mit der ersten deutschen «Drogenszene» der zwanziger Jahre, die auf immer neue Ersatzstoffe ausweicht, bringt sie eine Unzahl von pharmazeutischen Präparaten auf den Markt, die in der Mehrheit genauso wie Opiate abhängig machen.

Die Propaganda der Abstinenzbewegung und die gleichzeitige Verschärfung der polizeilichen Repression gehen nahtlos in die Zeit des Nationalsozialismus über. Nur die Zielrichtung ändert sich. Die Anti-Drogen-Kampagnen werden in den Dienst der «Rassenhygiene» gestellt. Schon im ersten Jahr der Nazi-Herrschaft regeln das «Gesetz zur Verhinderung erbkranken Nachwuchses» und das «Gesetz gegen gefährliche Gewohnheitsverbrecher und über Maßregeln der Sicherung und Besserung» eine genaue Erfassung und Kontrolle der Süchtigen. Die Abstinenzlerverbände verpflichten sich, die «erblich schwer Belasteten» zwecks Sterilisation an die staatlichen Organe zu melden. Publikationen der «Evangelischen Reichsarbeitsgemeinschaft zur Bekämpfung der Alkoholnot» fordern in vorauseilendem Gehorsam, «das Überwuchern der Erbkranken und Unterwertigen durch Ausschaltung ihres Nachwuchses möglichst einzudämmen».

Zuständig für die Bekämpfung der Opiate ist die «Reichsstelle gegen die Alkohol- und Tabakgefahren» in Berlin-Dahlem unter Führung des «Reichsgesundheitsführers» Conti. Der Dachverband «Reichsarbeitsgemeinschaft für Rauschgiftbekämpfung»[12] fordert die Selektion der «erbbiologisch Minderwertigen». Genußgifte, so Prof. Dr. H. Reiter, Präsident des Reichsgesundheitsamtes, verminderten die Leistung und schadeten der Rasse. Das «Rassenpolitische Amt der NSDAP» macht die Juden für den Handel mit Drogen, vor allem mit Tabak und Alkohol, verantwortlich.

Der SS- und Polizeichef Heinrich Himmler schreibt am 5. 12. 1937: «Kein Deutscher hat daher das Recht, die Kraft seines Körpers und Geistes durch Alkoholmißbrauch zu schwächen. Er schädigt damit nicht nur sich, sondern seine Familie und vor allem sein Volk.» Nicht die pharmazeutische Industrie, sondern die «ausländischen» Drogendealer verkörpern das Böse schlechthin, sie sind die Verführer. Die Juden sind schuld, nicht nur am Handel mit Opiaten, sondern mit Drogen überhaupt: dank ihrer «besonderen Begabung des raffinierten Beobachtenkönnens», wodurch «der Jude seine Alkoholpropaganda sehr geschickt dem deutschen Grundcharakter anzupassen»[13] versteht.

Der Zwang zur Heilung

Die Theorie der «Suchttherapie» hat eine ähnliche Entwicklung durchgemacht wie die staatlichen Maßnahmen gegen Rauschmittel: Sie hat ihren Geltungsbereich immer weiter ausgedehnt. Das ursprüngliche Problem geriet dabei zunehmend aus dem Blickfeld: Nicht der Mißbrauch von Drogen muß bekämpft werden, sondern das angeblich sozial auffällige Verhalten der Süchtigen. Da es den Medizinern und Therapeuten nicht gelingt, des «Problems» Herr zu werden, verlagern sich auch ihre Anstrengungen: Dem «Suchtcharakter» der Opiatabhängigen kommt man nicht so leicht bei, und deshalb muß man mit «sanfter» Gewalt nachhelfen, um die Einsicht des Drogen-Konsumenten in sein «Problem» zu fördern.

Nachdem Ende des 19. Jahrhunderts die ersten Fälle von «Morphinismus» beschrieben wurden, dauerte es nicht lange, bis die Therapeuten auf den Plan traten. Ein Handbuch der Psychiatrie aus dem Jahre 1912 beschreibt das, was auch noch in manchen Drogen-Therapien gültig ist: «Die Energie zur Selbstentwöhnung besitzen nur wenige Morphinisten, meist ist Zwang nötig; selbst wenn die Kranken ihr Einverständnis für die Einleitung der Entziehungskur gegeben haben, suchen sie sich häufig, sobald die Beschwerden der Abstinenzperiode einsetzen, zu entziehen.» Deshalb empfiehlt man: «Bei Aufnahme in die Anstalt ist, vor allem bei uneinsichtigen, widerstrebenden Kranken, genaue körperliche Visitation nach mitgebrachten Morphiumvorräten erforderlich; sie hat sich gegebenenfalls auch auf die Körperöffnungen zu erstrecken.»[14] Für die Kranken sei «eine solche strenge Beaufsichtigung ein Halt und eine Stütze» in «ihrem» Kampf gegen den Rückfall. Während die ersten Vertreter der therapeutischen Zunft noch zwischen «willigen» und «unbehandelbaren» Drogen-Konsumenten unterscheiden, setzt sich in wenigen Jahrzehnten die auch heute noch von den meisten Ärzten und Therapeuten gebilligte Meinung fest, gegen «Sucht» helfe nur Zwang.

Seit knapp hundert Jahren hat sich offenbar nicht viel geändert. Die

Theorien darüber, was als Ziel der Behandlungen von Opiatabhängigen erreicht werden soll und wie das zu geschehen habe, sind vage. Es werden nur Teilziele benannt. «Entwöhnung» meint den Prozeß, die Droge abzusetzen, also den Entzug überhaupt erst einmal durchzuhalten. Die «Gewöhnung», von der man lassen soll, differenziert nicht zwischen der körperlichen Abhängigkeit und dem psychischen Verlangen, das auch nach dem Absetzen des Rauschmittels fortbesteht. Heute spricht man im engen Sinne von «Entgiftung»: Der Körper soll vom «Rauschgift» befreit werden, wobei «Gift» klammheimlich suggeriert, hierbei handele es sich um eine gefährliche und schädliche Substanz – was bei Opiaten zumindest fragwürdig ist.

Leider verhalten sich die Kranken uneinsichtig. Auch das ist gleich geblieben. Sie bringen nicht genug «Energie» auf. Um die Behandlung zu verlängern oder zu wiederholen, muß der Begriff «Sucht» herhalten. Die Abhängigkeit von einer Droge wird zu einem «strukturellen» Problem gemacht, das tief in der Psyche des Kranken verborgen sei. Das ständige Auf und Ab zwischen Entgiftung und Rückfall wird zu einer Selbstverständlichkeit, wobei das Ziel in immer weitere Ferne rückt. Der Kranke hat falsch gelebt und bringt nicht genug Energie auf, ein besseres Leben zu führen. Deshalb muß er «Leben neu lernen».[15] Das kann dauern und sichert die Arbeitsplätze der Therapeuten.

Die deutsche Therapie-Lobby geht mittlerweile schon so weit, daß sie die «Entwöhnung» bzw. Entgiftung anderen oder dem Patienten selbst überläßt. Voraussetzung, um einen Therapie-Platz zu ergattern, ist, daß der oder die Opiat-Abhängige «clean» ist. Eine absurde Umkehrung: Was das ursprüngliche Ziel war – sich der Droge zu «entwöhnen» –, wird jetzt zur Voraussetzung der Behandlung erklärt. Für so primitive und «einfache» Dinge wie den Entzug sind sich die hochspezialisierten Therapeuten und Psychologen zu schade. Erst wenn der uneinsichtige Kranke sich selbst in die Lage versetzt hat, von der Droge zu lassen – als Zeichen der Gutwilligkeit –, läßt man sich zu ihm herab, um ihn und seinen «Suchtcharakter» mit einer therapeutischen Maßnahme zu beglücken. «Es muß erst ohne Zutun der Drogentherapeuten ein Wunder geschehen: nämlich das Wunder der ‹absoluten Drogenfreiheit›, erst dann läßt man sich mit Exusern ein.»[16]

Diese merkwürdige, verdrehte Logik hat ihre Vorteile. Sowohl die orthodoxen Vertreter der Therapeuten-Lobby, die den «Suchtcharakter» für das Problem – die Uneinsichtigkeit der Kranken und deren mangelnde

«Energie» – verantwortlich machen, haben ein Interesse daran als auch die liberalen «Suchtexperten», die die Gesellschaft als das Übel ansehen. In beiden Fällen kann man angesichts des Scheiterns des Bemühens von den eigenen Mißerfolgen ablenken: Nach einem Rückfall ist entweder das Individuum (die narzißtische und therapieresistente Persönlichkeit) oder die soziale Misere (die den Abhängigen keine Perspektive gibt) schuld – Drogensucht als «schwere psychische Erkrankung der ganzen Persönlichkeit» versus Drogenabhängigkeit «als Folge gesellschaftlich-politischer Defizite».

Hier beißt sich die Katze in den Schwanz. Die Abstinenz hat sich ja nur deshalb als Behandlungsziel in die Kette der therapeutischen Maßnahmen eingeschlichen, weil man ursprünglich davon ausging, das sei mit helfendem Zwang zu bewerkstelligen. Die Frage, ob Sucht nicht auch tolerierbar sei, vermeidet man. Man definiert die drogenfreie Persönlichkeit als «normal» und den Drogen-Konsumenten als «krank», um das eigene Eingreifen rechtfertigen zu können. Ist die Krankheit «schwer» und betrifft sie den ganzen Menschen, suggeriert das eine Hilflosigkeit des Patienten, die den helfenden Zwang geradezu herausfordert. Ungeachtet, ob der Drogenkonsum als Ursache oder nur als ein Symptom einer «tieferliegenden Störung» angesehen wird: Wenn man das Ziel nur ernst genug nimmt, rechtfertigt das alle Mittel.

Auch das ist im Interesse des Selbstbildes der Suchttherapeuten. Die mehr psychoanalytisch orientierte Fraktion wird sich bei einem Therapie-Erfolg – der Patient macht einen Bogen um die Drogen – zugute halten, daß ihre Methode selbst schwerste Persönlichkeitsstörungen zugunsten eines «neuen» Menschen ummodellieren kann. Es gibt wohl keine «Krankheit», deren Behandlungserfolg so einfach zu kontrollieren ist: Wenn ein ehemals Heroinabhängiger den Stoff nicht mehr anrührt, gilt er als geheilt, ganz gleich, wie das erreicht wurde.

Und wenn sich in der Person des Drogen-Konsumenten partout nichts finden läßt, was ihn von dem «normalen» Rest der Bevölkerung unterscheidet, sind eben die Vorfahren – normalerweise die Eltern – schuld. Die «Schwere» der Krankheit ist für den Drogen-Konsumenten eben deshalb so schwer zu durchschauen, weil sie in einer Phase seines Lebens begann, die er noch nicht bewußt erleben konnte. «Intakte» Familienverhältnisse schützen angeblich vor Drogenmißbrauch, wobei keiner der Drogen- und Suchtexperten es bisher gewagt hat, diese «intakten» Verhältnisse genauer zu beschreiben. Meistens bleibt es bei philosophischen

Bemerkungen allgemeiner Art wie der des Synanon-Chefideologen Ingo Warnke: «Glückliche Leute werden nicht süchtig.»[17]

Die liberale Fraktion der Therapeuten sonnt sich bei einem Erfolg in dem Gefühl, der bösen Gesellschaft ein Schnippchen geschlagen zu haben: Die Abstinenz des Patienten wird zum beinahe politischen Akt der Rebellion gegen die unzumutbare soziale Situation, die zum Drogenkonsum verführte. Der inadäquate Protest gegen die Gesellschaft – «gegen frustrierende Obrigkeit, gegen hierarchische Strukturen, gegen den Leistungsdruck, gegen Bevormundung... gegen Gebotskataloge der Konsumpflicht und damit Ausdruck des Unbehagens unserer Zeit...»[18] wird therapeutisch in die richtigen Bahnen gelenkt. Der Therapeut macht sich zum heimlichen Komplizen des Patienten – ohne dessen Wissen –: Er gibt zu, daß die Gesellschaft besser sein könnte, als sie ist, und daß die Rebellion gerechtfertigt, nur daß Drogenkonsum eben die falsche Art des Protestes sei. «Ob man sich seine Gehirnwäsche nun durch süchtigen Konsum des TV- oder des LSD-Heimkinos durchführen läßt – das tatenlose zahme Lämmchen bleibt man allemal.» Fixen ist Opium fürs Volk.[19]

Wer wird süchtig?

Wer immer Drogenabhängige therapieren will, hat auch eine Theorie über die «Sucht», um seine Maßnahmen zu rechtfertigen. Dabei ist es mehr als merkwürdig, daß die schwache Basis, auf der diese Theorien stehen, kaum jemals einer radikalen Kritik unterzogen wurde. Wer sollte das aber tun, wenn nicht die Ärzte und Therapeuten, deren Arbeitsplätze gerade von der Definition des Drogengebrauchs als «Krankheit» abhängen! Dabei zeigt schon ein flüchtiger Blick auf die theoretischen Voraussetzungen, daß das, was die Suchtexperten über die Persönlichkeit bzw. den Charakter der Drogen-Konsumenten zu wissen glauben, auch auf einen großen Teil der Bevölkerung zutrifft, der relativ «drogenfrei» lebt.

«Psychisch Schwache» greifen zu Drogen: Heißt das, daß der Rest «psychisch stark» ist? Gilt diese «Schwäche» nicht auch als Merkmal derjenigen, die in Sekten und ähnlichen Organisationen landen; kann man totalitäre religiöse oder politische Vereinigungen dann als «Droge» verstehen? Selbst wenn wir dem orthodoxen psychiatrischen Ansatz, dem Christiane Schmerl diese Ansichten zuschreibt[20], zubilligen, Symptome von Persönlichkeitsstörung bei Heroinabhängigen manchmal richtig beobachtet zu haben, heißt das noch lange nicht, daß diese Symptome zum Drogenmißbrauch geführt haben. Unlogisch ist auch der Schluß, daß eine Behandlung dieser Störungen zur Abstinenz führen könnte oder sollte. Wenn die Drogeneinnahme «primär Symptom eines psychischen Konflikts» sei, garantiert das nicht – wenn der Konflikt nicht mehr vorliegt –, daß der Patient Drogen in Zukunft nicht auch aus anderen Gründen nimmt.

Diese Ansätze könnten nicht erklären, folgert Schmerl kritisch, «wieso es eigentlich zu bestimmten Zeiten zu einem epidemischen Anstieg von Drogengebrauch und -abhängigkeit kommt». Die beobachteten frühkindlichen Störungen und negativen Erfahrungen, die angeblich zum Drogenmißbrauch disponieren, seien «keineswegs spezifisch für Drogenabhängige, sondern finden sich bei anderen ‹unangepaßten› ebenso und – nicht zu vergessen – auch bei unauffälligen, als ‹normal› klassifizierten Jugendlichen und jungen Erwachsenen».[21]

Außerdem bleibt die Frage offen, warum «wirklich seelisch Kranke viele Verhaltensauffälligkeiten zeigen, darunter aber kaum jemals Drogenmißbrauch».[22] Sollte die Opiat-Abhängigkeit eine eigenständige psychische Krankheit sein? Zu dieser These hat sich bisher noch niemand durchgerungen. Angesichts der zweifelhaften empirischen Basis der meisten Untersuchungen über Drogensucht wäre sie aber auch sehr gewagt: Die Drogenabhängigen in Kliniken, Gefängnissen oder Therapie-Einrichtungen, die zum Thema befragt und untersucht werden, sind schlicht für Konsumenten nicht repräsentativ. Und selbst gravierende methodische Fehler, die in jedem anderen Wissenschaftszweig den Vorwurf der Unseriösität nach sich zögen, werden bei den Theorien über Sucht schweigend entschuldigt. «Die meisten Untersuchungen arbeiten zwar mit Kontrollgruppen, diese müßten sich aber nur im Merkmal der Drogenabhängigkeit unterscheiden.»[23] Das führt zu so obskuren Vergleichen wie dem zwischen drogenabhängigen Jugendlichen aus der Unterschicht mit drogenfrei lebenden aus der Mittelschicht. Schmerl führt das Beispiel an, daß sich die Merkmale Jugendlicher, die ohne Drogen auskamen und sich freiwillig für eine Befragung zur Verfügung gestellt hatten, und Drogenabhängiger, die ebenfalls freiwillig Auskunft gaben, mehr glichen als die zweier Kontrollgruppen – drogenfrei lebend oder drogenabhängig – von straffälligen und internierten Jugendlichen.

Da die psychiatrischen und psychoanalytischen Ansätze einer Sucht-Theorie ohnehin weder zwischen verschiedenen Drogen noch zwischen

Abhängigen und gelegentlichen Konsumenten unterscheiden, sollte, so Schmerl, den therapeutischen Maßnahmen gegen die «Drogensucht» mit erheblichem Mißtrauen begegnet werden. Bei Heroin komme noch hinzu, daß es «viel eindeutiger eine geschlechtsspezifische Ungleichverteilung zugunsten männlicher Adepten» gebe, «ein Verhältnis, das noch keinen Drogenforscher zu der Behauptung hingerissen hat, Männer seien eher neurotisch prädisponierte Drogenpersönlichkeiten».[24]

Die eher sozialisationstheoretischen Ansätze, die das Umfeld oder, noch grober: die Gesellschaft für Drogenmißbrauch verantwortlich machen, erfreuen sich vor allem deshalb großer Beliebtheit, weil sie sich durch populäre Stammtisch-Theorien bestätigt wissen und durch die Medien relativ simpel darzustellen sind. Die klassische Heroin-Story ist so einfach gestrickt, daß sie ein journalistischer Anfänger als Gesellenstück vorlegen könnte, ohne jemals einen Junkie zu Gesicht bekommen zu haben: Ein armes Mädchen aus chaotischen Familienverhältnissen (mangelnde Liebe usw.) gerät auf die schiefe Bahn, hängt an der Nadel und klopft endlich, nach mancherlei schlimmen Erfahrungen, an die Tür einer Therapie-Einrichtung, wo sie gerichtet, nein, gerettet wird.[25]

Auch in dieser Argumentation ist keinerlei zwingende Logik zu erkennen. Die statistische Häufigkeit von Merkmalen, die angeblich den Drogenkonsum fördern, wie sexueller Mißbrauch in der Kindheit, mangelnde Zuwendung, «broken home», gestörtes Verhältnis zum Vater, wahlweise zur Mutter[26], Pubertätsprobleme, verzögerter Reifungsprozeß, grassierende Arbeitslosigkeit usw. bedeutet noch keinen kausalen Zusammenhang. Bestätigt wird diese Kritik auch durch die schlichte Tatsache, daß 40 Prozent der Drogenabhängigen die «suchtfördernden» Merkmale – aus sozialisationstheoretischer Sicht – nicht haben, sich aber die gleiche Anzahl von Nichtabhängigen mit diesen negativen Voraussetzungen plagen muß.

Wenn zwei Dinge gleichzeitig auftreten, etwa – wie in Schleswig-Holstein – die höchste Geburtenrate und die größte Anzahl von Storchen-Populationen, heißt das nicht, daß eines die Ursache des anderen ist. Detaillierte Untersuchungen in England ergaben, daß zwar ein Zusammenhang zwischen der Verschlechterung der sozialen Situation insgesamt und dem Anstieg des Heroin-Konsums bestehe, daß der Schluß aber falsch sei, die ökonomische Lage mit ihren Folgen für die Familien bewirke eine Zunahme von «Sucht-Persönlichkeiten».[27]

Ein dritter Ansatz für die Erklärung des Drogen-Konsums – vor allem im anglo-amerikanischen Raum verbreitet – baut auf den Prämissen der Lerntheorie auf. Es sei nachgewiesen, so Schmerl, daß «bei Beginn, Beibehaltung und Rückfall im Heroin-Gebrauch sich das Wirken klassischer Lernprinzipien beobachten und mit Erfolg zur Erklärung von Drogenverhalten heranziehen läßt».[28] Diese Lernprozesse seien bei jedem Menschen gleich, wenn er in eine dementsprechende Situation gerate, es bedürfe daher zur «Entwicklung einer Abhängigkeit keiner persönlichkeitsspezifischer Zusatzannahmen». Ähnlich argumentiert auch der Kieler Arzt Gorm Grimm: Auslöser für den (ersten) Drogenkonsum sei keine psychische Störung, «sondern eine jedem Menschen mehr oder weniger stark immanente Neugier, ein Erlebnisdrang, der zwar fatale Folgen haben kann, aber doch für sich gesehen eine ganz normale menschliche Motivation darstellt».[29]

Die wissenschaftliche Diskussion in den USA war in den sechziger Jahren noch von der Voraussetzung ausgegangen, Drogenkonsum sei ein Quasi-Rückzug aus der Gesellschaft. Den Street-Gangs, die sich mehr auf kriminelle Aktionen spezialisierten, und den Jugendbanden, die mehr auf «action» aus waren und nur ihr Territorium verteidigten, stellte man diejenigen sozialen Abweichler gegenüber, die sich in die Traumwelt der Drogen zurückzogen («retreatist adaptation»). Deren Motto: «A flight into inactive phantasy in the face of a harsh world.»

Ende der sechziger Jahre wandelte sich das Bild, somit auch die Theorie. Nicht mehr der abgedriftete, passive «freak» galt als der Drogenkonsument an sich, sondern der Straßenjunkie als «resourceful entrepreneur», der ständig aktiv sein mußte, alert, flexibel, und der in der Lage war, seinen «Beruf» erfolgreich auszuüben. Nicht der kranke, zurückgezogene oder lernunfähige Straßenjunge probiert zuerst Heroin, sondern derjenige, der abgebrüht, schlau ist und respektiert wird, vor allem die Anführer der Straßengangs. Heroin-Konsum gilt als Beweis der Männlichkeit: Bist du Manns genug, es zu nehmen? Kannst du damit umgehen, oder kontrolliert es dich?[30]

Im lerntheoretischen Ansatz zur Sucht spielen diese Beobachtungen eine wichtige Rolle. Positive Verstärker der Gruppe, in der man sich bewegt, können den Wunsch erzeugen, durch die Droge Anerkennung und Geltung in der Clique zu bekommen. Was positiv empfunden wird, führt in der Regel zur Wiederholung des Verhaltens. Dabei ist die real erlebte Wirkung der Droge weniger bedeutsam: Daß der Erst-Konsument von

Heroin sich körperlich schlecht fühlt, kann durch die positive Verstärkung der Gruppe überlagert werden.

Die Droge ist Teil des sozialen Status, ja kann sogar, wie in England untersucht, für diejenigen ein wichtiges Element des «life-style» werden, denen der traditionelle soziale Aufstieg durch Arbeit verwehrt bleibt. Der hier eingeführte Begriff der «sozialen Ansteckung» besagt, daß Neulinge von erfahrenen Drogengebrauchern initiiert werden, daß die Meinungsführer in einer Gruppe eine wichtige Rolle spielen, ob jemand eine Droge probiert oder nicht – ungeachtet seiner Persönlichkeit. War noch in den sechziger Jahren der Anführer in subkulturellen Gruppen «tough», zeichnete sich also vorwiegend durch körperliche Stärke und Fitness aus, wandelte sich das Bild: Jetzt mußte man «cool» sein – eine Aussage über eine bestimmte psychische Qualität, deren Vorhandensein insbesondere durch Heroin suggeriert wird.

Die positiven sozialen und, bei erfolgter Gewöhnung, auch psychischen Verstärker werden ihrerseits ergänzt durch negative Verstärker: Wenn man die Entzugssymptome der Droge vermieden hat, ist das ein Erfolg. Die Assoziationen «Droge – positive Sensation» und «Droge – Beendigung negativer Sensationen», so Christiane Schmerl, bekämen selbst psychische Qualität. Der Nachweis dieser These werde auch dadurch geführt, daß durch medizinische Opiatgaben abhängig gewordene Personen – trotz gleicher psychischer Konstellation – sich nicht zu Heroin-Abhängigen entwickelten, «solange sie nicht lernten, ihre körperlichen Beschwerden auf die Abwesenheit von Opiaten zurückzuführen, das blitzartige Verschwinden der Beschwerden nicht mit einer erneuten Dosis assoziierten»[31].

Einige Lerntheoretiker sprechen sogar von einem «künstlich» erzeugten Trieb – eine sprachliche Anleihe aus der klassischen Psychoanalyse: Die Drogenabhängigkeit sei ein «Zustand eigengesetzlicher Art», der aufgrund «der ihm innewohnenden Konditionierungsmechanismen nicht mehr als ‹Symptom› für irgendeine ‹primäre› Krankheit, Neurose usw. angesprochen werden kann, weil er unabhängig von ehemaligen Motiven oder Gründen seine Eigendynamik entwickelt habe».

Dieser Ansatz zur Erklärung, was Sucht sei, gibt keinen Anlaß zu Optimismus. Gerade das «aufregende» Leben in der illegalen Drogenszene führe zu Verhaltensgewohnheiten, die kaum zu verändern seien, da sie nach dem Prinzip der «unregelmäßigen (intermittierenden) Verstärkung» aufgebaut seien. Heroin-Abhängige müssen eine Reihe von Fertigkeiten entwickeln, um sich den Stoff zu beschaffen. Sie sind in der Regel in ihrem «Metier» recht erfolgreich. Diese Flexibilität, auf die unterschiedlichsten Situationen angemessen zu reagieren – die unregelmäßige Verstärkung –, erzeuge aber weitaus festere und schwerer zu lösende Muster als regelmäßige Verstärker (wie etwa im Schulunterricht). Als Konsequenz des lerntheoretischen Ansatzes steht daher eher die Prävention im Vordergrund, nicht aber die Rehabilitation Drogenabhängiger.

Doch ist damit etwas gewonnen? Was kann Prävention anderes sein als die Vermittlung von Verhaltensnormen? Die hehre Absicht, Menschen zu veranlassen, das Böse zu meiden und das Gute zu tun, scheitert auch in vielen anderen Bereichen der Gesellschaft. Aufklärung, da sind sich die meisten Fachleute einig, schützt nicht vor Drogenkonsum. Ohnehin läßt sich der Nutzen von Einrichtungen, die um Prophylaxe bemüht sind, nicht messen: Wie soll man kontrollieren, ob jemand durch eine Beratung vor Drogenmißbrauch geschützt wurde? Prävention, so kann man vermuten, dient vor allem der moralischen Beruhigung derer, die mit dem Thema Drogen befaßt sind. Man hat getan, was man konnte. Wer dennoch uneinsichtig ist, dem ist nur begrenzt zu helfen.

Die Gründe, warum Menschen Drogen nehmen, sind so vielfältig, daß man sie nicht in einen Begriff wie «Sucht» pressen und diese dann pauschal zur Krankheit erklären kann. Was in der einen Gesellschaft als «Abhängigkeit» von psychothropen Substanzen und als «unkontrolliertes» Verhalten gilt, ist in der anderen ein wenig beachteter Teil des alltäglichen Lebens. Natürlich muß der Staat die Bürger und Bürgerinnen davor schützen, andere und sich selbst in Gefahr zu bringen – aber um welchen Preis? Die Definition dessen, was wir als «Sucht» verstehen, beantwortet immer auch die Frage, wie weit wir unsere eigene Verantwortung selbst in die Hand nehmen wollen oder das anderen überlassen.

Therapie – eine unendliche Geschichte

Das deutsche System der Drogenberatung hat eine merkwürdige Eigenart: Es erreicht nur einen geringen Prozentsatz der Adressaten. Nur ein knappes Viertel aller Heroin-Abhängigen, von den gelegentlichen Konsumenten ganz zu schweigen, taucht freiwillig in einer Drogenberatungsstelle auf. Die Klienten sind nicht selten enttäuscht von dem, was ihnen geboten wird: Die meisten kommen einmal, dann nie wieder. Offenbar nicht zufällig gibt es kaum Untersuchungen, die sich damit beschäftigen, ob Heroin-Abhängige die gängige Beratung akzeptieren.[32] Trotzdem behaupten gutmeinende Drogenexperten immer wieder, das Beratungsangebot sei unzureichend und müsse ausgebaut werden.

Nur einzelne Stimmen werden laut, die das System als Ganzes in Frage stellen. Der Kieler Arzt Gorm Grimm: «Insgesamt gesehen schaden die Drogenberatungsstellen mehr, als daß sie nützen.» Grimm hat anhand der Zahlen des Max-Planck-Instituts für Psychiatrie in München errechnet – dort melden die meisten Drogenberatungsstellen, wie viele Klienten sie hatten und was mit denen geschehen ist –, daß die «Erfolgsquote» bei maximal 0,5 Prozent liege.

Das hat seine Gründe, die zwar alle kennen, über die aber ungern geredet wird. Die ersten Drogenberatungsstellen richteten die freien Wohlfahrtsverbände in den siebziger Jahren ein, analog zu den Alkoholberatungsstellen. Die Behandlung der Sucht war bis dato Aufgabe der Mediziner oder der Psychiater gewesen. Die jedoch hatten kläglich versagt: Die Skepsis der Ärzte gegenüber der Drogensubkultur und deren Selbstverständnis führte eher dazu, daß die jugendlichen Konsumenten einen großen Bogen um Krankenhäuser und psychiatrische Kliniken machten, die eine «Entgiftung» anboten. Selbst einer der deutschen Abstinenz-Päpste, der ehemalige Berliner Landesdrogenbeauftragte Wolfgang Heckmann, gab zu, daß «spätestens ab 1973 die Bankrotterklärung für die Behandlungen in [psychiatrischen] Einrichtungen jedenfalls fachöffentlich war».[33]

Drogenabhängigkeit, so urteilten Fachleute Anfang der achtziger Jahre, sei nämlich nicht nur ein rein medizinisches Problem, sondern «in nahezu allen Fällen» die Folge von «subjektiver, sozialer und psychischer Misere», wobei «die soziale Misere die psychische Misere bedingt und nicht umgekehrt».[34] Deshalb wurden für die Rehabilitation zusätzlich andere Berufsgruppen eingespannt. Das Bundessozialgericht urteilte 1982: «Die Begriffe der medizinischen Rehabilitation und der Krankenhilfe erfassen auch die Leistungen von Sozialarbeit und Sozialpädagogik», die «ärztliche Behandlung ist nur ein Unterfall des Hauptfalles medizinischer Leistung. Diese erfordert jedoch nicht die stetige Mitwirkung des Arztes.»

Die einzigen, die immer in direktem Kontakt mit der Drogen-Subkultur gestanden hatten, waren die Fürsorger, eine Bezeichnung, die heute fast verschwunden ist. Dieser Berufsstand hatte sich seit 1970 gewandelt:

Voraussetzung war jetzt Abitur oder Fachabitur, die Absolventen der Ausbildung nannten sich Sozialarbeiter. Damit gerieten sie in Konkurrenz zu anderen Gruppen, die sich auch für die Behandlung von Drogenabhängigen zuständig fühlten, den Soziologen, Psychologen und Pädagogen. Jede dieser Expertengruppen trug ihr Scherflein dazu bei, warum und wie man der «Drogenwelle» begegnen könne. Die Sozialarbeiter fühlten sich als die, die die «Dreckarbeit» machten. Diese unbequeme Tätigkeit war aber meistens die eigentliche Hilfe für die Klienten. Viele Sozialarbeiter bildeten sich fort, um einen «therapeutenähnlichen Status» zu erlangen.[35] Die Kompetenz für eine Drogenberatung konnte, genau wie heute, nicht durch eine Ausbildung erworben werden, sondern nur durch die Praxis: learning by doing. Es gibt keinen Beruf «Drogenberater». Auf diesem Feld konkurrieren und profilieren sich allerlei Berufsgruppen, von denen jede einzelne genau zu wissen vorgibt, wie man mit Drogenabhängigen zu verfahren habe. Dementsprechend waren und sind die Ergebnisse.

Schon vor zwanzig Jahren klagten alle, die sich mit Drogenkonsumenten plagen mußten, über deren mangelnde Motivation. Die Bereitschaft zu einer Therapie, an deren Ende die Drogenfreiheit stehen sollte, war gleich null. Da niemand wußte, wo die auslösenden Faktoren für die «Sucht» zu suchen waren und worin sie bestanden, kam man auf den Gedanken, vorbeugend zu arbeiten. Je früher man «den Gefährdeten» aufspüre, desto eher könne man ihm helfen, so die Idee. Die Drogenberater wurden angewiesen, die potentiellen Klienten, die vielleicht irgendwann einmal Drogen probieren würden, dort aufzusuchen, wo sie sich «außerhalb der Familie» aufhielten. Auch das ging schief. Die Jugendlichen – auch die ohne Drogenprobleme – hatten Jugend-, Sozial- und Gesundheitsämter eher als repressive Behörden erlebt und weigerten sich standhaft, mit diesen Institutionen zu kooperieren.

Noch bis 1972 waren die Drogenberater von den Klienten äußerlich nur wenig zu unterscheiden: Das Mobiliar der Beratungsstellen entstammte häufig dem Sperrmüll, und theoretische Grundlagen der Arbeit waren so gut wie nicht vorhanden. Jeder wurschtelte vor sich hin, so gut es ging. Das sollte sich ändern – was das äußere Erscheinungsbild betraf –, als Geld ins Spiel kam. 1973 vergab der Bundesminister für Jugend, Familie und Gesundheit ein Forschungsprojekt an das Max-Planck-Institut für soziale Psychiatrie in München. Die Experten sollten herausfinden, welchen Mindestanforderungen eine Drogenberatungsstelle zu genügen hatte, um in den Genuß öffentlicher Gelder zu kommen. Diese Kriterien bezogen sich sowohl auf die Inhalte der Arbeit als auch auf die formale Struktur. Vorschrift wurden: schriftliche Unterlagen über das Konzept und periodische Berichte, Dokumentation der Maßnahmen (u. a. die sogenannten «Krankengeschichten»), tägliche Öffnung, zwei anwesende Mitarbeiter, von denen einer hauptamtlich Arzt, Psychologe oder Sozialarbeiter sein mußte, ein «Therapieraum», mindestens eine Fallbesprechung pro Woche und gelegentliche externe Kontrolle. Diese Vorschriften wurden bis heute mehrfach modifiziert, im Kern sind sie jedoch noch gültig. Offiziell hießen die Drogenberatungsstellen jetzt «Psychosoziale Beratungs- und ambulante Behandlungseinrichtung für Suchtkranke und Suchtgefährdete».

Wer sich diesen Kriterien verweigerte, wurde finanziell ausgeblutet. Durch die Konkurrenz um die Staatsknete gingen diejenigen Einrichtungen als Sieger hervor, die sich, was den Inhalt ihrer Arbeit anging, gefügig zeigten. In vielen Städten kam es zu Konflikten zwischen den Behörden und den Beratungsstellen, die andere Vorstellungen über ihre Aufgaben hatten. In Berlin zum Beispiel schlossen Mitte der achtziger Jahre mehrere Einrichtungen aus Protest gegen die staatliche Einflußnahme ihre Pforten. Wer sich dem alleinseligmachenden Glaubenssatz, daß nur die Abstinenz anzustreben sei, widersetzte, bekam Ärger. Die Behörden scheuten sich zum Teil nicht, Mitarbeitern von niedrigschwelligen Angeboten per Dienstanweisung zu verbieten, sterile Einwegspritzen an die Junkies zu verteilen – das sei «suchtverlängernd» –, obwohl die Gefahr, sich mit dem HI-Virus zu infizieren, immer größer wurde. Man ging für das Dogma über Leichen.

Wenige Jahre, nachdem die Mindestanforderungen formuliert worden waren, war genau das eingetreten, was die Gründer der Drogenberatungsstellen ursprünglich verhindern wollten; es hatten sich Institutionen entwickelt, die in den Augen der Junkies mit Behörden gleichgesetzt und daher auch nicht akzeptiert wurden.

Die wesentliche Aufgabe der Drogenberatungsstellen sollte sein (und ist es noch), den Drogenabhängigen entweder einen Platz im Krankenhaus zu vermitteln, wo sie entziehen können, oder/und sie einer Therapie-Einrichtung zuzuführen. Beides dauert in der Regel mehrere Wochen – bis ein Platz gefunden ist. Kompliziert ist auch die finanzielle Frage, da die «Entgiftung» normalerweise von den Krankenkassen bezahlt wird, die Rehabilitation, also die Therapie, jedoch von den Rentenversicherungen. Viele der verelendeten Junkies sind überhaupt nicht versichert, daher muß das Sozialamt einspringen. Heute kommt hinzu, daß auch die obligatorische «psychosoziale Betreuung» von Polamidon-Substituierten übernommen werden soll. Viele Einrichtungen sind zwar plötzlich gut besucht, aber mit dieser Aufgabe überlastet und weigern sich, Junkies neu aufzunehmen, was die von einigen wenigen einsichtigen Politikern geforderte Ausweitung der Polamidon-Programme konterkariert.

In Nordrhein-Westfalen hatte man das Dilemma erkannt, daß sich bei mehrmonatigen Wartezeiten die Motivation der Fixer, sich um einen Therapieplatz zu bemühen, nicht gerade erhöht. Deshalb initiierte man 1992 das Programm «Therapie sofort»: Jeder Heroinabhängige sollte innerhalb einer Woche eingewiesen werden können, falls er das wünschte. Zunächst war der Andrang stark. Die Medien berichteten mit großem Getöse über die Junkies, die doch bisher als behandlungsunwillig galten. Mittlerweile ist die Resonanz in der Szene abgeflacht. Die Suchtexperten sind kleinlaut geworden. Man hatte nämlich das wesentliche Problem nicht bedacht: Therapie-Einrichtungen haben keinen oder nur sehr geringen Erfolg.

Kaum jemand hat bisher den Mut gefunden, das offen auszusprechen. Journalisten, die zum Thema recherchierten, ließen – und lassen – sich in der Regel von der Selbstdarstellung der betreffenden Einrichtung blenden. Kritische Stimmen wurden seitens der Betreiber der Drogentherapien eingeschüchtert, ja mit Klagen bedroht.[36] Nur im «Spiegel-Spezial Rauschgift» aus dem Jahr 1989 war zu lesen: «Es gibt keine Drogentherapie, die diesen Namen verdient – sie taugen alle gleichermaßen wenig (oder nichts).» Das war zwar schon immer so, Drogentherapie gilt jedoch in der öffentlichen Meinung als die einzige Methode, mit dem Problem fertig zu werden. Die Junkies, die schon einmal das zweifelhafte Vergnügen hatten, mit therapeutischen Maßnahmen beglückt zu werden, die ein drogenfreies Leben zum Ziel hatten, wußten das besser. Warum sollte ein Heroin-Abhängiger also freiwillig etwas aufsuchen, was nichts nützt?

Die Hälfte aller Junkies, die eine Therapie-Einrichtung von innen gesehen haben, leugnen deren Einfluß auf ihren persönlichen Umgang mit Drogen; nur zehn Prozent der anderen Hälfte (also fünf Prozent von allen) gaben bei Umfragen an, ihr Drogenverhalten habe sich durch eine Therapie geändert. Ähnlich, wenn nicht gar noch schlechter, sieht die Erfolgsquote der Therapien insgesamt aus. Nur gut ein (!) Prozent aller Fixer wird in stationären Einrichtungen «erfolgreich im Sinne dauerhafter Drogenabstinenz und gelungener Reintegration behandelt».[37]

Natürlich läßt sich über diese Zahl streiten. Die Diskussion wird aber durch zwei Dinge erschwert: Niemand weiß, was als «Erfolg» zu werten ist, und keine der deutschen Drogentherapie-Einrichtungen hat bisher zugelassen, daß die hausgemachte Statistik extern von unabhängigen Fachleuten überprüft werden konnte – ein Zufall?

Kriterium für Drogenfreiheit ist, so der offizielle Konsens: Nur einmal in drei Monaten Konsum illegaler Drogen, also auch von Haschisch, pro Monat höchstens dreimal stärkerer Alkoholkonsum, keinerlei Kontakte zur Szene.[38] Dieses Prinzip ist selbst für diejenigen, die dem Konzept einer Therapie wohlwollend gegenüberstehen, abstrus und absurd. Da ein relevanter Teil der Bevölkerung zumindest gelegentlich Cannabis-Produkte konsumiert – in den deutschen Großstädten ist Haschisch faktisch legalisiert –, erfüllt diese hohen Voraussetzungen kaum jemand, den Autor eingeschlossen.

Fast alle Heroinabhängigen werden nach einer Therapie wieder rückfällig. Die Therapeuten mußten diese Tatsache zumindest in ihr Denksystem integrieren. Man durfte Drogentherapie nicht an sich in Frage stellen, weil das ja gleichzeitig den Verlust des Arbeitsplatzes zur Folge gehabt hätte. Deshalb wurde die Devise ausgegeben, Abbrüche seien «normal» und auch zu erwarten. Drogenabhängigkeit sei «von vielen Brüchen, Rückschlägen, erneuten Anläufen und erneuten Rückschlägen gekennzeichnet».[39] Aber je häufiger ein Junkie in einer Drogentherapie verweile, um so wahrscheinlicher werde, daß das Ziel – die völlige Drogenfreiheit – am Horizont auftauche. Diese kühne Theorie wird leider durch die Realität nicht bestätigt. Die Zahl der Entzüge in Eigenregie nimmt auffällig zu, die Therapiebereitschaft ab.

Deshalb operiert die Abstinenz- und Therapie-Lobby mit einem Verbundsystem, das alle Institutionen umfaßt, die Druck auf die Drogenkonsumenten ausüben können: Drogenberatungsstellen, Polizei, Justiz und nicht zuletzt die Therapie-Einrichtungen. Der Drogenabhängige soll den helfenden Maßnahmen und dem Quasi-Monopol der Abstinenz-Therapien nicht entwischen können. «Wichtig ist bei allen Hilfsmaßnahmen, daß immer dann, wenn eine Maßnahme auf einer höheren Stufe fehlschlägt, der betreffende Abhängige auf der niedrigeren Stufe der Rehabilitation und Motivation wieder aufgefangen wird, dem Netz der Hilfsmaßnahmen, dem Verbundsystem folglich nicht völlig entgleitet.»[40] Der Süchtige ist nämlich gefährdet – sprich: süchtig –, solange er lebt, und muß, so er nicht willig ist, Drogen und die Szene zu meiden, lebenslang therapiert werden, ob er will oder nicht.

Ein großer Teil der Therapie-Insassen, in manchen Einrichtungen mehr als die Hälfte, ist nicht freiwillig dort, sondern – nach einer Verhaftung wegen Vergehens gegen das Betäubungsmittelgesetz – durch den Richter vor die Alternative gestellt worden: Therapie oder Gefängnis (nach dem berüchtigten Paragraphen 35 im Betäubungsmittelgesetz). Da Drogenabhängige scheinbar nicht motiviert seien, müsse «sanfter» Zwang ausgeübt werden, um die Bereitschaft zur Therapie zu erhöhen. Der sieht in der Realität so aus, daß bei Bewährungsstrafen unter einem Jahr mit der Auflage, sich einer Abstinenz-Therapie zu unterziehen, die Bewährung häufig genug widerrufen wird, weil es den Junkies nicht gelingt, clean zu bleiben. Strafen über einem Jahr werden ohnehin nur sehr selten auf Bewährung ausgesprochen. Gorm Grimm behauptet sogar: «Ohne Strafandrohungen für Therapie-Abbrüche würden diesen deutschen Einrichtungen nahezu 100% der Klienten davonlaufen.»[41]

Bricht ein Junkie eine Zwangstherapie ab, muß die Einrichtung das an die Justiz melden, deren Mühlen beim Thema Drogen in der Regel recht zügig mahlen – es wird dann ein Haftbefehl ausgestellt. Die Einrichtungen haben sogar das Recht, ihre Insassen bei Fehlverhalten jederzeit auf die Straße zu setzen, was dazu führt, daß die entweder freiwillig ins Gefängnis gehen oder warten, bis die Polizei sie wieder aufgreift.

Sebastian Scheerer will die gängige Praxis der deutschen Justiz, den Grundsatz des Gesetzes «Therapie vor Strafe»[42] möglichst zu verhindern und nur in – geschätzt – einem knappen Drittel aller Fälle überhaupt eine Therapie zu ermöglichen, nur deshalb nicht einen «Skandal» nennen, weil er um die «Trostlosigkeit der tatsächlich angebotenen ‹Therapien› und ihre möglicherweise noch schädlicheren Auswirkungen» weiß.[43] Kritiker der Drogentherapien halten diese für «totalitäre Institutionen», die «einige unübersehbare Ähnlichkeiten mit Konzentrationslagern und politischen Umerziehungsanstalten aufweisen».[44] Die Insassen haben weniger Rechte als in Gefängnissen, Postzensur, Verbot jeglicher Außenkontakte in der Anfangszeit und demütigende Rituale der Entmündigung sind an der Tagesordnung. Ein kompliziertes Strafsystem sorgt für Ordnung, willige Ex-Junkies werden als «Kapos» eingesetzt und wachen über die Einhaltung der Anstaltsregeln. Für die Junkies, so die Kritik, gehe es nur ums Überleben, ihre Mitarbeit sei «reine Heuchelei». Wenn man den – in der Regel wissenschaftlich nicht begründeten – gruppendynamischen Firlefanz außer acht läßt, bleibt von der Praxis der «Drogentherapie» ein Skelett von Maßnahmen übrig, das sich nur unwesentlich vom klassischen «Arbeitshaus» unterscheidet: Arbeit macht drogenfrei.

Das gilt häufig auch für die Einrichtungen, die sich als «Selbsthilfeprojekte», manchmal verschämt, aber treffender als «Laientherapie» deklarieren. So auch für den Prototyp «Synanon», der auf den Anspruch, eine Therapie zu sein, ganz verzichtet hat und sich selbst – weit umfassender – eine «Lebensform» nennt. Dabei klingt der Grundgedanke der Einrichtung zunächst plausibel: Die Gründer von Synanon weigerten sich, ihre Drogenabhängigkeit als Krankheit zu sehen, die nur mit fremder Hilfe zu bewältigen sei. Von der klassischen Medizin erwarteten sie nicht viel. Trotzdem wollten sie sich mit ihrer Lage nicht abfinden. So gründete sich schon 1958 in den USA eine Selbsthilfegruppe nach dem Vorbild der «Anonymen Alkoholiker». Ihr Initiator, Chuck Dederich, schuf Wohngemeinschaften, die ohne Suchtmittel, ohne Gewalt, ohne Profit und ohne Privateigentum auskommen wollten. Heutige Abstinenz-Philosophen sprechen schwärmerisch davon, daß in diesen US-amerikanischen Synanon-Häusern «das frühere Leben auf der Scene keine Bedeutung» mehr hatte, «sondern nur die Gegenwart des Lebens und Arbeitens in der Gemeinschaft».[45] Nach diesem Vorbild gründete sich 1964 «Day-Top», 1967 das Projekt «Phoenix House». Im gleichen Jahr entstand in England die «Release»-Bewegung, die sich ähnlichen Zielen verschrieb.

Der US-amerikanische Zweig von Synanon geriet bald in die Schlagzeilen der Presse. Chuck Dederich entwickelte sich zu einem größenwahnsinnigen Guru, der seine «Drogentherapie» zu einer sektenähnlichen Organisation ausbaute. Erst als sich ein Gericht für seine Praktiken interessierte, wurde ihm das Handwerk gelegt. Dederich wurde verurteilt, weil er versucht hatte, einen Rechtsanwalt mit einer Klapperschlange zu ermorden. Der deutsche Zweig von Synanon distanzierte sich von der Mutterorganisation. Ingo Warnke, einer der Gründer von Synanon in Deutschland, über Dederich: «Ich habe viel von ihm gelernt. Doch heute dreht er durch.»

Anfang der siebziger Jahre gab es ein breites Angebot von «therapeutischen Wohngemeinschaften», deren soziologisches Outfit sich kaum von dem der Drogenszene unterschied. Die Ex-Junkies wurden kaum betreut, die Fluktuation war hoch, und eine große Anzahl der Gruppen stand permanent vor der Auflösung. Der Trend ging daher in die Richtung, die heute vor allem Synanon und Day-Top verkörpern: Härte, Härte und nochmals Härte, Arbeit und radikale Ablehnung der gesamten Lebensverhältnisse und der Subkultur der Abhängigen. Die eher libertinär ausgerichtete «Release»-Bewegung ist so gut wie verschwunden. Übriggeblieben sind die Einrichtungen, die sich an den Idealen der protestantischen Arbeitsethik orientieren und Disziplin, Selbstbeherrschung und Askese propagieren. Diese Ziele finden in Deutschland selbstredend eine starke Lobby, schon aus Gründen der kulturellen Tradition. Die drogenfreien Selbsthilfe-Therapien bewirken aber kaum mehr als die klassische, psychotherapeutisch ausgerichtete Drogentherapie, als deren Kritiker sie ursprünglich angetreten waren.

Kern der Synanon-Methode ist eine verbale «Angriffstherapie», die verniedlichend das «Spiel» oder «game» genannt wird. Die Junkies müssen ihren Charakter, ihr Verhalten und ihr bisheriges Leben radikal in Frage stellen lassen. Jeder bekennt sich, daß er sein Leben lang «süchtig» sein wird, also gezeichnet ist. Durch diese Gehirnwäsche soll die «wahre Person» zum Vorschein kommen, die «Maske», hinter der sich ein Drogen-Konsument verberge, zerstört werden. Das Gefühl, allein nichts zuwege zu bringen, wird durch die Identifikation mit der Gruppe ersetzt. Selbst Wissenschaftler, die diesem Experiment neutral gegenüberstehen, urteilen: «Entsprechend dieser Gruppenidentität wird das Mitglied von Synanon nach seiner erfolgreichen Umfunktionierung die Gemeinschaft von Synanon nur ungern verlassen, da er Befriedigung und Sicherheit ausschließlich in dieser Gemeinschaft findet.» Ein Motiv für den Junkie, bei Synanon zu bleiben, liege darin, daß er nur dort Status und Einkommen bekomme, was ihm in der «anderen Welt» wegen «deren Vorurteile, seiner kriminellen Vorgeschichte und auch wegen seiner mangelnden Qualifikation» nicht möglich sei.[46] Synanon demonstriere, daß die Therapie in geschlossenen Einrichtungen häufig nur zum Leben in diesem geschützten Milieu befähige.

Wissenschaftliche Erhebungen, ob dieser Ansatz den Drogenabhängigen helfen könnte, wurden von Synanon mit der Begründung abgelehnt, «die Patienten würden sich durch Erhebungen als Anstaltsinsassen fühlen».[47] Die Hälfte der Insassen verläßt in den ersten drei Monaten die Einrichtung. Ehemalige Mitglieder von Synanon schätzen, daß von den rund 1000 Aufnahmen pro Jahr nur ein Dutzend Drogenabhängige mehr als zwei Jahre durchhält. Synanon selbst kann einen «Erfolg» – die dauerhafte Abstinenz – nicht mit Zahlen belegen – oder will es nicht.

Die therapeutischen Wohngemeinschaften, die sich heute zu rigide organisierten und finanzkräftigen Institutionen entwickelt haben, sind ein uneheliches Kind der Studentenrevolte Ende der sechziger Jahre. «Der theoretische Ausgangspunkt der Selbsthilfe», schreibt Horst Brömer, «ist die These der gesellschaftlichen Determination der Persönlichkeit des Jugendlichen.»[48] Die Umwelt sei an der Drogensucht schuld, und wenn man nur wolle, könne man das ändern. Konsequent wird das «süchtige» Verhalten von der Subkultur und deren Werten abgeleitet, die die Drogen-Konsumenten prägten. Eine Prägung durch charakterliche Defekte, wie sie die Psychiatrie bei der Drogensucht annahm, lehnt man ab. Jeder fühlt sich sowohl als Therapeut wie als Patient.

Diese Prämissen entsprechen ungefähr denen des lerntheoretischen Ansatzes zur Erklärung der Drogensucht. Nicht der Konsum einer Droge sei das Wesentliche, sondern die Subkultur, in der es soziales Prestige bringt, «cool» zu sein und mit dem gefährlichen Stoff umgehen zu können. Deshalb müsse die Subkultur durch etwas anderes ersetzt werden. «Die strukturierende Kraft der Drogenszene», die den Fixer entweder cool oder hilfsbedürftig erscheinen lasse, werde «durch die strukturierende Kraft der Wohngruppe ersetzt». Ein Mittel dieser «Kraft» ist zum Beispiel der Initiationsritus der Aufnahme, der häufig an exorzistische Rituale erinnert: Der Neuankömmling muß alle Dinge, die an die Szene erinnern – wie Kleidung, Schmuck usw. – ablegen, bekennen wie ein reuiger Sünder, daß er schuldig und sein bisheriges Leben verfehlt ist, und Besserung und Mitarbeit schwören. Wie absurd diese Praxis ist, wenn jemand nur vor den Toren einer Drogentherapie erscheint, um dem Gefängnis zu entgehen, scheint einleuchtend. Drogentherapien, die ursprünglich die «Sucht» in Selbsthilfe bekämpfen wollten, indem sie auf lebenslange Abstinenz setzten, können zwar bei denen etwas bewirken, die sich freiwillig dieser Tortur unterziehen, in dem Wissen um das, was sie erwartet. Als allgemeingültiges Modell, wie man Abhängigkeit von psychothropen Substanzen «heilen» könnte, sind sie jedoch genauso gescheitert wie diejenigen Einrichtungen, die immer noch davon ausgehen, der Patient müsse von charakterlichen Defiziten befreit werden.

Das deutsche System der Zwangstherapie steht in Europa beinahe einzigartig da. In fast allen anderen europäischen Ländern ist Freiwilligkeit oberster Grundsatz bei der Behandlung Opiat-Abhängiger. Erschwert wird die Situation der Junkies in Deutschland noch dadurch, daß medikamentengestützte Therapien, wie zum Beispiel die Substitution mit

Codein oder Polamidon, viel seltener angeboten werden. Der Berliner Gerichtsmediziner Prof. Friedrich Bschor: «Der Gedanke liegt nahe, das deutsche Drogenfreiheits-Paradigma eher in der Nähe sybillinischer Kultvorschriften denn im Bereich empirischer Wissenschaft zu vermuten.»[49] Der einzige Erfolg dieser Kultvorschrift: Ein großer Teil der jugendlichen Drogenkonsumenten kommt mit dem Gesetz in Konflikt, wird vorbestraft und hat sich die Zukunft verbaut. Ein Krieg gegen die Jugend ist in vollem Gange, aber schon verloren: Die Zahl der Heroin-Abhängigen steigt immer mehr an, trotz aller repressiver Maßnahmen.

Mitarbeiter und Mitarbeiterinnen einer Justizvollzugsanstalt wandten sich 1992 mit einem verzweifelten Brief an die Öffentlichkeit: «Die vergangenen zwanzig Jahre des Vorrangs der Abstinenztherapie haben im Ergebnis dazu geführt, daß die Zahl der Drogenabhängigen weiter steigt, die Therapieeinrichtungen eine extrem niedrige Erfolgsquote aufweisen, die Verelendung in der Drogenszene weiter zunimmt und sich die Justizvollzugsanstalten zunehmend mit Drogenabhängigen füllen. In Vollzugsanstalten niedriger Sicherheitsstufe sitzen heute bereits mehr Drogenkonsumenten ein als wegen klassischer Eigentumsdelikte (wie Diebstahl) Verurteilte. Rechnet man hinzu, daß sich hinter vielen Verurteilungen wegen Eigentumsdelikten Beschaffungskriminalität von Drogengebrauchern verbirgt, dann gibt es bereits jetzt Anstalten, in denen mehrheitlich Drogenkonsumenten ‹zwischengeparkt› werden.»[50]

Doch was ist das Fazit? Die Diskussion um Drogen und Therapie krankt daran, daß sie in der Regel den bloßen Konsum, die körperliche Abhängigkeit und unkontrolliertes Suchtverhalten auf eine Stufe stellt. Niemand wird bestreiten, daß Heroin-Abhängige oft therapiebedürftig sind. Das ist häufig eine Folge der desolaten Situation, in die sie nicht zuletzt die Kriminalisierung der Droge gebracht hat. Die repressive Drogenpolitik in der Bundesrepublik habe, sagt Jan Heudtlass von der Klinik für Psychiatrie und Neurologie in Lengerich, «in den vergangenen Jahren die Entwicklung einer zunehmenden Verelendung begünstigt und gefördert, was möglicherweise von ihren Erfindern nicht beabsichtigt gewesen ist».[51] Die Folgen: Ausweitung der Aids-Infektionen in der Drogen-Subkultur und die «Erreichung der westeuropäischen Spitzenstellung für die Bundesrepublik bei der Anzahl der Drogentoten».

Die Einrichtung CLEANOK in Lengerich praktiziert ein Konzept, das in Deutschland bis jetzt einmalig ist. Motto: «Warmer Entzug in warmer Atmosphäre.» Es geht primär nicht um das hehre, aber zunächst unerreichbar scheinende Ziel der Abstinenz, sondern um pragmatische Schadensminimierung und akute Krisenintervention. Die Junkies können mit Polamidon «ausschleichen»*. Der zweite Teil der fünfwöchigen Therapie, nach dem Entzug, besteht in die Wiederherstellung der Gesundheit durch Behandlung der Folgeschäden des Konsums und der Lebensbedingungen der Heroin-Abhängigen wie Infektionen und anderen Krankheiten. Jan Heudtlass: «Wir verzichten in diesem Rahmen auf konfrontativ-aufdeckende psychotherapeutische Verfahren. Vielmehr stehen begleitende, stützende Verfahren im Kontext des Entzugsprogramms: Akupunktur, Hydrotherapie, Massage, Bewegungstherapie, ein ergotherapeutisches Angebot.» Einige Angebote sind freiwillig, andere obligatorisch. Daneben gibt es geschlechtsspezifische Angebote in Gruppen- und Einzelform.

Der zeitweilige Ausstieg aus der Drogenkarriere soll eine Initialwirkung haben und die Resignation aufbrechen, die bei vielen Junkies nach gescheiterten Therapien und einer Vielzahl von Entzügen in Eigenregie vorherrscht. Man müsse sich wundern, sagt Heudtlass, wie «gern» die Therapeuten die häufigen Selbstmordversuche mit einer Überdosis übersähen – «im Rahmen von Verdrängungsmechanismen». Der überwiegende Anteil der Klienten verfüge jedoch «über einen mehr oder weniger stark ausgeprägten Gesundungs- und Genesungswillen». Das Konzept setze «eher mittelfristig» darauf, daß sich der Ausstiegswunsch verstärkt – aber ohne angedrohten Zwang. Man verzichtet auf «gebetsmühlenartige Appelle an die Willenskraft». CLEANOK erfreut sich mittlerweile einer so hohen Akzeptanz, daß die Warteliste mehrere Monate beträgt, vor allem bei denen, die noch nie bei einer Drogenberatungsstelle aufgetaucht sind.

Die Frage ist also, *was* therapiert werden soll: Der Drogengebrauch selbst? Oder muß man versuchen, ein risikobewußtes und kontrolliertes Verhalten zu erreichen – und ist das überhaupt möglich?

Neben der Gruppe von Junkies, die sich in bestimmten Phasen «zuknallen», also alles konsumieren, was irgendein euphorisches Gefühl bewirkt, gibt es die gelegentlichen Konsumenten von Heroin, die nur in bestimmten Situationen und kontrolliert die Droge benutzen. «Kontrol-

* «Ausschleichen»: Heroin wird durch Polamidon ersetzt, das Medikament dann langsam herunterdosiert; vgl. den Abschnitt «Ausschleichen von Opiaten» im praktischen Teil dieses Buches.

liert» heißt, daß sie eine physische Abhängigkeit, die sich in Entzugssymptomen äußert, vermeiden. «Kontrollierter» Umgang kann auch heißen, zwar abhängig und deshalb gezwungen zu sein, regelmäßig Heroin zu rauchen, zu sniefen oder zu injizieren, aber sozial unauffällig zu leben. Das ist eine finanzielle Frage, aber auch eine der intakten sozialen Situation: Ob man die Distanz zur kriminalisierten Szene wahren kann, ob man sein Geld rational einteilt, ob man andere Dinge wie Arbeit oder Freizeitgestaltung für wichtiger hält, ob man die Droge nicht zur Krisenbewältigung oder zur Selbstbelohnung benutzt. Es gibt eine große Anzahl von Personen – die berühmte «Dunkelziffer» –, die es geschafft haben, «den Drogengebrauch in konventionelle Lebenskontexte zu integrieren und ihren Opiat/Kokaingebrauch auf einem Level zu verwalten, der in der Regel weit unterhalb einer physischen Abhängigkeitsschwelle liegt.»[52] Heroinabhängigkeit laufe nicht «natürlich» in Richtung Verelendung oder Abstinenz. Drogengebraucher seien, so eine neue Untersuchung, «nicht generell behandlungsbedürftig und handlungsunfähig. Die Chancen zum selbstorganisierten Ausstieg sowie zur Etablierung regelorientierter, nicht dysfunktionaler Gebrauchsmuster werden von nicht wenigen selbst unter kriminalisierten Lebensbedingungen genutzt.»[53]

So gut wie nie gelingt es aber zu Beginn der Drogenkarriere, mit einer stark euphorisierend wirkenden Substanz wie Heroin so umzugehen, daß der Abstieg in die «Szene» vermieden wird. Das Einstiegsalter liegt in der Regel um zwanzig, wenn nicht erheblich darunter. Nur sehr wenige Fixer haben erst später mit der Droge begonnen, die meisten der Älteren sind von Alkohol auf Heroin umgestiegen. *Wie* jemand eine Droge gebraucht, ist offenbar abhängig von seiner persönlichen Entwicklung und Situation.

US-amerikanische Forschungen, zu denen es in Deutschland kaum Parallelen gibt, bestätigen, daß sich die Abhängigkeit von Heroin nach einem Zeitraum von gut zehn Jahren von selbst erledigt – in der Regel am Ende des dritten oder zu Anfang des vierten Lebensjahrzehnts. Dieser Prozeß wurde unter dem Begriff «maturing out» («Herauswachsen») in die Forschung eingeführt. Der Berliner Gerichtsmediziner Prof. Friedrich Bschor hat als einer der ersten Wissenschaftler Langzeitbeobachtungen von Heroin-Konsumenten angestellt. Sein Fazit: Es handele sich bei der Opiat-Abhängigkeit um eine «passagere [vorübergehende] Störung», die sich selbst begrenze. Die Sterblichkeit sei bei ungefähr zwei Prozent im Jahr anzusetzen und «vergleichbar Herzkranker im mittleren Lebensalter».[54] «Die in der Öffentlichkeit verbreitete Vorstellung eines extremen Ausmaßes der Sterblichkeit Drogenabhängiger trifft nicht zu.» Die Störung sei zwar langwierig, doch das von amerikanischen Autoren beschriebene «maturing out» «läßt sich auch bei uns bestätigen».

Diese These wird durch neueste Forschungen auch in Deutschland untermauert. Ein wissenschaftliches Projekt der Universität Münster hat die Bedingungen untersucht, unter denen Drogenabhängige sich selbst heilen. Zwang- oder Strafandrohung wirken offenbar wenig, selbst der Druck durch das soziale Umfeld – wie Freunde oder die Eltern – «spielen eine untergeordnete Rolle».[55] Wenn eine Therapie nicht akzeptiert werde – was bei der heute gängigen Alternative «Gefängnis oder Therapie» die Regel sein dürfte, sei ohnehin, so die Untersuchung, der Rückfall vorprogrammiert.

Einer der wichtigsten Faktoren, die zum Ausstieg motivieren, ist die Veränderung der Selbstwahrnehmung. Der oder die Abhängige sehen sich selbst und die Folgen der Abhängigkeit realistischer. Dieser Moment wird in der US-amerikanischen Forschung als «Naked-Lunch-Erfahrung» bezeichnet. Der oder die Abhängige wollen ihr Leben bewußt gestalten und kontrollieren, sehen aber ihren Drogenkonsum als Hindernis dafür. Sie setzen sich mit ihrer Situation auseinander: Ein sogenannter «retroaktiver Sozialisationsprozeß» kommt in Gang. Entschluß und Ausstieg erfolgen nicht spontan und plötzlich, sondern sind ein Prozeß. In vielen Fällen spielen Personen, denen der oder die Heroinabhängige vertrauen und die sie unterstützen, eine ausschlaggebende Rolle.[56]

Die Folgen der geplanten Abstinenz müssen einen hohen Wert haben, damit sich die Anstrengung lohnt: Prestigegewinn, eine höhere Selbstachtung und -bewertung sowie materielle Perspektiven. «Die Übernahme sozialer Etikettierungen wie einmal süchtig – immer süchtig blokkiert in einigen Fällen sogar selbstorganisierte Ausstiegsprozesse und deren Stabilisierungen gravierend.»[57] Ein Fazit, das den «Laientherapeuten» à la Synanon gar nicht gefallen wird.

Tagebuch einer Drogentherapie

Mein erstes Treffen mit Vera findet – im Herbst 1991 – unter konspirativen Vorzeichen statt, fast wie in einem zweitklassigen Kriminalroman. Eine Bekannte in Berlin empfiehlt mich, wir verabreden uns in einem Café in einer Großstadt im Westen Deutschlands, ohne daß ich den Namen meiner Gesprächspartnerin wissen darf. Sie fährt in einem japanischen Kleinwagen vor, setzt sich zu mir und sagt: «Nenne mich Vera.» Vera ist 26, Medizin-Studentin und hat gerade ihr Physikum mit Erfolg abgeschlossen. Das Außergewöhnliche an ihr: Sie ist seit elf Jahren heroinabhängig. Niemand, außer wenigen engen Freunden, weiß davon, und wenn der Sachverhalt publik würde, wäre ihre berufliche Karriere erledigt. Vera ist Teil der großen Dunkelziffer derjenigen, die mit der Droge kontrolliert umgehen. Sie taucht nicht «auf der Szene» auf, und wenn ihr das Geld für Heroin fehlt, substituiert sie sich mit dem Hustenmittel Remedacen, das das Opiat Codein enthält. Als sie mehrere Monate ausschließlich Codein nahm, bestand sie ihre Führerscheinprüfung. Bis heute ist sie unfallfrei gefahren, trotz ihrer Drogenabhängigkeit.

Vera war in einigen Therapie-Einrichtungen und hat sich geschworen, sich freiwillig nie wieder in die Hände von Drogentherapeuten zu begeben. Bei unserem zweiten Treffen erklärt sie sich bereit, mir ihr Tagebuch zu zeigen, das sie während einer Therapie führte und vor dem Verlassen der Einrichtung hatte abgeben müssen. Nur durch einen glücklichen Zufall – sie kam in persönlichen Kontakt mit einem Mitarbeiter – ist es wieder in ihre Hände gelangt. Das Tagebuch gehörte zum Pflichtprogramm der Drogentherapie. Sie schrieb es unter der Voraussetzung, daß die Therapeuten jederzeit Einblick nehmen konnten und das auch taten – um sich über den «Fortschritt» der Entwicklung zur Drogenfreiheit zu informieren. Ich mußte versprechen, alle Passagen – die stark gekürzt sind – so zu verändern, daß nichts auf Veras wahre Identität hindeutet. Vera gibt mir auch noch einige Briefe an Freundinnen, die sie aufgehoben hat, von deren Inhalt die Therapeuten aber nichts wußten. Briefe und Tagebuch sind aus dem Jahr 1983.

Bei unseren Gesprächen schildert Vera mir die Vorgeschichte ihrer

Drogenkarriere. Als kleines Kind war sie der Mittelpunkt der Familie. Ihr Vater ist ehrgeizig, stellt hohe Anforderungen und bringt ihr Lesen und Schreiben noch vor der Einschulung bei. Sie überspringt gleich die erste Klasse. Vera gilt als «etwas Besonderes». Sie fühlt sich in der Klasse nicht heimisch. Ihre Eltern schirmen sie von der Außenwelt ab, sie darf nur sehr selten ihre Freundinnen besuchen.

Als sie auf ein Gymnasium kommt, verschlechtern sich ihre Noten. Sie traut sich nicht nach Hause, weil ihr Vater sie regelmäßig verprügelt, wenn die Zensuren nicht seinen Vorstellungen entsprechen. Sie plant wegzulaufen, zusammen mit einer Freundin, und setzt dieses Vorhaben bald in die Tat um. Als die Eltern sie mitten in der Nacht finden, machen sie sich über Vera lustig, der Vater schlägt sie. Vera fängt an, «trotzig zu reagieren und kein Vertrauen mehr zu haben». Mit der Zeit wird sie immer verzweifelter und denkt oft über Selbstmord nach.

Die Eltern schicken sie zu Nachhilfestunden. Vera fühlt sich allein und orientierungslos und sieht sich nach Freunden um. Sie lernt «Freaks, Tramps und außergewöhnliche Menschen» kennen, bei denen sie das Gefühl hat, «aus der Monotonie von Schule, Noten, Eltern wenigstens zeitweise herauszukommen». Sie ist überzeugt, mit diesen Leuten zusammen könne sie «Geborgenheit, Offenheit, Verstehen, Zugehörigkeitsgefühl und Wärme» erleben. Sie fängt an zu kiffen. Es gefällt ihr, daß sie unter dem Einfluß der Droge nicht mehr alles so verbissen sieht, daß sie sich selbst nicht mehr unter Druck setzt.

Vera verläßt ihr Elternhaus und wohnt eine Zeitlang bei vier jungen Männern, für die sie «Kumpel» ist, die «die Kleine» beschützen und trotzdem respektieren. Als sie ihre Eltern besucht, bedroht ihr Vater sie mit einem Messer und kündigt an, er werde sie umbringen, wenn sie jemals wieder weglaufe. Von diesem Tag an muß sie direkt von der Schule nach Hause kommen, die Mutter stellt ihr das Mittagessen hin und geht zur Arbeit, nicht ohne Vera zuvor einzuschließen. Der Vater zwingt sie, seinen Phantasien darüber zuzuhören, auf welche Weise er sie umbringen würde. Immer wieder prophezeit er ihr: «Du endest ja eh in der Gosse.» Vera wird zunehmend depressiv und verängstigt. In der Schule hat sie Probleme, das Klassenziel zu erreichen.

Vera wendet sich in ihrer Not ans Jugendamt, weil sie sich völlig ausgeliefert fühlt. Sie darf jedoch ohne Einwilligung der Eltern nicht ausziehen. Dann macht sie sich heimlich einen Schlüssel nach und fährt des Nachts in die Stadt. Dort lernt sie Axel kennen, der sie wie ein großer

Bruder behandelt. Er wirkt selbständig und ausgeglichen, und Vera glaubt, sich anlehnen zu können. Axel ist 13 Jahre älter als Vera und heroinabhängig. Da keiner aus ihrer «Hippie-Familie» von Haschisch süchtig ist, meint Vera, das sei auch bei Heroin so. Das Gefühl, als sie zum ersten Mal die Droge probiert, gefällt ihr. Sie überschätzt sich: «Ich dachte, ich könnte es jederzeit lassen.» Erst nach zwei Jahren Heroinkonsum spürt sie zum ersten Mal Entzugserscheinungen. Zunächst findet sie das nicht besonders dramatisch. «Aber wenn man erst merkt, daß man süchtig ist, ist es zu spät.»

Als Axel zum ersten Mal verlangt, daß sie bei ihm schlafen soll, rennt sie weg und meldet sich nie wieder. Sie empfindet dieses Begehren als «Vertrauensbruch».

Als Vera 15 ist, fliegt sie von der Schule. Zu Hause wird sie von ihrem Vater gewürgt. Vera flieht und will nach Berlin. In einer nahegelegenen Großstadt, wo sie Zwischenstation macht, fällt sie einem Mann in die Hände, den sie aus der Szene flüchtig kennt. Der «verkauft» sie an vier Männer, die sie einsperren, mit Messern bedrohen, würgen, erniedrigen und zuletzt vergewaltigen. Vera kann sich an diese Situation kaum mehr erinnern, sie hat sie so verdrängt, daß sie nicht mehr weiß, was davon wahr ist und ob es überhaupt wahr ist.

In Berlin wohnt sie in einem Haus, wo fast alle Mieter, in der Mehrzahl junge Leute, heroinabhängig sind. Zusammen mit einer anderen Frau beginnt sie, anschaffen zu gehen. Sie empfindet Männern gegenüber nur Haß und ist überzeugt, zwischen Männern und Frauen könne es ausschließlich ums Geschäft gehen.

Vera bekommt Besuch aus ihrer Heimatstadt, Freunde, die politisch engagiert sind. Diese überreden sie, Berlin zu verlassen. Zurück bei ihren Eltern, hält sich Vera mit Dealen über Wasser. Niemand weiß, daß sie heroinabhängig ist. Sie macht sogar den Realschulabschluß. Danach weiß sie nicht weiter. Freiwillig beginnt sie eine Therapie, doch nach sechs Wochen bricht sie ab. Sie empfindet einen zu starken Druck und eine rigide Hierarchie: «Die wollten meine Persönlichkeit zerstören und dann neu aufbauen», sagt sie.

Als sie zum ersten Mal eine eigene Wohnung gefunden hat und ihren Eltern erklärt, sie werde endgültig ausziehen, reagiert ihr Vater mit einem Tobsuchtsanfall. Vera hat sich eine Pistole besorgt und hält ihn in Schach.

Sie wohnt zusammen mit einer Freundin. Die beiden Frauen gehen anschaffen, dealen, begehen Einbrüche. Nach einem Jahr wird Vera verhaftet. Sie fühlt eine ohnmächtige Wut und malt sich immer wieder ihre Flucht aus. Der Richter stellt sie vor die Alternative: Gefängnis oder Therapie. Vera will in die Drogentherapie, in der sie schon einmal war. Schon nach zwei Monaten wird sie rückfällig und flieht aus der Einrichtung. Draußen trifft sie ihre Freundin, doch sie kann nichts mehr mit ihr anfangen. Vera macht sich nur noch «zu».

Nach wenigen Tagen kehrt sie, zusammen mit einem anderen Junkie, in die Therapie-Einrichtung zurück, wird aber nach einer guten Woche wieder rückfällig. Sie überlegt sich, daß sie nur noch eine Chance hat. Die Kostenübernahme durch die Krankenkasse gilt nur für drei Versuche. Vera hat kein Zuhause mehr, keine wahren Freunde, nur die Droge. Noch einmal kehrt sie in die Einrichtung zurück, diesmal mit dem festen Vorsatz, es zu schaffen. In ihrem Lebenslauf, den sie vorlegt, schreibt sie, daß sie sich um ein Praktikum in einem Buchladen beworben habe, wo sie hoffe, sich mit engagierten Frauen austauschen zu können. Gleichzeitig schickt sie einen Bewerbungsbogen an die Lufthansa, um Stewardess zu werden, und informiert sich über den Beruf «Hotelfachfrau». «Ich habe sehr viele Sachen vor und muß aufpassen, daß ich nicht alles auf einmal mache.»

In der Therapieeinrichtung leben rund 30 Drogenabhängige, betreut von einem halben Dutzend Psychologen, Sozialarbeitern, Therapeuten und Ex-Junkies. Vera wird – zunächst für vier Wochen – einer Anfängergruppe zugewiesen, die sich «Stufe eins» nennt. Private Dinge muß sie abgeben, Schminken, Schmuck und alles, was auf «die Szene» hinweisen könnte, sind verboten. Geraucht werden darf nur im Gruppenraum. Kaffee ist morgens, Tee nur abends erlaubt. Alkohol – auch Rumkugeln oder Amaretto-Eis – ist verboten, ebenso wie das Hören bestimmter Musik. Dafür gibt es eine «Index-Liste», anhand derer man sich informieren kann. Weitere Regeln in der Anfängerzeit:

«1. Kein Briefempfang und -abschicken; ausgenommen sind dringende bzw. amtliche Schreiben. Die Post wird von den Betreuern gelesen.

2. Das Innere der Therapie-Einrichtung darf nicht ohne Betreuer oder Angehörige der Stufe zwei verlassen werden.

3. Kein Telefonkontakt.

4. Kein Besuch.

5. Kein Bargeld, kein Taschengeldkonto.

6. Keine sexuellen Beziehungen, da der therapeutische Prozeß des einzelnen hiervon meist behindert wird.»

Zum Kennenlernen dient in der Einrichtung das «Seminar». Es findet einmal im Monat statt. Im «Seminar» entscheidet sich, ob jemand endgültig aufgenommen wird. Vera muß vor allen ihren Lebenslauf schildern und kommentieren lassen. Jede Woche findet ein «Encounter-Spiel» statt, das der Aggressionsabfuhr dienen soll, täglich eine Gruppensitzung. Zweimal in der Woche gibt es eine «Therapie»-Sitzung, einmal zwei Schulstunden zur Weiterbildung.

Auf dem Gang des Haupthauses steht ein Stuhl, auf den jeder und jede, über den oder die sich jemand geärgert hat, «gesetzt» wird: «Du hast dein Geschirr vergessen», «du hast dich nicht genug beim Frühsport beteiligt», «du hast versucht, die Gruppe zu verarschen.» Manchmal bleiben der «Sünder» oder die «Sünderin» stundenlang auf diesem Stuhl sitzen, damit sie darüber nachdenken können, was sie angestellt haben. Dann werden er oder sie von allen anderen wegen der Verfehlung oder des Regelverstoßes kritisiert. Auf die Vorwürfe darf nichts erwidert werden, man soll «es wirken lassen».

Falls nach einigen Wochen in «Stufe eins» therapeutische «Erfolge» zu beobachten sind, dürfen die Zöglinge die Aufnahme in die Zwischenstufe beantragen. Voraussetzung ist ein Gespräch mit der jeweiligen Gruppe und dem Psychologen-Team. Für die dann folgende «Stufe zwei» sind eine weitere Bewerbung und ein Gespräch notwendig, das gleiche gilt für die letzte «Stufe drei». Die Drogenabhängigen, die «Stufe zwei» erklommen haben, wohnen nicht mehr im Hauptgebäude, sondern in Kleingruppen in einem anderen Haus. Wird einer aus diesen Gruppen beim Drogenkonsum ertappt, müssen die anderen ihn denunzieren, oder alle werden der Einrichtung verwiesen. Wer aus «Stufe eins» einen Angehörigen der «Stufe zwei» besuchen will, muß ein «Besuchsprivileg» beantragen.

Tagebuchaufzeichnungen

Einige Tage im November

Gestern bin ich mit gemischten Gefühlen hier angekommen: Auf der einen Seite traurig, weil ich mich von vielen Leuten verabschieden mußte, ansonsten aber froh, daß es doch noch geklappt hat. Es war komisch, schon wieder von vorn anzufangen. Es ist, als wäre ich nur ganz kurz weggewesen: Ich bin sicher, daß meine Entscheidung richtig war.

Gestern war ich mies drauf. Ein Horror-Traum hat mich verfolgt. Ich war aggressiv, genervt und kraftlos, hatte Bauchschmerzen, Kopfschmerzen, Übelkeit, Durchfall. Das Encounter-Spiel hat mich nachdenklich gemacht, auch das Gespräch mit Bernd. Ich bin immer noch schwindelig. Ich bleibe im Bett und warte ab, anstatt mich durch die Landschaft zu schleppen. Das stinkt mir total, ich wollte unbedingt mit den anderen ins Theater gehen.

Heute schon wieder Kücheneinsatz. Das wird langsam ätzend, täglich ohne Unterbrechung ein Essen nach dem anderen. Bis mittags war ich gut drauf, dann eine Stunde abgelegt, dann ging es mir immer mieser. Gute Gespräche. Abends habe ich gemerkt, daß die Gruppenstimmung total aggressiv ist. Bisher kein Ärgernis.

Gestern Therapie, mies draufgekommen, war irgendwie nicht richtig beteiligt, habe nur zugehört und nachgedacht. Beim Spülen wurde meine Laune auch nicht besser. Dann eine Großgruppe mit allen – übel. Dopemäßig *[Dope: Heroin oder andere illegale Drogen]* hat es mich nicht angemacht, aber ich finde es schade, daß Christine abgebrochen hat und weg ist. Heute morgen ein astreines Frühstück, dann eine Verabredung zum Kleiderfärben. Mir geht es bestens.

Ein superguter Tag. Ausgeschlafen, geredet, gefärbt, gemalt, Skat gespielt, Märchenstunde, ich habe mich wohl gefühlt. Das wirkt noch nach, alles ist rosa mit kleinem Kälteschock.

Das Team hat mein Seminar, das für Samstag feststand, verschoben. Wenn die Gruppe dagegen gewesen wäre, hätte ich das akzeptieren können – aber so? Beim Gruppengespräch habe ich eine unheimliche Wut im Bauch gehabt.

Insgesamt war die Woche gut. Ich finde, daß ich es gerafft habe, zu den «alten» Leuten, denen ich mehr vertraue, und den Leuten, die ich noch nicht kannte, einen guten Draht zu finden. Gute Gespräche mit Bernd.

Gestern ging es voll ab in der Küche. Morgens habe ich akkordmäßig zehn Kilo Zwiebeln zerpflückt, mittags einen Kuchen total danebengehauen – Frust! Abends noch mal Küche. Ich war genervt. Ich habe das Gefühl, ich brauchte Urlaub. Nachtschicht, Frühschicht, schon wieder in der Küche. Ich hasse es, wenn ich zwischen Frühstück und Hausroutine (Putzen, Abwasch und so weiter) wegen des Frühstücks duschen muß. Haß! Der einzige Trost ist die Schule. Dann die Hiobsbotschaft, daß die Schule heute ausfällt. Noch mehr Haß. Heute die Sache mit Bernd – wie ein Vorschlaghammer. Erst habe ich mich mit ihm über Gott und die Welt unterhalten. Er war gut drauf. Ich hatte üble Bauchschmerzen und legte mich hin. Bernd wollte für mich den Hausrundgang machen. Und dann aus heiterem Himmel so ein Schock: Er ist aus der Therapie abgehauen. Einfach weggegangen. Das macht mich total traurig. Im Gruppengespräch habe ich mich in ihn hineinversetzt, es lief wie ein Film ab. Habe auch an meine eigenen Rückfälle gedacht.

Dezember
Starke Kopf- und Unterleibsschmerzen. Außer ein paar Unterbrechungen den ganzen Tag im Bett. Groll, und das am langersehnten Wochenende. Aber gute Gefühle zu Klaus. Saßen zusammen am Bett mit Wunderkerzen. Habe mich tierisch gefreut, daß er sich gefreut hat über unser Zusammensein. Gestern waren meine Eltern zu Besuch. Lieb waren sie, fast zu lieb. Haben Chaos in mir ausgelöst.

Klaus war gestern noch spät bei mir, als die anderen den Film ansahen. Wir haben ein bißchen geschmust. Dann stürmte Werner rein und setzte uns auf den Stuhl. Er sagte, wir kennten doch die Regeln. Falls wir uns daran nicht halten würden, sollten wir uns überlegen, was wir überhaupt noch hier wollten. Ich bin – wie immer «auf dem Stuhl» – aggressiv geworden. Dann, nach einer Ewigkeit, mußten wir einzeln zu den Therapeuten. Ich schlafe nicht mit Klaus! Nicht, weil es verboten ist, sondern weil ich es jetzt nicht will. Ich finde es beschissen, daß hier schon wieder, wie bei meinen Eltern, gilt: Das darf man nicht, das ist verboten, das ist schlimm. Das ist halt so ein Ding von mir und ist mir auch peinlich. Auf jeden Fall habe ich Klaus wahnsinnig lieb! Ich darf bald eine Nacht mit ihm verbringen!

Wer in der Therapie-Einrichtung eine Partnerbeziehung aufbauen möchte, muß ein sogenanntes «Partnerschaftsprivileg» (PP) beantragen.

Wird der Antrag prinzipiell bewilligt, muß das «Privileg» jedoch am jeweiligen Abend, den man zusammen verbringen möchte, erneut von der gesamten Gruppe bestätigt werden. Das PP dient den Therapeuten als Druckmittel: Wer krank ist und/oder sich aus der Gruppe zurückzieht, hat sein «Partnerschaftsprivileg» für den Abend verwirkt. Der Beschluß wird der Gruppe verkündet, wenn sie in Reih und Glied auf dem Flur angetreten ist.

Neujahr
«An das Privilegiengremium: Hiermit beantrage ich, wenn meine Eltern zu Besuch kommen, daß ich mit ihnen, mit Klaus und seinen Eltern im näheren Umkreis essen gehen darf. Ich würde mich auch freuen, zusammen mit ihnen draußen Klaus' Geburtstag feiern zu können. Ich beantrage auch, da ich nun schon vier Monate Therapie mache, seit zwei Monaten hier bin und mich als stabil genug einschätze, mit der Verantwortung dieses Privilegs umgehen zu können: Ich möchte die Möglichkeit haben, mit meinem Taschengeld selbst einkaufen zu gehen.»

Januar
Gestern war, außer Zahnweh, alles klar bei mir. Dann der Rausschmiß von zwei Leuten. Vor vollendete Tatsachen gestellt zu werden, ist in so einem Fall auf jeden Fall Mist und ein blödes Gefühl. Bei mir lief der Film ab, wie ich selber rausgeflogen bin. Ich fand die beiden o. k., obwohl ich nicht so viel mit ihnen zu tun hatte. Ich fühle mich schlecht, wenn ich mir vorstelle, daß sie jetzt wieder auf der Szene hängen. Aber das muß ich wohl akzeptieren.

Klaus habe ich so lieb, daß ich mir nicht mehr vorstellen kann, daß er nicht mehr bei mir ist. Ich weiß gar nicht, was ich mit meinen Gefühlen anfangen soll. So ein tiefes Vertrauen habe ich noch nie kennengelernt. Ich bin mir sicher, daß ich mit ihm zusammen ein Zimmer will.

Gestern der totale Punk mit einem Therapeuten. Er hat meinen Wunsch abgelehnt, mit Klaus wieder mal eine Nacht zu verbringen. Ich habe ja die Zusage bekommen, es in derselben Nacht machen zu können, habe es aber verschoben, weil am Wochenende mehr Zeit ist. Dann kam er und verbot mir das. Ich war erschrocken, als Klaus einen Wutausbruch hatte. Abends hatte ich mit ihm eine kleine Auseinandersetzung.

Ich komme mir langsam vor wie vom Wahnsinn umzingelt. Meine Eltern waren da, wie immer ziemlich filmmäßig. Ich kann nichts mit ihnen anfangen. Sie reden die ganze Zeit auf mich ein. Irgendwann bin ich dann kaum noch aufnahmefähig. Ich habe ziemlich apathisch dagesessen. Gelähmtes Denkvermögen, weiß nicht, was ich von allem halten soll. Finde wichtig, daß die Gruppe sich zusammen überlegt, was abgeht und was geändert werden muß, daß die Angst, die viele haben, abgebaut wird.

Gestern ging es mir mies, der lausige Trott. Gedanken an Dope! Ich lasse meine Aggressionen nicht so richtig raus, weil ich zuviel nachdenke. Ich muß spontaner reagieren. Und mein Bild von einer Frau, die sich um Himmels willen auf keinen Fall unterkriegen lassen darf – von einem Mann sowieso nicht, also auch keine Schwäche! Ist toll, wenn ich mit Klaus darüber rede. Wir haben jetzt ein gemeinsames Zimmer, ist mit der Gruppe abgesprochen: Wir fühlen uns wohl dabei.

Heute Abbruch von Jochen, Michael und Birgit. Viele haben gemerkt, daß was mit ihnen nicht stimmte, aber nicht reagiert. Jeder ist mit sich selbst beschäftigt, viel Arbeit. Jeder achtet auf die Leute, zu denen er einen Bezug hat, und wenn dann beim Ansprechen Abwehr zu spüren ist, war es das. Zieht mich nicht runter, ist aber schade.

Gestern Maloche, Maloche. Spannungen. Ich habe erfahren, daß meine beste Freundin ihre Therapie in Berlin abgebrochen hat. Sie wird als Ausländerin aus Deutschland ausgewiesen, obwohl sie hier aufgewachsen ist. Ich bin traurig. Wehre mich dagegen, meine Gefühle richtig zu zeigen. Auseinandersetzung mit Klaus. Wir haben lange geredet. Ich war sehr angespannt. Ich ärgere mich über Reinhard. Er sagt mir nur etwas, wenn es um das Programm oder um die Regeln geht. Er versteckt sich meiner Meinung nach hinter dem Kram. Heute morgen habe ich mitgekriegt, daß er über mich und Klaus mit anderen geredet hat, daß wir uns angeblich zurückziehen.

Heute war ich sogar in der Küche beim Spülen zufrieden, weil ich da wenigstens meine Ruhe habe. Gestern hat mich Reinhard beim Gruppengespräch fertiggemacht, bis ich ausgerastet bin. Ich habe beim Rumschreien gemerkt, wie ich Tränen in den Augen hatte, mein Verstand hat mich gestoppt – ich mußte ruhig sein. Ich kenne das Gefühl der ohnmächtigen Wut, dann langt mir Schreien nicht mehr, ich könnte dann alles kurz und klein schlagen. Der Typ bringt mich zum Wahnsinn. Ich habe außerdem Kopfschmerzen, Halsschmerzen, Bauchschmerzen ...

Gestern morgen genervt bis zum Gehtnichtmehr. Reinhard läßt mich abblitzen, als ich sage, wie er mich nervt. Er macht einfach weiter. Der

Rest des Tages beim Arzt, in der Schule, kommt gut und beruhigt. Bin trotzdem unruhig, kann noch nicht einmal einen Brief schreiben. Bin jetzt in der Zwischenstufe. Der Kampf geht weiter...

Februar
Bin immer noch nicht fit und fühle mich ziemlich krank, aber meine Neugierde auf den Tag hat mich aufstehen lassen. Hausroutine läuft besser, seitdem ich gestern angekündigt habe, daß ich den Leuten nicht mehr nachrenne und auch nicht mehr durch ellenlange Diskussionen meine Nerven ruinieren will. Ich will jetzt andere «auf den Stuhl» setzen, das wirkt Wunder! Klaus und ich motzen uns schon den ganzen Morgen an. Aber auch das ist Liebe, und ich fühle mich dabei wohl.

Das Theaterspielen gestern fand ich total gut. Ich habe Lust gekriegt, das selbst einmal auszuprobieren. Aber heute morgen Punk, weil Klaus und ich zu spät zum Frühstück erschienen sind. Wir mußten deswegen «auf den Stuhl». Dann habe ich Putzkontrolle gemacht und, wie ich es schon angekündigt hatte, zwei von den Männern «auf den Stuhl» gesetzt. Um kurz vor Mittag war deswegen immer noch nicht geputzt. Ist ein blödes Gefühl, vor allem, weil es nur Revanche war.

Heute im Bett geblieben. Sehe nicht ein, daß die Halsschmerzen und der Schnupfen einfach nicht weggehen wollen. Mir geht es nicht gut. Ich habe Schwächeanfälle und unheimliche Träume. Ich habe das Gefühl, ich müßte wochenlang schlafen. Träume auch wieder oft von Dope. Nicht, daß ich hinterherlaufe und aufwache, wenn ich es habe (das habe ich früher oft geträumt), sondern, daß ich es angeboten, sogar aufgedrängt bekomme, ich es in der Hand halte und dann kämpfe, ob ich es nehme oder nicht. Manchmal sage ich: Nur dieses eine Mal... und nehme es, manchmal renne ich weg.

Daß Klaus jetzt häufig so mies drauf ist, verändert zwar nicht meine Gefühle, ich stehe aber recht hilflos da. Früher hätte mich das runtergezogen, weil ich mich zu sehr in ihn hineinversetzt hätte. Jetzt steckt mich seine Laune nicht mehr an. Seitdem ich das festgestellt habe, fühle ich mich besser.

Gestern durfte ich in Begleitung nach... Nur mal umschauen und zum Friseur. Die totale Hektik. Meine Knochen tun mir immer noch weh. Und dann abends der absolute Punk. Habe zur Zeit wenig Vertrauen in der Gruppe. Bin mir aber mittlerweile wichtig genug, meine Meinung trotzdem zu sagen, egal, ob das jemanden interessiert oder nicht. Klaus und ich haben wenig Zeit füreinander. Das nervt mich. Wir wollen versuchen, zusammen ein oder zwei Tage Urlaub zu bekommen. Habe wahnsinnige Zahnschmerzen. Kann nicht richtig schlafen. Könnte mich wegschmeißen. Dann habe ich auch noch nach langer Zeit meine Tage wieder gekriegt.

März

Klaus und ich sind jetzt «offiziell» zusammen. Das hätte ich mir vor einiger Zeit nicht träumen lassen. Wir haben sogar eine Fete deswegen veranstaltet. Ich bin richtig euphorisch geworden, wie die Gruppe auf mich eingegangen ist. Für mich ist langsam die Zeit gekommen, daß ich weiterkommen will. Es passiert nichts Großartiges mehr. Unsere Kanarienvögel haben ein Ei gelegt, hoffe auf Nachwuchs! Gestern ging es mir nicht gut. Ich war fertig im Kopf und hatte Kreislaufprobleme. Durch die Schmerztabletten ist alles weit weg von mir. Zwischen Klaus und mir steht ein Wattebausch, was ich beschissen finde.

Vorgestern: Ich war unzufrieden, verletzbar, habe mich über winzige Kleinigkeiten geärgert. Klaus hat sich mit einem aus unserer Gruppe gestritten. Ich bin drauf eingestiegen, von Null auf 180 und ausgeflippt. Keiner konnte mich bremsen. Ich wurde ganz rasend und merkte nicht, wie ich ihn verletzte. Tat mir nachher leid, aber ich habe aus meiner Paranoia heraus alles als Angriff aufgefaßt.

Heute abend bin ich fast abgedreht. Wir wollten einen Plan aufstellen, wer wann was macht. Zwei Leute gehen raus, weil es ihnen egal ist, drei wollen lieber arbeiten, der Rest quatscht rum, keinen interessiert's. Dann steht endlich der Plan und läuft nicht. Die Leute sind nicht fähig, etwas anderes zu machen, als zu arbeiten. Oder sie sind vom Stumpfsinn gepackt. Gähnende Gleichgültigkeit. Und morgen früh muß ich auch noch zum Arzt. Es steht zur Auswahl: Blinddarm, Blase, Eierstöcke...

April

Vera will in die nächsthöhere Stufe aufgenommen werden und muß einen schriftlichen Antrag stellen, in dem sie sich selbst einschätzt. Entspricht diese Einschätzung nicht dem, was die Therapeuten als «Erfolg» ansehen, wird ihr Antrag nicht bewilligt werden.

«An das Team: Ich beantrage, in die zweite Stufe der Therapie aufgenommen zu werden, weil ich weiterkommen will. Ich schätze mich stabil ein, kann mittlerweile die Grenzen zwischen mir und den anderen abstecken. Verantwortung ist mir nicht wichtig, aber wenn ich welche habe, nehme ich sie ernst. Ich steht nicht gern im Mittelpunkt und habe eine ruhige Art, aber ich weiß, daß ich mich auch durchsetzen und meine Meinung vertreten kann, wenn es mir wichtig ist.

Mein Verhältnis zu meinen Eltern ist im Moment so gut wie noch nie. Sie haben akzeptiert, daß ich nie so werde, wie sie wollen. Ich spiele bei ihnen nicht mehr die Rolle des kleinen Mädchens. Sie merken, daß ich selbständiger geworden und nicht mehr der Mittelpunkt der Familie bin. Für mich steht noch die endgültige Trennung von ihnen an. Meine Eltern haben unheimlich viele Erwartungen an mich, denen ich nicht gerecht werden konnte. Ich sollte immer und überall die Beste sein. Ich hatte keine Möglichkeit, mich zu entfalten – und diesem Druck bin ich durch Drogen entflohen.

Ich lasse mich nicht mehr so einengen, daß ich mich selbst verleugne. Ich nehme mich jetzt ernster und achte weniger darauf, was andere von mir erwarten. Ich stelle nicht mehr zu hohe Ansprüche an mich selbst. Ich zeige meine Gefühle, auch die Aggressionen, ohne vorher zu überlegen, was mir passieren könnte. Ich verdränge meine Probleme nicht mehr und traue mir mehr zu. Ein sehr großes Problem war meine Beziehung zu Männern. Inzwischen akzeptiere ich mich als Frau. Mein Mißtrauen zu Männern allgemein hat sich verkleinert. Mit Klaus habe ich die erste intensive Beziehung zu einem Mann. Es ist das erste Mal, daß ich einen Mann liebe. Ich kann Gefühle, Schwäche und Angst zeigen. Für mich war es auch das erste Mal, daß ich einen sexuellen Kontakt hatte, weil ich es wollte. Und daß ich bei einem Mann keine Gefühle von Machtkampf oder Erniedrigung hatte.

Offen ist noch, daß ich einige verdrängte Erlebnisse aufarbeiten muß – Vergewaltigungen und der Haß auf meinen Vater, weil der mich umbringen wollte. Ich kann auch noch sehr schlecht damit umgehen, wenn andere etwas für mich tun, jemanden um etwas zu bitten, wenn ich nichts geben kann, Stolz, der in Trotz übergeht.

Ich will im Haus mehr Verantwortung und mich mehr nach außen orientieren. Ich will mir eine freiwillige Arbeit suchen, weil ich bisher nur Schulen besucht habe und noch nie ohne Drogen selbständig gelebt habe. Nach der Therapie will ich auf jeden Fall wieder in eine Schule gehen. Ich habe vor, mit Klaus zusammenzubleiben. Hier im Haus möchte ich auch einen Spanisch-Kurs aufmachen.»

Gestern habe ich gemerkt, daß ich einen Ausgleich brauche, jeden Tag etwas, worauf ich mich freuen kann, weil ich zu oft unausgeglichen und lustlos bin. Gestern abend hatten Klaus und ich Streit. Wir haben uns wieder versöhnt, es war aber sehr anstrengend.

Das Knistern zwischen mir und Klaus geht weiter. Es ist mir zuviel, ich bin verwirrt. Gut, wir haben darüber geredet, aber meine Gefühle! Auf der einen Seite hat er keinen Draht mehr zu mir oder stellt die Beziehung in Frage, dann ist es wieder weg, und er ist mir wieder nah – aber ich kann nicht darauf eingehen. ich weiß nicht mehr, wie ich mit diesem Zustand zurechtkommen soll, ohne mich selbst fertigzumachen. Ich war in Tränen aufgelöst, bis das in der Therapiesitzung aufgelöst wurde. Freue mich darüber.

Die Sache mit der Stufe drei macht mich nachdenklich. Ich frage mich, wieso aus dieser «Generation» kaum jemand übriggeblieben ist. Fast alle, die so lange hier sind wie ich oder länger, haben die Therapie abgebrochen. Ich bin schon beinahe «die Älteste». Gestern sind vier meiner Vögel entwischt, zwei sind zurückgekommen. Fühle mich übersensibel und krank.

Wollte einiges in das Tagebuch schreiben, hat sich aber erledigt, weil Reinhard mir mit dem Gongschlag zwölf das Heft aus der Hand gerissen hat. Ich hatte nichts zu Papier gebracht. O. k., ich hätte auch einen Satz schreiben können, zum Beispiel «Mir geht es gut», aber da ich normalerweise mehr zu sagen habe, durfte ich dann «auf dem Stuhl» Platz nehmen. Ich hatte eine ohnmächtige Wut, daß ich mir von diesem lächerlichen, kleinkarierten aufgeblasenen Möchtegern-Oberbefehlshaber auch noch etwas sagen lassen muß. Mal sehen, was daraus wird.

Gestern war ich total sauer auf Klaus. Wenn ich Wut habe, mache ich zu, und dann gibt es erst recht keine Lösung. Wir drehen uns anscheinend im Kreis. Ich darf keine Schuldgefühle bekommen. Ich komme sehr leicht auf den Trip: Ich werde unsicher und setze mich selbst unter Druck, wenn Klaus auf etwas wartet. Ich halte krampfhaft an meiner Privatsphäre fest, um mich nicht zu verlieren.

Mai

«An das Team: Hiermit beantrage ich den großen Stadtausgang, da ich... näher kennenlernen will. Ich beantrage auch das Besuchsprivileg für Stufe zwei, da ich die Möglichkeit haben will, Leute, die ich mag, besuchen zu können.»

Vorgestern war wohl so der schlimmste Tag für mich, seit ich hier bin. Gespräche: Beziehung beenden – doch noch versuchen – Punk – Gespräche, viele, viele Tränen. Ich ziehe aus unserem gemeinsamen Zimmer aus. Tierische Kopfschmerzen und innerliche Spannungen.

Gestern war ich den ersten Tag in der Verwaltung. Ich muß die Briefe von Leuten lesen, die im Knast sind und die die Aufnahme in unsere Therapie beantragen. Ich schreibe Briefe, wie sehr wir uns freuen, daß «Du Dich für eine Therapie entschieden hast». Der Job ist o. k., aber wenn ich nichts kapiere, muß ich fragen. Und wenn ich muffelige Antworten bekomme, wird meine Motivation gebremst. Die gedrückte Stimmung hat mich müde gemacht. Trotzdem geht es mir wieder einigermaßen gut. Ich weiß auch wieder, was ich will. Klaus drehte in der Gruppensitzung ab; er soll die Therapie wechseln, in ein anderes Haus ziehen, hier weggehen, weil er sich zu stark an unsere Beziehung klammert... Ich traue ihm zu, daß er auf mich losgeht. Will deshalb nicht mit ihm reden. Kann ihm echt nicht helfen und will mich auch nicht einschüchtern lassen. Der Punk in letzter Zeit hat genug an meinem Selbstbewußtsein gekratzt.

Gestern hatte ich großen Stadtausgang nach... Kam mir wie ein Traum vor. Ich war noch nicht richtig wieder gelandet, als die Sache mit Klaus kam. Er ist einmal rückfällig geworden, aber in die Therapie zurückgekommen. Trotzdem finde ich es gut, daß er das Risiko eingegangen ist und es zugegeben hat, obwohl er hätte ganz rausfliegen können. Habe mich gefreut, auch über die Reaktion der Gruppe. Ich kann mich sehr gut in seine Lage versetzen. Bei meinem letzten Stadtausgang wollte mir auch jemand Dope schenken, und ich stand da und kam ins Schleudern. Habe gemerkt, wie leichtsinnig ich mit mir selbst gespielt habe. Dieses Gefühl, ich habe es in meiner Macht, ob ich will oder nicht. Fühle mich im Moment gut und sicher und hoffe, daß Klaus die Hilfe bekommt, die er braucht.

Juni
Vorgestern habe ich spontan die Idee gehabt, auf der Terrasse mit Thomas zu übernachten. Abends habe ich dann mitbekommen, was das bei Klaus ausgelöst hat. Ich konnte kurz mit ihm reden, ich hatte nachher das Gefühl, daß es für ihn o. k. war. Später merkte ich, daß das nicht stimmte. Ich bin aber zu dem Schluß gekommen, daß ich mir soviel Freiraum nehmen will. Ich weiß auch, wenn ich mal draußen bin, daß ich

keine eheähnliche Beziehung haben will, sondern sehr wohl auch mal bei Freunden übernachten will – mein Nachholbedürfnis, nicht mit Männern, sondern nach Leben! Vielleicht bin ich auch nicht fähig zu einer Beziehung.

Juli
«An das Team: Hiermit beantrage ich einen zweitägigen Urlaub. Ich möchte zusammen mit Thomas zu meinen Eltern fahren.»

Ich habe heute bei Thomas übernachtet und mich sehr wohl gefühlt. Wegen der Freundschaft zwischen Thomas und mir kommen Gerüchte und Spekulationen auf. Was weiß ich, was in manchen Köpfen abgeht! Es ist nur schade, daß das keiner richtig ausspricht. Ich habe mich dafür entschieden, ungebunden zu sein. Ich will keine feste Beziehung, so weh es auch manchmal tut. Ich habe einen Menschen, der mir sehr, sehr nahe war, verloren.

Zu Thomas habe ich zur Zeit das meiste Vertrauen. Reinhard ist mißtrauisch wegen ihm und mir. Hat einen Zettel in die Sauer-Box *(der «Kummerkasten» der Therapie-Einrichtung für Beschwerden usw., die besprochen werden sollen)* geworfen. Ich frage mich, was das soll. Finde es schade, daß Natalie und Peter abgebrochen haben. So kurz nach der Aufnahme und dann – schwupp – wieder weg.

Mein Antrag, in die Stufe zwei aufgenommen zu werden, ist abgelehnt worden. Aber die Nacht, die ich mit Thomas verbracht habe, war unbeschreiblich. Es geht mir trotz allem blendend!

Brief an eine Freundin, von einem Freund heimlich aus der Drogentherapie geschmuggelt:
«Sei umarmt, meine Liebe, es ist Sonntag. Ich habe mir jetzt einen Praktikums-Platz in einem Buchladen besorgt. Es ist doch ganz anders, auch mal draußen zu arbeiten. Es sind zwei Welten, ich brauche immer wieder Zeit, um hier zu landen. Ich bin ziemlich geschafft von der Woche. Das ewig Gleiche, Monotonie... ist mir immer enger geworden hier.

Schon der nächste Morgen. Ich konnte nicht mehr weiterschreiben, weil bis Mitternacht Encounter-Game war. In letzter Zeit geht es hier nur noch ab. Am Samstag, ich war schon eingeschlafen, war Feueralarm. War nur eine Probe, o. k. Aber dann ging es weiter: Therapie. Wir sollten uns auf Befehl vorstellen, wir seien «draußen» und wollten ins Haus. Und jeder einzelne wurde auseinandergenommen, was er hier wolle, warum er hier sei. Der Team-Leiter sagte, wer sich nicht darauf einläßt, kann seine Koffer packen und gehen. Alle Teamer haben das Recht, dich rauszuschmeißen! So ging es dann bis halb drei mindestens. Ja, und gestern wieder anschreien, die sogenannte Konfrontation.

Das Haus verändert sich. Es gibt immer mehr Druck, untereinander, von oben. Ich bin oft total erleichtert, wenn ich zur Arbeit gehe. Bin Therapie-müde. Es wiederholt sich alles. Ich weiß meist vorher schon, was kommt. Und mit 20 Leuten zu frühstücken, wenn es grundsätzlich Zoff gibt... Es macht mich im Moment alles wütend.

Ich habe Dir geschrieben, daß ich mich heimlich als Au-Pair-Mädchen in den USA beworben habe. Ich glaube aber nicht daran, daß es klappt. Erschreckend viele, ja fast alle werden nach der Therapie wieder rückfällig. Wenn ich mal woanders hinkäme, kriegte ich einen größeren Abstand zu der Sache. Ich weiß, daß es keine verlorene Zeit wäre. Ich habe oft große Angst vor dem Ungewissen und hätte sehr gern wieder ein Zuhause.»

Juli
Heute vor einem Jahr hier angekommen!!!

Es ist ein höchst erfreulicher Tag. Ich habe doch noch einen Termin bekommen, um in Stufe zwei aufgenommen zu werden. Außerdem bekomme ich wahrscheinlich meinen Praktikums-Platz in... Ich werde in einem Buchladen arbeiten. Das einzig Unerfreuliche: Als ich in... war, auf einer Bank, fiel mein Blick auf ein Terroristen-Fahndungsplakat – und mir schaute ein guter Bekannter entgegen. Bin erschrocken bis in den Bauch. Gehe davon aus, daß ich in den nächsten Tagen in Stufe zwei aufgenommen werde, und nehme innerlich schon ein bißchen Abschied von meiner Gruppe.

Gestern das Aufnahmegespräch für die Stufe zwei: es war der absolute Hammer. Ich bin sicher, daß von vornherein klar war, daß sie mich nicht reinlassen wollten. Ich weiß, daß ich Prüfungsangst habe. Das, was die Gruppenmitglieder der zweiten Stufe mir erzählt haben – ich sei abhängig von Beziehungen, hätte mich selbst aufgegeben – kann ich nicht annehmen. Mir fehlten die Worte. Ohnmächtige Wut, von Leuten abhängig zu sein, die alles mögliche in meine Sätze hineininterpretieren. Schlimm finde ich, daß niemand etwas sagt, daß alle warten, bis so eine Gelegenheit kommt, und dann alles auf einmal. Dieter hat phantasiert, ich hätte mich aufgegeben. Ich habe ihn gefragt, wie er darauf käme. Er hat geantwortet, das wäre ihm erst morgens im Auto eingefallen. Ich habe gleich einen neuen Antrag gestellt, der in ein paar Wochen behandelt werden wird. Ich werde mich verstärkt um mein Praktikum und die Schule kümmern. Ich arbeite jetzt vier Tage in der Woche im Buchladen und fahre nach Feierabend gleich zurück.

Gestern war es zuviel. Zuerst war unheimlich viel los im Buchladen. Ich war total fertig. Ging zum Bahnhof. Unten stand eine Gruppe von Junkies. Plötzlich fragt mich einer: Brauchst du was? Ich kriege Panik, es fällt eine Klappe bei mir. Hatte eine Zeitlang eine Glaswand um mich herum. Geschockt war ich am meisten, daß ich keinen von ihnen kannte. Ich fragte mich, ob man mir das an der Nasenspitze ansieht. Kam ins Haus zurück, wo auch alle überlastet waren. Frust. Frust. Ich merke, daß ich mir das nur bis zu einem bestimmten Punkt anhören kann. Man kann sich Kraft geben, ist aber trotzdem allein. Daß ich Thomas liebe, spüre ich. Ich habe aber keinen Platz in mir, das auszuleben. Ich habe das Gefühl, es geht unter in dem Kuddelmuddel hier.

Ich fühle mich heute fit. Manchmal fühle ich mich hier im Haus wie eingesperrt. Mit Thomas ist es wunderschön, genauso, wie ich es mir wünsche.

Gestern hat mir der Zahnarzt einen Weisheitszahn gezogen. Ich habe Ohren- und Kopfschmerzen. Das Mißtrauen hier macht mich ganz fertig. Ich soll vor Wochen irgend etwas in der Tasche gehabt haben, was wie Haschisch aussah! Was soll ich dazu sagen, daß sie erst jetzt darauf zu sprechen kommen? Wenn sie sich das gleich hätten zeigen lassen, wäre die Sache erledigt gewesen. Hier ist ja echt nur Punk.

Brief an eine Freundin, heimlich aus der Therapie abgeschickt:
«Liebe... Bald werde ich Dich wiedersehen. Ich habe mir sehr viele Gedanken gemacht, was hier abgeht. In der Therapie wollen sie Deine Kapitulation: Das Aufnahmegespräch, die Motivationsprüfung. Du sollst beweisen, daß du tatsächlich für eine Therapie geeignet bist. Du weißt, sie warten auf den Satz ‹Ich kann nicht mehr›. Du sollst um Hilfe flehen. Es ist so verlogen. Sie wissen, du bist nicht freiwillig da, sondern draußen warten schon die Bullen auf dich. Der Richter hat dich geschickt: Nicht Therapie statt Strafe, sondern Therapie als Strafe. Die meisten sparen Zeit. Wenn du den § 35 kriegst, wird deine Therapie noch nicht einmal auf die Strafe angerechnet, nur bei § 36 zählt jeder Tag und wird dir im Gefängnis abgezogen. Den bekommen aber nur sehr wenige. Bei uns

allen waren es zwei Jahre Knast oder ein Jahr Therapie, und trotzdem haben wir lange gegrübelt, was besser ist. Nico ist sogar im Knast geblieben und hat dort eine Ausbildung begonnen.

Ich lebe hier wie unter einer Käseglocke, völlig abgeschirmt von der Realität mit ihren eigenen Gesetzen. Im Knast kannst du deine Meinung und Überzeugung behalten, wirst nicht im Inneren deiner Persönlichkeit angegriffen, und es gelten weiterhin die Grundrechte. Manche sind sogar freiwillig hier: Aus Sehnsucht nach ein bißchen Gemeinschaft, nach Geborgenheit und Verständnis.

In... *(eine andere Therapie-Einrichtung in der Nähe von...)* macht der Chef sehr viel Kohle und fühlt sich wie der liebe Gott. Er kann dir sagen, daß du der letzte Arsch bist, und wenn ihm deine Nase nicht paßt, sagt er dir, nachdem du ein halbes Jahr dort bist, hau ab, pack deine Sachen und geh. Und dann stehst du da, das halbe Jahr ist verloren und wird noch nicht einmal auf deine Strafe angerechnet.

Du bist rechtlos hier, völlig entmündigt, eine Person, die es zu zerstören und wiederaufzubauen gilt, damit du ein funktionierendes Mitglied der Gesellschaft wirst. Ein Suchtcharakter, eine defizitäre Persönlichkeit und sonst gar nichts, ein Charakter, der grundsätzlich lügt, herumtrickst, bescheißt. Alle werden in eine Schublade gesteckt: Stereotyp ist der Süchtige arbeitsscheu, muß mit harter Hand erzogen werden.

Ich kann Dir nur sagen: Der Süchtige lügt nur aus bestimmten Gründen, wegen zu befürchtender Repression oder moralischer Verurteilung, deshalb gibt er seine Sucht oft nicht zu. Die Sucht gibt den anderen das Recht, sich über ihn zu stellen, ihm gute Ratschläge aus Mitleid zu geben.

Und die Gruppe hier: Der Therapeut ist mein Richter, der entscheidet, wann ich in Freiheit gelange. Ich werde mich hüten, ihm etwas in die Hand zu geben, zum Beispiel ein Problem, was ich habe, was ihn veranlaßt zu urteilen, ich sei noch nicht weit genug / reif genug, um weiterzukommen oder Lockerungen wie das Besuchsprivileg zu kriegen.

Also weiß jeder, was erwartet wird, und paßt sich soweit an, daß er nicht auffällig wird. Jemand, der sich besonders gut anpassen kann, hat hier die besten Karten. Das sind oft die Skrupellosesten, die gern denunzieren: Der hat nicht genug geputzt, die hat auf dem Zimmer geraucht, die bekommt Sanktionen – bis hin zum Rausschmiß. Aber der Angepaßte hat ja das Gesetz und die Regeln hinter sich und bekommt immer mehr Macht übertragen. Die Therapeuten brauchen solche Leute, um die Gruppe unter Kontrolle zu haben.

Die Angepaßten sind aber meistens auch die ersten, die wieder auf der Szene landen. In der Therapie, da sind sie wer, da haben sie was zu sagen – und draußen, außerhalb dieser Scheinwelt, da sind sie ungelernt und vorbestraft, wieder der letzte Arsch, und ertragen es nicht.

Wenn ich ‹Verräter› zu denen sage, die das Haus stützen, die hinter den Regeln stehen, dann bin ich völlig subversiv, habe nichts von Therapie verstanden. Entweder bin ich gerade erst gekommen, bin noch im ‹Szenedenken› verhaftet, von krimineller ‹Ehre›, daß ich keinen denunzieren will, oder ich bin schon länger in der Therapie – dann darf ich nicht auf die höhere Stufe, weil ich therapieresistent bin. Oder ich muß gehen: Also wirst du dich hüten, laut zu denken, du wirst es noch nicht einmal gegenüber deinem Zimmergenossen aussprechen.

Manchmal finden hier ‹Offen-Runden› statt, wo es ausnahmsweise keine Sanktionen gibt und nur alles notiert wird. Alle Klienten und Therapeuten setzen sich stundenlang in einen Kreis und warten. Warten, bis die Spannung unerträglich wird. Die Therapeuten provozieren noch. Nach und nach kommen die Geständnisse. Vor allem aus Angst: Der Mitwisser, Mitbeteiligte packt zuerst aus, dann ist man selbst dran! ‹Ich habe gesehen, daß Werner im Zimmer geraucht hat›, ‹Ich habe gesehen, daß Andrea bei Uwe im Zimmer war.› Und dann die Diskussionen, wie die so Verratenen bestraft werden sollen. Nur der, der als erster Reue zeigt, bleibt unbestraft: Entzug der schon genehmigten Privilegien wie Briefe schreiben zu dürfen, die man mühsam mit Begründung beim Team beantragen muß, oder Rausschmiß oder Nichtbeachtung (wobei nur mit einer Person gesprochen werden darf, die dann darüber Protokoll führen muß, was du mit ihr sprichst!) oder ‹Arbeitsvertrag› – von morgens 6 Uhr bis abends 22 Uhr gefrorene Erdhaufen von der einen Seite auf die andere schaufeln oder im Heizungskeller alle Röhren abstauben oder Rauchverbot. Bestraft wird auch, wenn man ‹Szene-Wörter› benutzt wie ‹drücken› oder ‹Braut›.

Ein wichtiges Ziel der Therapie ist, die ‹Frustrationstoleranz› zu erhöhen, das heißt alles, was du nicht kannst oder willst, mußt du tun. Wenn du gut kochen kannst, kommst du bestimmt nicht in die Küche, sondern wirst für die Gartenarbeit eingeteilt. Wenn du Angst hast, allein zu sein, kriegst du garantiert einen ‹Nichtbeachtungs-Vertrag›. Und wenn du Anträge stellst, um aus den ‹Verträgen› entlassen zu werden, dann wird er zunächst abgelehnt, nur um zu sehen, was passiert. Es muß erst eine Krise kommen, und dann, wenn du ausflippst und trotzdem weiterarbeitest oder wenn du einen Wutanfall hast und trotzdem bleibst, dann bist du reif, hast was dazugelernt und kommst raus aus dem ‹Vertrag›.

Die Mitarbeiter, die sich meilenweit über dich stellen, sind oft viel jünger als die ‹Patienten›. Sie haben oft viel weniger Lebenserfahrung als du und interpretieren das, was du sagst, je nach psychologischer Theorie, die sie bevorzugen. Aber alle haben hier autoritäre Vorstellungen: ‹Draußen› den Leidensdruck zu erhöhen, bis ‹die Süchtigen› nicht mehr weiter wissen.

Man ist angreifbarer, wenn man keine feste Freundschaft hat. Man kann keinem völlig trauen, man redet mit niemandem offen, man ist von frühmorgens beim Wecken bis zum Einschlafen von der Gruppe umgeben. Nie kann man sich zurückziehen. Irgendwann, wenn man sich nach außen hin anpaßt und für sich selbst weiß, was man will, verschwinden diese Grenzen, und man weiß nicht mehr, wer man ist, bis zu welchem Punkt man sich anpaßt. Dann dreht man durch. Die Persönlichkeit ist gebrochen. Man ist unsicher, das Selbstwertgefühl ist schwächer als vorher, oder man geht...

Rosis Freund ist ins Krankenhaus gekommen, in eine Sterbeklinik wegen Aids. Er wußte, daß er nicht mehr rauskommt, aber hat Turkey geschoben und nichts bekommen! Hätte ja bis zu seinem Tod ‹süchtig› bleiben können. Hätte Rosi ihm nichts reingeschmuggelt, er wäre auf Entzug gestorben... Bis bald, ich freue mich auf Dich...»

August
Gestern viel action. Ich werde wach und denke: Irgend etwas passiert heute. Wenn ich an Thomas denke, tut es mir richtig weh! Ich gehe und fange an, meine Sachen einzupacken. Die Leute stecken ihre Nase rein. Bin fertig, gehe noch einmal kurz in die Gruppe. Lauter traurige Gesichter. Ich sage: Ich habe mir heimlich eine Wohnung in der Stadt besorgt, das kann ich jetzt ja zugeben. *(Wer plant, sich eine Wohnung zu suchen, wird vor die Alternative gestellt: Entweder er geht sofort oder läßt sich wieder «richtig» auf die Therapie ein.)* Ich gehe: Ich weiß nicht mehr, was ich hier soll. Reinhard fragt mich noch etwas, ich umarme alle. Das Gefühl, frei zu sein. Angst vor der eigenen Courage. Gutes und Schlechtes, was ich im Hause erlebt habe, huscht vorbei. Ich bin allein auf mich gestellt. Meine Eltern rufen aufgelöst an. Mein Vater ist total sauer. Ich brauche kein Gejammer, ich bräuchte finanzielle Unterstützung! Eine Entscheidung darf man/frau nicht in Frage stellen!

Vera zieht allein in ihre Wohnung. Nach ihrem Abbruch beraten die Therapeuten. Dann beauftragen sie ein Gruppenmitglied, mit einer Glocke zu läuten. Die Gruppe stellt sich im Flur auf, und die Teamer lesen den Beschluß vor – ohne weitere Diskussionen: Absolute Kontaktsperre zu Vera. Ihr Freund Thomas fragt, was er tun solle, wenn sie ihm draußen – zum Beispiel während eines Ausgangs – begegne. Die Therapeuten sagen, er müsse so tun, als wenn er sie nicht kenne. Thomas antwortet, dazu sei er nicht in der Lage. Darauf muß auch er die Drogentherapie verlassen. Er zieht zu Vera. Beide werden am zweiten Tag wieder rückfällig.

Vera hat Glück, daß trotz ihres Therapie-Abbruchs die Bewährung nicht widerrufen wird. Sie schlägt sich acht Jahre lang durch und substituiert sich häufig mit Methadon, das sie sich illegal in Holland besorgt, und Codein. Nach einem mehrmonatigen Krankenhausaufenthalt wegen einer Hepatitis beschließt sie, ihr Leben «umzukrempeln». Sie macht ihr Abitur nach und beginnt, Medizin zu studieren. Wenige Wochen nach unserem Gespräch gelingt es ihr, einen Arzt zu finden, der sie offiziell mit Polamidon substituiert. Vera braucht einige Monate, um sich an den neuen Zustand zu gewöhnen, und dosiert sich dann langsam herunter. Heute ist Vera clean.

Substitution – Drogen gegen Drogen

Das englische Modell – Heroin auf Krankenschein

In England verschreiben Ärzte ihren drogenabhängigen Patienten Heroin auf Krankenschein. In Deutschland ist das zur Zeit ein Ding der Unmöglichkeit. Das Betäubungsmittelgesetz nämlich ordnet Heroin unter die «nicht verkehrsfähigen Substanzen» ein. Auf deutsch: Der Stoff ist absolut verboten, er darf auch nicht als Medikament eingesetzt werden.

Ein vergleichbares Gesetz gibt es jenseits des Ärmelkanals nicht. Zwar hat England sich schon vor langer Zeit in einem internationalen Übereinkommen verpflichtet, die Versorgung mit Psychopharmaka «zu regeln», man überließ es aber den Medizinern, wie mit dieser Bestimmung umzugehen sei. Eine Kommission von neun Ärzten – benannt nach ihrem Vorsitzenden Humphrey Rolleston – definierte schon 1926 die Opiat-Abhängigkeit als Krankheit, zu deren Behandlung auch die zeitweilige Versorgung der Patienten mit ihrer Droge durch den Arzt gehörte – mit dem Ziel, sie entweder, nach einer gewissen Zeit, abstinent zu machen, oder, wenn die Entzüge scheiterten, langfristig zu substituieren. Im Gegensatz zu Deutschland hielten sich die staatlichen Behörden zurück: Sie schrieben – und schreiben – den Ärzten nicht vor, wie sie in einem bestimmten Fall zu praktizieren hätten. Schon 1858 hatte ein Ärztegesetz bestimmt, daß sich «keine Orthodoxie» bilden dürfe. Das heißt: Keine Institution darf den Medizinern eine einzige, «alleinseligmachende» Behandlungsmethode für eine Krankheit aufzwingen. Über die Einhaltung des Gesetzes wacht eine Gruppe von Ärzten, die von ihren Kollegen gewählt wird. Die englische Ärzte-Lobby vereitelte auch den Versuch des Innenministeriums im Jahre 1955, der pharmazeutischen Industrie die Herstellung von Heroin zu untersagen.

Lange Zeit lag die Zahl der Opiat-Süchtigen in England relativ konstant bei rund 500. Diese «Junkies» waren vorwiegend Angehörige der Mittelschicht, die aus gesundheitlichen Gründen mit Morphium oder

Heroin versorgt wurden oder die – wie nach dem Krieg in Deutschland das medizinische Personal – aus beruflichen Gründen leicht an die Droge herankamen. Das änderte sich erst in den sechziger Jahren. Zwischen 1964 und 1968 stieg die Zahl der Heroin-Konsumenten rapide an, allein in zwei Jahren – 1968/69 – verdoppelte sie sich. Die Gründe dafür lagen allerdings weder in einer wachsenden Zahl von «Suchtpersönlichkeiten» noch im «ideologischen Hintergrund der Hippie-Kultur», wie es einige Theoretiker gern sähen. Schuld war vielmehr ein halbes Dutzend Ärzte, vor allem in London, die gegen Bezahlung Privatrezepte über große Mengen ausstellten und damit indirekt auch die Nachfrage nordamerikanischer Touristen befriedigten. So hatte ein einziger Arzt 1962 sechs Kilogramm (!) Heroin ausgegeben – mehr als die Hälfte der Menge, die seine Kollegen insgesamt verordnet hatten.[1]

Vergleichbar ist diese Entwicklung mit der heutigen Situation in Deutschland, wo die Medikamentenabhängigkeit, vor allem von Benzodiazepinen, durch die unverantwortliche Verschreibungspraxis vieler Ärzte gefördert wird.

Aufgrund dieses Mißstands änderte die englische Regierung das System: Den Hausärzten wurde in der Regel verboten, Heroin zu verschreiben. An ihre Stelle traten die «Drug Dependence Clinics» (Drogenpolikliniken), die die Substitution Drogenabhängiger übernahmen. Diese mußten sich registrieren lassen, um Mehrfachverschreibungen zu verhindern. Nur einige, speziell ausgebildete Allgemeinmediziner behielten die Lizenz, um Kokain, Cannabinol, Morphin, Methadon und andere Rauschstoffe abzugeben. Für die ausschließlich medizinische Indikation, etwa bei Herzanfällen, durften und dürfen aber alle englischen Ärzte nach wie vor auch Heroin verschreiben.[2]

Eine Tradition des «englischen Modells» blieb erhalten: Jedes Ärzte-Team in den Drogenpolikliniken – unter Leitung eines verantwortlichen Psychiaters – wählte die Behandlungsmethode, die es für richtig hielt. Deshalb gibt es kein allgemeinverbindliches Modell. Die «englische Methode» besteht darin, daß jeder seine eigene wählt: entweder die stationäre Entgiftung, Heroin-Erhaltungsprogramme mit oder ohne Betreuung oder die Substitution mit Methadon. Ein Parlamentarier hatte 1971, während der Beratungen zu der veränderten Gesetzgebung, den bemerkenswerten Satz geprägt: «Wir wissen zwar nicht, was wir mit den Süchtigen anfangen sollen, aber die Ärzte sollten etwas darüber wissen.»[3] In Deutschland ist es genau umgekehrt: Die Ärzte haben keine Ahnung und verlassen sich auf die Vorgaben der nicht besser informierten Politiker.

Das Resultat der geänderten Praxis war zunächst enttäuschend. Ein Jahr nach Gründung der Drogenpolikliniken waren die meisten derjenigen, die mit Heroin substituiert wurden, ihrem Leben in der illegalen Szene treu geblieben. Nur der Beschaffungsdruck hatte abgenommen. Nach zehn Jahren allerdings sah die Situation anders aus: Ein Drittel der Kontrollgruppe lebte mittlerweile drogenfrei, knapp 40 Prozent waren noch in Behandlung – entweder mit Heroin oder mit Methadon –, und 15 Prozent waren gestorben. Die Drogenpolikliniken gingen immer mehr dazu über, statt Heroin die «Ersatzdroge» Methadon zu verschreiben. Diese hat den Vorteil, nicht so stark zu euphorisieren und länger im Körper zu bleiben – die Abhängigen müssen also nicht mehr so häufig zum Arzt.

Die Kritiker des englischen Modells – vor allem aus Deutschland – bemängeln, daß die Verschreibung von Heroin und Methadon nicht zum Entzug und zur Abstinenz motiviere und in der Regel «suchtverlängernd» wirke. Die «süchtige Fehlhaltung» ändere sich nicht.[4] Offenbar sind diese Kritiker nicht bereit, die Realität zur Kenntnis zu nehmen. Schließlich zeigte die Zehnjahresuntersuchung, daß drei Viertel aller Patienten entweder noch in Obhut der Ärzte waren oder drogenfrei lebten. Die letztere Gruppe – immerhin ein Drittel –, das können selbst die Abstinenz-Verfechter nicht leugnen, «zeigte in ihrem Verhalten keinen Unterschied mehr zur Normalbevölkerung».[5] Was nicht erreicht wurde ist, daß die überwiegende Anzahl der Süchtigen «genesen» war. Wenn man dieses Ergebnis jedoch mit der Erfolgsquote der Drogentherapie in Deutschland vergleicht, die selbst wohlmeinende Fachleute unter der Zehn-Prozent-Marke ansiedeln, wird die ideologische Verbohrtheit der Kritiker deutlich.

Schadensverhütung scheint für die orthodoxen Vertreter der Drogenpolitik in Deutschland irrelevant zu sein. Vielmehr kommt es auf die richtige Weltanschauung an: Der Mensch hat einen Bogen um die Drogen zu machen, egal, um welchen Preis. Wer Drogen konsumiert, auch wenn er in sozial stabilen Verhältnissen lebt, einer Arbeit nachgeht und seinen Mitmenschen nicht über Gebühr schadet, macht sich des «süchtigen Fehlverhaltens» schuldig. Dieses kann nur dadurch bekämpft werden, «daß die Konsequenzen der Sucht negativ erlebt und bewußt wahrgenommen werden».[6] Damit nehmen die Abstinenz-Philosophen in

Kauf, daß Drogenabhängige für Jahre ins Gefängnis wandern oder sich aus Verzweiflung selbst töten – ein beispielloser Zynismus, der aber so tief in irrationalen Ängsten verwurzelt ist, daß Argumente nichts fruchten.

Bezeichnend ist auch das Fazit, das ein Hardliner der deutschen Drogenpolitik – der Leiter einer Münchener Drogenberatung – zieht: «Trotzdem bleibt die Frage offen, was mit chronischen, depravierten Opiatabhängigen geschehen sollte.»[7] In der Tat, diese Frage können die Verfechter einer «drogenfreien» Gesellschaft nicht beantworten. Unterderhand suggeriert ihre eingestandene Hilflosigkeit, daß bei den «Unwilligen» ohnehin alle Bemühungen vergeblich seien und man diese der Justiz oder ärztlichen Zwangsmaßnahmen überlassen könne.

Der Arzt der Geächteten

Selbst der friedfertigste Mensch wird, wenn er die Praxis des Dr. med. Gorm Grimm in Kiel verläßt, sein Bedürfnis nach Harmonie und seine Abneigung gegen Streit überdenken. Ein Gespräch mit dem bundesweit bekannten «Drogenarzt» provoziert eine klare Stellungnahme, für oder gegen, schwarz oder weiß, ja oder nein. Entweder ist dieser schmächtige, weißhaarige Mann mit zarten Händen und leiser Stimme ein Scharlatan, dem sofort das Handwerk gelegt werden muß, oder die Verfechter der traditionellen deutschen Drogenpolitik sind allesamt inkompetent oder nicht ganz bei Trost.

Die Gegner des Gorm Grimm – Ärztekammern, eine Heerschar von hochqualifizierten «Suchtexperten», Politiker, Richter, Staatsanwälte, Krankenkassen, Drogenberater und Kollegen der medizinischen Zunft – verzichten auf vornehme Zurückhaltung, wenn sie auf das Thema angesprochen werden. Von «Monsterpraxis» ist die Rede, oder: «Das ist ein Psychopath.» Seine Anhänger, die Patienten, sind anderer Meinung. Auch ihre Stellungnahmen lassen an Deutlichkeit nichts zu wünschen übrig: «Der einzige, der mir geholfen hat», «Er hat mich vor dem Selbstmord bewahrt», oder: «Ich liebe diesen Mann.» Gorm Grimm dürfte der einzige deutsche Arzt sein, dessen Patienten für ihn auf die Straße gegangen sind: Im Frühjahr 1992 formierten sich rund hundert Drogenabhängige zu einem Demonstrationszug durch die Kieler Innenstadt, um ihren Doktor zu unterstützen.

Was macht Gorm Grimm, daß die Krankenkassen eine Lawine von Prozessen gegen ihn losgetreten haben, daß er wegen «fahrlässiger Tötung» und «Körperverletzung» angezeigt und daß seine Praxis von Kriminalbeamten durchsucht wurde, daß ihm mehrfach die Zulassung entzogen werden sollte? Gorm Grimm lächelt auf diese Frage nur schwach, als sei er müde, gewisse Dinge immer und immer wiederholen zu müssen. «Ich nehme den hippokratischen Eid ernst.» Dort sei davon die Rede, der Arzt müsse «die Gesundheit schützen und wiederherstellen, Leid verhindern und lindern». Aber dagegen könne doch niemand etwas sagen? «Da täuschen Sie sich. Ich praktiziere unter kriegsähnlichen Bedingungen.»

Das scheint ein wenig übertrieben, aber dennoch: Die Vehemenz und Hartnäckigkeit, mit der seine Gegner ihn mit juristischen Mitteln bekämpfen, läßt sich mit rationalen Argumenten kaum erklären. Gorm Grimm substituiert mehrere hundert Heroin-Abhängige zum Teil seit über zehn Jahren mit Codein-Präparaten, die nicht dem Betäubungsmittelgesetz unterliegen und die in jeder Apotheke verkauft werden: Mit *Remedacen*, einem Hustenmittel, mit Codein-Kompretten (Markenname: *Codeinum phosphoricum [forte] Compretten*) oder Dihydrocodein-Saft. Dihydrocodein ist ein chemisch verändertes Derivat des Codein, das in geringen Mengen in Opium enthalten ist. Codein wird im menschlichen Körper, wie Heroin, zu Morphium umgewandelt und hat auch dessen Wirkung.

Drogen gegen Drogen? Codein ist ein Opioid und macht abhängig – genauso wie Methadon bzw. Polamidon. Eine Abhängigkeit werde durch eine andere ersetzt, die «Sucht» also verlängert, meinen die, die jegliche Ersatzdrogen ablehnen. Die erste Behauptung der Substitutions-Gegner ist richtig, die zweite nicht unbedingt.

Die Substitution hat nicht das Ziel – wie irrigerweise immer wieder behauptet wird –, eine illegale Droge nur durch eine legale zu ersetzen. Ganz im Gegenteil. Langfristig sollen die Drogensüchtigen «clean» werden. Nur, um diesen Schritt wagen zu können, müssen die psychischen und sozialen Voraussetzungen stimmen. Daher geht die «maintenance-to abstinence»-Therapie (von der Erhaltung zur Abstinenz) schrittweise vor. Die extrem euphorisierende Droge Heroin wird durch ein schwächeres Opiat ersetzt – wie Codein. Der Effekt: Abhängige, die substituiert werden, beginnen nach einer Eingewöhnungsphase, sozial unauffällig und «normal» zu leben, ihr Umfeld stabilisiert sich in der Regel, sie können einem Beruf nachgehen. Erst dann kann der Schritt zur Abstinenz mit Aussicht auf Erfolg in Angriff genommen werden.

Dagegen ließe sich kaum etwas sagen. Und die positiven Erfahrungen etwa in den USA seit 1982, wo 85 000 Drogensüchtige Methadon erhalten, sollten eigentlich für sich sprechen. Die Verfechter der klassischen Abstinenz-Therapie, des «Alles oder Nichts», können nur deshalb von ihrem völligen Scheitern ablenken, weil die Öffentlichkeit so gut wie nichts über Substitution weiß – und ebensowenig über Opiate.

«Drogenabhängige gelten als psychisch krank», sagt Gorm Grimm, «als hemmungslos, gefühllos, bindungslos, verwahrlost, asozial, kriminell und gefährlich, sogar als antisozial und staatsfeindlich. Ihre psychische Krankheit mache sie unzurechnungsfähig, was sich z. B. in ihrer Uneinsichtigkeit in die Behandlungsbedürftigkeit äußere. Von ihnen gehe eine Art Ansteckungsgefahr aus, ihre Sucht sei eine der schwersten bekannten Krankheiten, deren Ausbreitung mit allen Mitteln verhindert werden müßte.»[8]

So sieht das ideologische Fundament aus, auf das dic Abstinenz-Philosophen bauen können. Ihre Antwort auf «Verwahrlosung» und «Suchtcharakter» ist immer noch dieselbe, die der deutsche Ärztetag in Danzig schon 1928 formuliert hat: Die «einzig richtige Behandlung eines Süchtigen», hieß es schon damals, sei «die sofortige Entziehung und anschließende langfristige Entwöhnung», in der eine «Persönlichkeitsveränderung» erreicht werden müsse. Die Behandlung sei «nur stationär» durchführbar. Immerhin hat einer der Väter der «Suchtbekämpfung» durch Abstinenz, Prof. Wolfram Keup, zugegeben, daß die Praxis dieser Art der «Entwöhnung» ein Desaster ist: «In der Bundesrepublik Deutschland mögen derzeit etwa fünf Prozent der Abhängigen motiviert sein. Von ihnen scheinen nur etwa 30 Prozent, also 1,5 Prozent aller Fixer, ein Entwöhnungsprogramm erfolgreich zu durchlaufen.»[9] Keup spricht von einer «katastrophalen Situation in der Motivation Heroinabhängiger zur Therapie».

Doch woran liegt das? Ist der Käufer schuld, wenn ihm das Produkt nicht gefällt? Oder sollte man über eine Verbesserung des Angebots nachdenken? Gorm Grimm kommentiert Keups Äußerung mit dem schlichten Fazit: «Also: 98,5 Prozent aller Drogensüchtigen verbleiben in der kriminellen Drogenszene oder zeitweise im Gefängnis.»[10]

Das weiß auch die Abstinenz-Lobby, und deshalb wagt es auch niemand, dem Kieler «Drogenarzt» Mißerfolge oder das Scheitern seiner

Therapie vorzuwerfen. Schließlich sprechen die Fakten für ihn: Ein großer Teil seiner heroinabhängigen Patienten, die mit schweren Verwahrlosungserscheinungen zu ihm kamen, war nach einer gewissen Zeit psychisch und sozial stabilisiert, trotz ihrer Abhängigkeit von Ersatzdrogen. Das gilt sogar für Alkoholiker und Medikamentenabhängige, die auch zu Grimms Klientel gehören.

Die Vorwürfe, die gegen Gorm Grimm erhoben werden, sind heute eher Rückzugsgefechte, mit denen man wenigstens das Gesicht wahren will. Grimm verschreibe «indikationswidrige Mengen» und kontrolliere nicht die Einnahme durch die Patienten.

In einem Verfahren, das die Ärztekammer Schleswig-Holstein gegen ihn anstrengte – mit dem Ziel der «Feststellung, daß der Beschuldigte zeitweilig oder dauernd berufsunwürdig ist» – wurden Vorfälle aus fünf Jahren penibel aufgelistet. Das Berufsgericht, bestehend aus drei hochrangigen Medizinern, sprach ihn frei und erlegte der Ärztekammer die Kosten auf. In der Begründung hieß es – ein sarkastischer Unterton ist unüberhörbar: Es sei bewußt auf die Befragung von Experten verzichtet worden, «weil der wissenschaftliche Streit um die Ersatzdrogentherapie Heroinsüchtiger weithin einem Glaubenskrieg gleicht und von Sachverständigen über das in bisherigen Veröffentlichungen und Anhörungen hinaus Gesagte nichts Neues mehr zu erwarten war».

Aus der «Fülle der bisherigen Meinungsäußerungen» ergäbe sich nur zweierlei, so das Gericht, «nämlich daß es weder einen eindeutig festmachbaren Grund für das Entstehen der Sucht beim einzelnen Abhängigen gibt, noch eine einzelne Behandlungsmethode, die den Erfolg auch nur andeutungsweise garantiert». Die Bekämpfung der Drogenabhängigkeit sei «ein derzeit noch ungelöstes medizinisches Problem». Deshalb, so folgerten die Richter erstaunlich konsequent, gebe es auch bei der Behandlung von Heroinabhängigen «keine anerkannten Regeln der ärztlichen Wissenschaft, von denen abzuweichen einen ärztlichen Kunstfehler bedeutet».

Doch halt: Wenn das so ist, warum verschreiben nur ein paar Dutzend Ärzte in Deutschland Codein? Warum ist diese Methode der Substitution bisher nur in Hamburg offiziell anerkannt? Warum informieren die meisten Drogenberatungsstellen nicht über diese Möglichkeit, obwohl der Kieler Arzt eine erstaunliche Erfolgsquote vorweisen kann? Warum weigern sich die Therapie-Einrichtungen und die Drogenexperten standhaft, das Thema auch nur zu diskutieren?

Ganz einfach: Wir sind in Deutschland, und da geht es ums Prinzip. Und das heißt: Abstinenz. Dazu kommt, daß sich die Ärzte auf staatliche Stellen, Polizei, Justiz, Gesundheits- und Sozialbehörden und die Berufsgruppen verlassen können, die vom Abstinenz-Dogma profitieren. Die Junkies werden der Abstinenz-Therapie mit allen Mitteln «zugeführt». Für Gorm Grimm fußt der ärztliche Umgang mit Drogenabhängigen in Deutschland auf der «gelungenen Einschüchterung (fast) aller Mediziner», er ist «das Ergebnis» einer «im internationalen Vergleich beispiellosen deutschen Ärzte-Disziplinierung».

In dem Bescheid eines Gerichtes, das am 30. 10. 1985 ein Verfahren gegen Gorm Grimm einstellte, heißt es: «Auch der Hinweis des Beschuldigten, daß die ‹Substitutionstherapie› in der internationalen Literatur positiv beurteilt werde, kann nicht dazu führen, die Behandlungsmethode des Dr. Grimm nicht als Verstoß gegen die ärztliche Heilkunst anzusehen.»[11] Und: Es könne den Beschuldigten nicht entlasten, wenn in der internationalen Literatur Reduktionsprogramme und Erhaltungsprogramme diskutiert würden. Mit anderen Worten: Wenn in anderen Ländern gute Erfahrungen mit der Substitution gemacht werden, heißt das noch lange nicht, daß deutsche Ärzte und Juristen deshalb auf ausländische Experten hören müßten.

Trotz dieser seltsamen Logik: Das Verfahren wurde eingestellt. Juristisch haben sich die Gegner Gorm Grimms bisher nicht ein einziges Mal durchsetzen können. Er gewinnt alle Prozesse.

Die offenen Anfeindungen, deren er sich seit Jahren erwehren muß, haben ihre Spuren hinterlassen. Der «Drogenarzt» teilt so kräftig und grob aus, wie er einstecken mußte. Er schätzt auch das «Suchtpotential» des christlichen Glaubens relativ hoch ein: Die durch ekstatische religiöse Erlebnisse bewirkte Euphorie sei «nicht empfehlenswert» und der Droge Crack gleichzusetzen. «Wenig empfehlenswert» sei auch die «Droge Macht». Auf nur knapp zwanzig Seiten eines seiner Bücher kreiert er eine «Theorie der Drogensucht», die beinahe alle Fragen meint klären zu können, um deren Beantwortung sich Generationen von Wissenschaftlern seit Jahrzehnten bemühen. So schafft man sich nicht viele Freunde.

Zur Zeit wollen die Krankenkassen dem Drogendoktor an den Kragen. Sie wollen die Substitution mit Codein nicht bezahlen. Den Apotheken ersetzen sie zwar die Kosten für die «Remmis», die Kompretten und den Saft, fordern aber von Grimm mehrere Millionen Mark zurück. Die Angelegenheit ist zunächst – bis zu einem Musterprozeß – aufgeschoben. «Ich habe mir Narrenfreiheit erkämpft», sagt Gorm Grimm grimmig.

Der Kieler Arzt hat einige Briefe, die er erhielt, in einem Buch veröffentlicht. Sie sagen mehr aus als alle Reportagen und theoretischen Erörterungen über das «Drogenproblem». So schreibt eine Mutter, deren Sohn seit fünfzehn Jahren heroinabhängig war:

«Ich habe mit ihm alle Stadien durchlebt und durchlitten, die in der Bundesrepublik im Lebenslauf eines Süchtigen fast unausweichlich vorgegeben sind: eineinhalb Jahre Jugendstrafanstalt wegen Besitz von einem halben Gramm Heroin, elf Langzeit-Therapien, zwei davon bis zum Ende durchgestanden, sechzehnmal Unterbringung in psychiatrischen Anstalten, davon mehrmals über längere Zeiträume hinweg, zwei Pflegschaften, etwa dreißig kalte Entzüge und immer wieder auch ambulante Therapie und Beratung. Ich weiß nicht, wie mein Sohn das ertragen konnte, ich weiß nicht, wie ich es ertragen habe. Mein Mann ist darüber gestorben.

Auch ich habe mich offenbar vor dem Gesetz schuldig gemacht, indem ich meinen Sohn mit Geld unterstützte (was das Gesetz andererseits von mir verlangt). Es wurde deswegen eine Geldstrafe von eintausendfünfhundert DM über mich verhängt...

Aber ein solcher Bericht wird Sie, die Sie zumeist mit Süchtigen arbeiten, nicht überraschen, stellt er doch absolut kein Einzelschicksal dar. Das Besondere daran ist, daß sich für meinen Sohn wirksame Hilfe abzeichnete, zum erstenmal nach vierzehn Jahren: Er wurde in eine Methadon-Behandlung aufgenommen. Die Erleichterung war unvorstellbar. Von Straffälligwerden konnte keine Rede mehr sein, der Gesundheitszustand verbesserte sich erstaunlich, er hatte wieder Hoffnungen und Pläne, machte die ersten Schritte, um eine Ausbildung nachzuholen und was eben sonst zu einem normalen Leben gehört...

Dann, nach einer für meinen Sohn und mich recht kurzen Zeit des hoffnungsvollen Neubeginns, kam die Katastrophe: Der Arzt wurde verhaftet[12], die Praxis geschlossen und einige hundert Patienten zurückgestoßen in Elend, Not und Verzweiflung. Nun sah mein Sohn keinen anderen Ausweg mehr, er strangulierte sich mit einem Kabel. Ich fand ihn, baumelnd, und konnte ihn noch rechtzeitig abschneiden. Erneut Einweisung in die Psychiatrie, wiederum Pflegschaft und Androhung einer Unterbringung auf Dauer. Davongekommen nur durch die Bereitschaftserklärung für eine neuerliche Langzeittherapie...

Ich klage an – im Namen Tausender von Süchtigen und ihren Angehörigen wegen Körperverletzung durch unterlassene Hilfeleistung und wegen der Verweigerung einer Behandlungsmöglichkeit. Ich klage an – wegen Duldung und Erzeugung unsagbaren Elends und Schädigungen an Körper und Seele bei Tausenden von Süchtigen, ihren Angehörigen und den ihrer Verantwortung folgenden Ärzten. Ich zögere nicht, dies alles als inhuman zu bezeichnen. Heute, am 2. 6. 1988, will ich diesen meinen ‹Bericht einer Mutter› endgültig zum Abschluß bringen. Mein Sohn, seit 15 Jahren gehetzt und gejagt, sah keinen anderen Ausweg mehr und machte seinem verzweiflungsvollen Leben ein Ende.»

Das alles kann einen gestandenen deutschen Drogenexperten nicht erschüttern. Nehmen wir zum Beispiel den Leiter einer Kieler Drogenberatungsstelle, ehemals Kampfschwimmer der Bundeswehr, seit 20 Jahren im Geschäft. Bei meinem Besuch ist die Beratungsstelle gähnend leer: Es werden ausschließlich Therapie-Plätze angeboten, die auf Abstinenz setzen. «Wir kriegen unser Geld», sagt der Mann, «egal, ob wir das oder das machen.» Man müsse sich eben entscheiden, welche Möglichkeit der «Behandlung» der Junkies man wähle. In einem Leserbrief an ein Nachrichtenmagazin hat er eine Reportage über Gorm Grimm als «Lore-Roman» abgetan. Die Substitution sei die «Endlösung des Drogenproblems» und tauge «nicht zur ernsthaften Diskussion».

Nur wenige hundert Meter weiter, in der Praxis von Gorm Grimm, drängeln sich die Patienten. Ein Soldat der Bundeswehr – er kommt mit Marschbefehl des Truppenarztes – holt sich seine Codein-Dosis für mehrere Wochen. Sein Vorgesetzter, der ihn vor kurzem belobigt hat, weiß nicht von der «Sucht» des Untergebenen, der Truppenarzt hält auf seine Schweigepflicht.

Ein Leiter eines Heimes für Behinderte schluckt täglich achtzig *Remedacen*. «Wenn das jemand in meinem Heimatort erfahren würde, wäre ich unten durch», sagt der Patient. Er war noch vor zehn Jahren heroinabhängig. Durch die Codein-Substitution hat er den Absprung geschafft, kann aber von der Ersatzdroge nicht lassen. «Ohne Codein würde ich wahrscheinlich wieder rückfällig.» Er hat sich seinen Camping-Bus umgebaut. Wenn er in den Urlaub fährt, stopft er sich mehrere tausend *Remedacen*-Tabletten unters Dach. Der Vorrat hält mehrere Wochen.

Ein Tischlermeister, er ist Innungsmeister in Norddeutschland und war bis vor vier Jahren noch heroinabhängig, substituiert sich mit Codein-Kompretten. Ein Werftarbeiter aus Hamburg kommt in die Praxis. Die Kollegen ahnen nichts von seiner «Sucht». Der Chef weiß Bescheid: Sein Arbeiter beichtete ihm das «Suchtproblem» erst, als er mehrere Monate unter härtesten Bedingungen geschuftet hatte. Der Boss entgegnete lapidar: «Wenn du drei Monate mit dem Sandstrahl gearbeitet hast, kann ich ja wohl nichts dagegen haben, daß du drogenabhängig bist.» Der Patient süffelt jeden Tag vier Flaschen des Schmerzmittels *Valoron N* auf ex. Das Medikament enthält das Opiat Tilidin. Die Herstellerfirma hat *Valoron* seit einigen Jahren mit einem Opiat-Antagonisten versetzt. Deshalb fällt es nicht unter das Betäubungsmittelgesetz und heißt jetzt «N» wie «neu». Der Wirkstoff ist der alte, man muß nur wissen, wie man es einnimmt, damit der Brechreiz und der «Turkey» – als Folge des Antagonisten – nicht zu spüren sind.

Eine junge Türkin, ehemals heroinabhängige Prostituierte, kommt mit ihrer Mutter zu Gorm Grimm. Sie ist HIV-positiv und hat nur noch kurze Zeit zu leben. Sie wird – wahrscheinlich zum letzten Mal – in ihre Heimat reisen und braucht dazu mehrere hundert *Remedacen*. Beim Abschied bricht sie in Tränen aus und fällt ihrem Doktor um den Hals. «Ich liebe Sie», ruft die schwer gezeichnete junge Frau immer wieder.

Beispiele dieser Art gibt es genug. Die Gegner der Codein-Substitution können den Effekt der «medikamentengestützten Therapie der Drogensucht» (MTD), wie sie Gorm Grimm nennt, kaum bestreiten: Die Mehrzahl der Patienten hat sich von der kriminellen Drogensubkultur distanziert, geht einem Beruf oder einer Ausbildung nach und hat sich ein neues soziales Umfeld geschaffen. So bezieht sich die stark emotional gefärbte Kritik eher auf die Vergabepraxis der «Ersatzdroge». Codein hat für die Abhängigen den Vorteil, daß es nicht unter Aufsicht des Arztes eingenommen werden muß – wie etwa Methadon. Ein Arztbesuch ist nur einmal pro Woche oder noch seltener nötig. Patienten, die längere Zeit in Behandlung sind, kommen nur alle paar Monate.

Damit hat sich Grimm den Vorwurf eingehandelt, er verzichte auf die obligatorische psychosoziale Betreuung. Der Ärger der orthodoxen Drogenexperten ist verständlich, würde doch die Methode des Dr. Grimm in erheblichem Maße Arbeitsplätze überflüssig machen – in den Drogenberatungsstellen, die in der Regel die psychosoziale Betreuung übernehmen, und in therapeutischen Einrichtungen.

Deshalb pflegt man die Fälle in der Öffentlichkeit zu zitieren, in denen Patienten des Kieler Arztes an den Folgen des Drogenmißbrauchs gestorben sind. Prof. Dr. Wolfram Keup, ein Gegner der Substitution à la Grimm, wies als Sachverständiger in einem Prozeß darauf hin, daß der Arzt kontrollieren müsse, daß und wie das Ersatzmittel eingenommen werde. Es bestünde die Gefahr, daß der Süchtige die Substitution nur als bequeme Möglichkeit ansehe, zu seinem Stoff zu kommen. «Der Süchtige» sei außerstande, das Suchtmittel selbst zu dosieren.

Die Gerichte sehen das anders: In einem Prozeß wegen «fahrlässiger Tötung» gegen Gorm Grimm – einer seiner Patienten war an Tabletten gestorben, die ihm der Arzt verschrieben hatte – stellte das Gericht fest: Eine «Beeinträchtigung der Einsichts- und Steuerungsfähigkeit» sei «bei einem Süchtigen nicht generell gegeben». Merkmal der Sucht sei zwar ein Kontrollverlust, diese «suchtbedingte Einengung der Willensfreiheit» reiche jedoch nicht generell so weit, daß ein Süchtiger «nicht oder nur erheblich eingeschränkt in der Lage ist, das Risiko einer Überdosis zu verstehen, zu erkennen und diesem Risiko Widerstand entgegenzusetzen». Gorm Grimm habe den Patienten über die tödlichen Risiken eines Medikamentenmißbrauchs aufgeklärt. Außerdem, so folgerte das Gericht, werde ja auch die «strafrechtliche Verantwortlichkeit Süchtiger bei Beschaffungsdelikten in der Regel ohne Einschränkung bejaht».

Da die Justiz immer noch davon ausgeht, daß Drogenabhängige zu bestrafen seien, also den freien Willen zu kriminellen Delikten voraussetzt und nicht etwa verminderte Zurechnungsfähigkeit – wie häufig bei Alkoholikern –, kann man schwerlich argumentieren, daß ein Süchtiger nicht weiß, was er tut. Gorm Grimm wurde freigesprochen. Schließlich ist bisher auch niemand auf die Idee gekommen, einen Arzt zu verklagen, der seinem Patienten Barbiturate verschrieben hat, mit denen man sich ebensogut umbringen kann.

Natürlich hat die Methode des Doktor Grimm, seinen langjährigen Patienten zu vertrauen und ihnen die Mengen zu verschreiben, die sie vorgeben zu brauchen, einen Nebeneffekt: In Hamburg und Schleswig-Holstein gibt es einen ausgedehnten Schwarzmarkt für Codein. Nur hinter vorgehaltener Hand munkeln die Junkies, dieses Codein stamme aus der Praxis des Kieler Arztes. Es geht sogar das Gerücht, daß ehemalige Heroinabhängige, die mittlerweile mit Polamidon substituiert würden, sich weiterhin ihr Codein in Kiel abholten und das dann an Junkies verkauften, die sonst keine Möglichkeit hätten, sich zu substituieren. Zu beweisen ist das nicht.

Es ist kaum anzunehmen, daß sich Gorm Grimm über dieses Problem nicht seine Gedanken gemacht hat. Er kann den Überblick darüber behalten, ob seine Patienten plötzlich nach mehr verlangen. Diesen Wunsch wird er ablehnen. Er kann jedoch nicht kontrollieren, ob sich einer der Drogenabhängigen herunterdosiert und das überschüssige Codein an andere Bedürftige abgibt. Aber was wäre dagegen einzuwenden? Jeder Abstinenz-Theoretiker müßte doch erfreut sein, wenn ein Süchtiger plötzlich weniger Suchtmittel konsumiert. Und wenn Fixer, die nicht ärztlich betreut werden, Codein statt Heroin bevorzugen, was das Risiko einer letalen Dosis verringert, ist das ebensowenig zu verurteilen. Der Bayerische Verwaltungsgerichtshof urteilt zum Problem des Schwarzmarktes: «Gesundheitliche Schäden durch Einverleibung von Betäubungsmitteln, die sich Patienten auf dem schwarzen Markt besorgen, sind dem behandelnden Arzt ebensowenig anzulasten wie den Personen, die Langzeittherapien durchführen. Derartige Schädigungen sind nicht vermeidbar.» [13]

Aber sollte ein Arzt nicht darauf dringen, daß ein drogensüchtiger Patient möglichst bald versucht, sich aus seiner Abhängigkeit zu befreien? «Niemand sollte den Vormund spielen», antwortet Gorm Grimm. Man müsse realistisch denken. Immerhin lebe ein Drittel seiner Patienten nach sieben Jahren Substitutions-Therapie völlig opiatfrei. Und auch den meisten anderen habe kontrollierte Abhängigkeit ein besseres Leben ermöglicht. «Besser ist es», sagt der «Drogenarzt», «sie holen sich regelmäßig ihren Suchtstoff bei mir ab, als wenn sie als Junkie verelenden.»

Vielleicht brauchen manche Menschen aus unterschiedlichen Gründen künstlich erzeugte Lustgefühle, um ihr Leben meistern zu können. Sie nehmen dafür die Abhängigkeit und Nebenwirkungen in Kauf. Was allein zählen sollte, ist der gesellschaftliche Schaden, den sie anrichten. Und der ist bei den Opiat-Abhängigen, die sich in die Behandlung des Kieler Arztes begeben, ohne Bedeutung. Der Zwang im Gefolge ihrer Abhängigkeit, jeden Tag Drogen zu konsumieren, ist vergleichbar mit dem von Zuckerkranken, die darauf angewiesen sind, jeden Tag Insulin spritzen zu müssen. Mehr Unheil richten ganz andere Dinge an. «Alles, was Euphorie auslösen kann, ist eine Droge», sagt Gorm Grimm. «Die Nebenwirkung extremer Formen der christlichen Religion ist Paranoia.»

Methadon – die Lösung?

Schon bei der Wahl des Begriffes fängt der Streit an: Ist Methadon ein Medikament, eine Ersatzdroge oder gar ein künstliches Rauschgift? Auch bei diesem Thema verläuft die deutsche Diskussion zum Thema Drogen in gewohnten Bahnen. Wir finden billige Polemik, blanke Unkenntnis und weltanschauliche Debatten, die in Glaubenskriegen münden.

Methadon[14] ist ein vollsynthetisches Opioid – im Gegensatz etwa zum halbsynthetischen Opiat Morphin – und wurde 1940 von der deutschen Firma Hoechst zum ersten Mal hergestellt. Es besteht zu gleichen Teilen aus dem rechtsdrehenden[15] Dextramethadon und dem linksdrehenden Laevomethadon[16]. Nur Laevomethadon (abgekürzt: L-Polamidon oder schlicht Polamidon) wirkt schmerzlindernd und macht, wie Morphin oder Heroin, abhängig. In Deutschland ist nur Polamidon erhältlich, das doppelt so stark wirkt wie Methadon. Es wird in der Regel getrunken, kann aber auch gespritzt werden. Polamidon ist mit Heroin «kreuztolerant»: Eine bestimmte Dosis Heroin entspricht einer bestimmten Dosis Polamidon. (Das Gegenteil ist «cross-dependence»: Eine Substanz hebt die Wirkung einer anderen auf.)

Trotzdem kann Polamidon mit Heroin nicht gleichgesetzt werden, der polemische Begriff «Ersatzdroge» ist irreführend: Ersatz *für* eine Droge wäre korrekt, nicht aber das Vorurteil, eine Droge werde durch eine andere ersetzt. Da im öffentlichen Diskurs «Droge» häufig mit «Rauschgift» gleichgesetzt wird, sollte man besser den Begriff «Medikament» benutzen, denn Polamidon wird ausschließlich im Rahmen einer Heilbehandlung verordnet.

Heroin berauscht schnell und baut sich rasch wieder ab. Polamidon hat dagegen nur einen milden euphorischen Effekt, bleibt aber lange im Körper – ungefähr 72 Stunden. Wer an einer Therapie mit Polamidon teilnimmt, muß also sein Drogengebrauchsmuster erheblich umstellen: Die körperliche Abhängigkeit von Opiaten bleibt zwar erhalten, das, was die seelische Komponente der «Sucht» ausmacht – der «Kick» –, fällt jedoch weg. Das Problem, mit der «Sucht» umzugehen, wird entzerrt. Die hohe Barriere der Abstinenz, die kaum ein Junkie zu überspringen wagt, wandelt sich zu einer langgezogenen Treppe, die Stufe für Stufe erklommen werden kann.

Auch bei der Polamidon-Therapie soll langfristig am Ende der Behandlung die Abstinenz stehen. Die Behandlung richtet sich je nach dem Zustand und den Bedürfnissen der Patienten: Die Polamidon-Vergabe kann ein Hilfsmittel zum langsamen «Ausschleichen» sein, sie kann der «Blockade» dienen – zusätzlicher Konsum von Heroin bringt keinen Gewinn – oder als langfristiges Erhaltungsprogramm dazu beitragen, zunächst die soziale und psychische Situation des Drogenabhängigen zu stabilisieren. Sie kann ärztlich betreut werden oder, wie in Holland praktiziert, anonym per «Methadon-Bus» erfolgen, um auch die zu erreichen, die sich zunächst jeglicher Veränderung ihrer Konsumgewohnheiten verweigern.

Die Erfahrungen in den USA, wo zuerst in größerem Rahmen mit Methadon substituiert wurde, und in Großbritannien sind aufsehenerregend und durchweg positiv. Der New Yorker Gouverneur Mario M. Cuomo war von den Erfolgen so beeindruckt, daß er den 28. November zum «Methadon-Tag» erklärte.[17] In England lebte nach fünf Jahren Substitution ein Viertel der Patienten drogenfrei, nach zehn Jahren schon fast die Hälfte, der Rest befand sich fast ausnahmslos noch in Behandlung und verhielt sich sozial unauffällig. «Das bedeutet», so folgert Christine Schmerl, «daß derartige Programme in der Lage sind, fast 80 Prozent einer Ausgangspopulation von registrierten Heroinabhängigen sozial zu stabilisieren und ihnen ein normales Leben zu ermöglichen ohne Kriminalität, Gefängnisstrafen, Gesundheitsschäden – und unabhängig davon, ob sie drogenfrei werden oder nicht.»[18]

Laut amerikanischen Statistiken stieg die Zahl der «sozial produktiven» Substituierten innerhalb von fünf Jahren von 36 auf 72 Prozent, die Zahl der Arbeitslosen sank von 64 auf 28 Prozent. «Von den Süchtigen, die in der Behandlung geblieben und vorher arbeitslos gewesen waren, arbeiteten nach fünf Jahren 75 Prozent.»[19]

Die Deutsche Hauptstelle gegen Suchtgefahren argumentierte vor zwanzig Jahren, Polamidon erreiche nur einen geringen Teil der Süchtigen. Es bestehe die Gefahr, daß sich ein Schwarzmarkt bilde, die Entzugserscheinungen seien «eindeutig schwerer» als die des Heroins, «süchtiges Verhalten» werde nicht abgebaut, sondern verstärkt. Noch im Jahr 1990 hieß es in einer Stellungnahme zu «Drogenhilfe und Drogenpolitik», Polamidon sei nur in medizinisch indizierten Einzelfällen «temporär» verantwortbar und nur dann, wenn die Behandlung als Teil eines «psychosozialen Hilfeprogramms durchgeführt» werde.[20]

Diese Argumente sind nicht völlig abwegig, spiegeln jedoch nur einen Teil der Realität wider. Polamidon ist kein Medikament, das alle Probleme löst. Der Hamburger Landesdrogenbeauftragte Dr. Horst Bossong spricht von einer festen Gruppe Süchtiger, «bei denen nach oft zahllosen Versuchen einigermaßen sicher ist, daß sie eine Reintegration nicht wünschen und dies aller Voraussicht nach auch nicht möglich ist». Hier gehe es «schlicht um eine Grundversorgung».[21] Niemand könne zur Abstinenz gezwungen werden. Deshalb liefe die Forderung nach einer Entwöhnungsbehandlung für diese Klientel ins Leere, oder man zöge sich auf die Position zurück, Polizei und Justiz sollten die behandlungsunwilligen Junkies den Ärzten und Therapeuten zuführen. Das gleiche gilt für die Gruppe von Abhängigen, die unter psychiatrischen Syndromen leiden und Opiate zur Selbstmedikation benutzen. Auch hier wäre das legale Medikament Polamidon als Anti-Depressivum der illegalen Droge Heroin vorzuziehen.

Ein relevanter Schwarzmarkt kann sich schon deshalb nicht bilden, weil die Süchtigen das Medikament bei den deutschen Polamidon-Programmen in Anwesenheit des Arztes oder des Apothekers einnehmen müssen. Natürlich gibt es immer Gelegenheiten, vor allem in Krankenhäusern, sich eine geringe Ration «vom Munde abzusparen». Diese dient aber fast ausnahmslos zur eigenen Reserve und wird nicht gehandelt.

Richtig ist, daß der Entzug von Polamidon länger dauert als der von Heroin. Das liegt schlicht daran, daß sich Polamidon im Körper weniger schnell abbaut. Andererseits ist das langsame «Ausschleichen» von Polamidon subjektiv besser zu bewältigen und senkt die Hemmschwelle, überhaupt einen Entzug zu versuchen. Dies als Argument gegen Polamidon anzuführen, zeigt nur, wie wenig die «Suchtexperten» Einblicke in die Realität der Junkies genommen haben.

Vollends abwegig ist die These, «süchtiges Verhalten» werde nicht abgebaut, sondern verstärkt. Alle bisher vorliegenden Erfahrungen[22] beweisen das Gegenteil auch in Deutschland: Heroinabhängige, die an einer Polamidon-Therapie teilnehmen, werden weitaus häufiger abstinent als diejenigen, die sich einer traditionellen Langzeittherapie unterwerfen. Die soziale und gesundheitliche Situation der Substituierten verbessert sich, ja der Unterschied zu der Lage vor der Behandlung sei geradezu «drastisch», so eine neuere Hamburger Untersuchung von Prof. Dr. Peter Raschke. Raschke zieht den Schluß, das Angebot solle deshalb «unbedingt» fortgesetzt werden.

Dabei muß man noch zusätzlich berücksichtigen, daß wegen der restriktiven Richtlinien der Polamidon-Vergabe in Deutschland ohnehin nur die für eine Behandlung in Frage kommen, die erhebliche Probleme psychischer, gesundheitlicher oder sozialer Art haben (ein Drittel der Substituierten in Hamburg ist HIV-positiv.) Wenn schon diese Junkies positiv auf die Substitution ansprechen, sähe das Ergebnis wahrscheinlich noch besser aus, würde man auch die substituieren, die weder krank noch HIV-positiv oder über einen langen Zeitraum abhängig sind.

Das größte Problem, das bei einer Substitution auftritt, ist der Beikonsum anderer Drogen oder Medikamente. Mittlerweile haben sogar die «Suchtexperten» bemerkt, daß ein großer Teil der Junkies nicht nur von illegalen, sondern auch von legalen Rauschmitteln abhängig ist.[23] Das darf aber nicht zu der irrigen Annahme verführen, die sogenannten Politoxikomanen kämen deshalb für eine Substitution nicht in Frage.[24] Natürlich gehen von der Mischwirkung verschiedener Substanzen Gefahren aus, die, gerade bei Barbituraten und Tranquilizern, kaum zu kontrollieren sind. Aber nur wenige Fachleute ringen sich zu der richtigen Erkenntnis durch, «daß die Experten für unmittelbare Drogenwirkungen nicht die Ärzte und auch nicht die Drogenberater, sondern in der Regel die Konsumenten selbst sind».[25]

Dieses zu akzeptieren fällt naturgemäß gerade Medizinern sehr schwer. Die Konflikte, die zwischen dem substituierenden Arzt und seinen Patienten wegen des leidigen Beikonsums ausbrächen, seien, so der Berliner Drogenberater Rolf Bergmann, «weniger sachlich und pharmakologisch begründeten Zusammenhängen geschuldet», sondern «den grundsätzlichen Einstellungen zum Drogenkonsum und der damit einhergehenden Lebensführung»[26]: Die «helfenden Berufe» seien den Klienten gegenüber häufig ambivalent und erwarteten für ihr Engagement «Dankbarkeit im Sinne von Gegenleistungen, die ihren Vorstellungen von einer gesunden und sozial verträglichen Lebensführung entsprechen – und das möglichst schnell». Das kann zu so absurden und schon komischen Praktiken führen wie der eines Berliner Arztes, der von seinen Klienten verlangt, nach der Polamidon-Vergabe gemeinsam mit ihm eine Runde durch einen nahegelegenen Park zu joggen, «weil das gesund ist».

Obwohl sich das Allgemeinbefinden bei vier Fünftel aller Substituierten in kurzer Zeit verbessert – so eine aktuelle Hamburger Statistik –, leiden viele, fast ein Drittel und vor allem Frauen, an starken Depressionen. Offenbar treten Angstzustände vor allem bei denen auf, die vor der Substitution nicht darunter gelitten und / oder die Probleme mit den Drogen betäubt hatten. Das führt häufig zum Beikonsum von Heroin oder dämpfenden Medikamenten. Diese verschlechtern zwar das subjektive Wohlbefinden, trotzdem können anfangs nur sehr wenige darauf verzichten. Ein Grund dafür kann eine falsche Dosierung des Polamidons sein. Wer trotz Polamidon noch eine starke Wirkung von Heroin spürt, bekommt zu wenig. «Dies vor Augen», meint der Berliner Arzt Jörg Gölz, der große Erfahrungen mit der Polamidon-Vergabe hat, «dürfte eine ganze Reihe von Substituierten unterdosiert sein.»

Auch der umgekehrte Fall ist problematisch: Während eine Unterdosierung von Polamidon häufig zum Beikonsum von Heroin verführt, provoziert eine zu hohe Menge eher den zusätzlichen Gebrauch von Benzodiazepinen oder gar Kokain. Die Ursache: Eine große Polamidon-Dosis schwächt die euphorische Wirkung des Heroins ab oder blockiert sie ganz, dieser Effekt läßt sich aber durch den Mißbrauch von Tranquilizern oder Drogen, die nicht an den Opiat-Rezeptoren wirken, «beheben».

Die Substituierten wählen die Drogen, mit denen sie vor der Behandlung Erfahrungen gesammelt haben. Über einen längeren Zeitraum verschiebt sich jedoch der Beikonsum von den illegalen zu den gesellschaftlich akzeptierten Rauschmitteln wie Alkohol oder Medikamenten. Fast die Hälfte aller Substituierten konsumiert sofort ab Beginn der Therapie keine harten Drogen mehr – oder nur sehr selten.

Je größer die psychischen Probleme – mit der Partnerschaft oder der sozialen Situation –, um so mehr greifen die Patienten zu anderen Substanzen. Manchmal werden andere Drogen nur genommen, weil man das gewohnte Heroin-Gefühl vermißt. Weitaus häufiger dient der Beikonsum, um «Trauerarbeit» zu leisten – als Rückgriff auf die Art und Weise, wie die Drogenabhängigen vor der Substitution ihre Probleme meinten bewältigen zu müssen. Gerade Benzodiazepine würden benutzt, so Prof. Dr. Peter Raschke, «im Zusammenhang mit Einstellungsproblemen bei der Dosierung mit L-Polamidon, bei den Folgen einer zu hohen Dosierung, bei depressiven Stimmungen und Angstzuständen oder bei der Demaskierung vorbestehender psychiatrischer Krankheiten sowie bei Problemen mit der sozialen Umwelt und der Verarbeitung von Enttäuschungserlebnissen. Es bestehen also durchaus ‹rationale› Gründe für die Medikation oder die Selbstmedikation, wie angemessen die letztere auch immer praktiziert wird.»[27] Über einen längeren Zeitraum – drei Jahre sind die Regel – seien jedoch fast alle Behandelten stabil.

Deshalb ist der Ausschluß von Substituierten wegen Beikonsums in den meisten Fällen verfrüht und nur Prinzipienreiterei seitens der behandelnden Ärzte. Da die Gründe für den Nebengebrauch denen des Konsums illegaler Drogen ähneln, hilft hier noch kein Zwang. Im Gegenteil: Der Mediziner muß versuchen, ein Vertrauensverhältnis zu seinen Patienten herzustellen. Gemeinsam können dann die Probleme besprochen werden, die zum Beikonsum geführt haben. Wenn der Patient keine Angst vor Sanktionen haben muß, kann er dem Arzt gegenüber auch offenlegen, was er außer Polamidon noch schluckt. Der Beikonsum kann dann selbst Gegenstand der Behandlung werden. Das wäre eine Therapie – statt Strafe –, die ihren Namen verdient.

Was tun?

Jedes Medikament, das in irgendeiner Weise in den Gefühlshaushalt des Menschen eingreift, kann als «Droge» mißbraucht werden. Dazu zählt zum Beispiel die große Gruppe der Benzodiazepine, deren Mißbrauch aufgrund fahrlässiger Verschreibungspraxis der Ärzte zu Abhängigkeit führt. Unsinnig wäre es, einzelne Präparate vom Markt zu nehmen. Junkies, die schon immer die Vorkoster der Pharma-Industrie waren, würden nur auf andere Präparate umsteigen. Würde der Szene-Renner *Rohypnol* verboten, blieben andere Mittel mit dem gleichen Wirkstoff (Flunitrazepam) oder gar die bei Mißbrauch noch gefährlicheren Barbiturate wie *Medinox*.

Sicher ist auch der umgekehrte Weg, die ersatzlose Streichung des Betäubungsmittelgesetzes[1], problematisch. Die absurde Praxis aber, Opiate zu ächten und andere, genauso fragwürdige Medikamente gleich tonnenweise unter die Leute zu bringen, muß geändert werden. In Deutschland sind heute mehrere hunderttausend Patienten unterversorgt, darunter viele Krebskranke mit chronischen Schmerzen, weil Opiate nicht oder nur nach Bewältigung allerlei bürokratischer Hindernisse verschrieben werden dürfen. Deshalb fordern führende Schmerzforscher die Wiederzulassung von Morphin und Heroin als Medikamente. Es gibt keine internationale Verpflichtung, die das verbieten würde, obwohl das immer wieder von sogenannten Experten, die sich offensichtlich nicht in den Gesetzestexten auskennen, behauptet wird.

Damit wäre auch der Weg frei, um wie in Großbritannien unter strenger ärztlicher Aufsicht Heroin an Süchtige abzugeben. Auf diese Weise ließen sich auch diejenigen ansprechen und aus der Illegalität herausholen, die durch andere Maßnahmen nicht zu erreichen sind. Eine «Legalisierung», wie sie etwa der Nobelpreisträger Milton Friedman fordert, wäre das nicht. Sie ist auch nicht wünschenswert, denn Marktmechanismen werden das Drogenproblem nicht lösen. Die völlige Freigabe aller psychotropen Substanzen hätte vermutlich eine ähnliche Wirkung wie die Aufhebung von Geschwindigkeitsbegrenzungen auf den Straßen. Damit sei nicht der Abstinenz-Lobby nach dem Munde geredet, die meint, der Mensch würde sich, wenn man ihn nur ließe, unentwegt zudröhnen und aller nützlichen Tätigkeit verweigern. Doch die Pharma-Industrie hat noch nie Hemmungen gehabt, alles auf den Markt zu werfen – so gefährlich es auch sein mag –, was sich nur irgendwie zu Geld machen läßt. Crack zum Beispiel von Bayer, mit dementsprechender Werbung, könnte man sich nur als Alptraum vorstellen.

Ein staatliches Monopol auf Opiate wäre der richtige Weg, übrigens auch, um der Rauschgift-Mafia das Handwerk zu legen.[2] Kurzfristige Erfolge darf jedoch niemand erwarten. Die Drogen-Anbieter werden zunächst versuchen, andere Produkte zu pushen. Falls Heroin von Ärzten konkurrenzlos billig verordnet würde, könnte wegen des identischen Verteilungsnetzes Kokain die Rolle als verbreitetste «harte» Droge übernehmen. Ein solches staatliches Monopol durchzusetzen, ist alles andere als einfach. Mit Sicherheit würden große Geldsummen ins Spiel gebracht, um die Politiker im Sinne der Rauschgift-Mafia zu beeinflussen – wenn das nicht ohnehin schon geschieht. Denn nur eine repressive Drogenpolitik sichert den Drogenhändlern hohe Gewinne. Wer trotz des völligen Scheiterns am «Krieg gegen Drogen» festhält, macht sich zum Handlanger der kriminellen Anbieter. Ohne das strikte Verbot von Heroin würde kein Mafia-Boss in das lukrative Drogengeschäft investieren. Wo sonst bezahlen die Kunden jeden Preis für das Produkt?

Die Vergabe-Praxis in England zeigt ermutigende Erfolge: Die Beschaffungskriminalität geht rapide zurück, ja die Heroin-Abhängigen steigen langfristig nicht selten auf Methadon um oder ganz aus. Die Situation würde sich auch in Deutschland schlagartig ändern, wäre der Konsum von Opiaten nicht mehr strafbar. Die Abhängigen könnten sich, ohne Repressionen zu fürchten, in die Obhut qualifizierter Ärzte begeben. Auch hier besteht großer Nachholbedarf: Die medizinische Ausbildung über Opiate hat hierzulande ein Niveau, das jeder Beschreibung spottet. Gefährliche Substanzen, die zu Mißbrauch verführen und die ein hohes Suchtpotential haben, gehören nur in die Hände derjenigen Ärzte, die sich sachkundig gemacht haben. Eine Lizenz für die Abgabe zum Beispiel von Heroin, die in England Voraussetzung für eine Verschreibung an Drogenabhängige ist, würde verhindern, daß verantwortungslose Mediziner den Stoff in großen Mengen verschleudern.

Ein Problem wäre damit allerdings nicht vom Tisch: Auch wenn Ärzte – zur Vorbereitung therapeutischer Maßnahmen – Heroin an Junkies abgäben, würde das die Abhängigen nicht hindern, sich zusätzlich auf dem dann immer noch existierenden Schwarzmarkt illegales Heroin oder Medikamente zu besorgen. Wer sich, aus welchen Gründen auch immer, «zudröhnen» will, macht das nicht im sterilen Arztzimmer, sondern im «Setting» der Subkultur, das einen wesentlichen Reiz des Drogenkonsums ausmacht.

Ungeachtet dieser weitreichenden Überlegungen sollten und könnten einige Dinge sofort geändert werden, um die Lage der Junkies – ohne großen finanziellen Aufwand – zu verbessern:

– Krankenhäuser sollten primär den «warmen Entzug» anbieten, um die Hemmschwelle, es zu versuchen, zu verringern. In den Hochburgen des Heroin-Konsums wie Berlin und Hamburg lassen sich Einrichtungen dieser Art an einer Hand abzählen. Da Mehrfachtoxikomanie mittlerweile die Regel ist, grenzt der «kalte Entzug» an Körperverletzung und sollte juristisch auch so beurteilt werden. Eine medizinische Indikation gibt es für den «kalten Entzug» nicht, nur weltanschauliche «Argumente» wie: «Erst das Leiden veredelt den Menschen und läßt ihn das Böse seines Tuns einsehen.»

– Die obligatorische Kopplung von «Entgiftung» und anschließender «Drogentherapie» hat sich nicht bewährt. Ein großer Teil der Junkies wäre zu einem «warmen Entzug» bereit, aber nicht zu einer Langzeit-Abstinenztherapie. Deren Erfolgsquote ist gleich null, was die Drogenabhängigen wissen – auch wenn ein Drittel aller Insassen freiwillig dort ist. Besser – und gleichzeitig günstiger für die Kostenträger – sind Konzepte wie CLEANOK in Lengerich: Eine mehrwöchige Behandlung inklusive Entzug, die freiwillig ist, sich als Krisenintervention versteht und zum endgültigen Ausstieg motiviert, ihn aber nicht zur Bedingung macht. Zwingen kann man dazu ohnehin niemanden.

– Langzeit-Therapien dürften in der Regel überflüssig sein. Zumindest zwei Dinge sollten hier sofort geändert werden: Unabhängige Sachverständige müßten die Einhaltung der Menschenrechte überwachen und gleichzeitig den «Erfolg» kontrollieren. Daran müßten vor allem die Kostenträger wie Krankenkassen und Rentenversicherungen ein Interesse haben, die auf diesem Gebiet viel Geld sinnlos verpulvern. Klienten mit psychiatrischen Symptomen gehören ohnehin nicht in eine Drogentherapie, sondern in qualifizierte Behandlung. Eine Abbruch-Beratung sollte für Therapien obligatorisch sein: Die überwiegende Anzahl der Todesfälle tritt nach einer Abstinenz-Phase auf. Der Therapie-Abbruch bedeutet häufig Betreuungsverlust und Hoffnungslosigkeit. Es ist eine

Unverschämtheit und zudem menschenverachtend, wenn sich die Therapeuten hier mit dem Argument aus der Verantwortung stehlen, der oder die Betreffende sei eben selbst schuld.

– Ähnliches gilt für viele Drogenberatungsstellen. Wenn sie außer klugen Ratschlägen wie «Mach einen Bogen um die Drogen» nichts anzubieten haben und sich ausschließlich als Zulieferbetriebe für die Einrichtungen der Abstinenz-Lobby verstehen, sind sie überflüssig. Das gleiche gilt für Beratungsstellen, die sich weigern, Substituierte zu betreuen.

– Die gegenwärtigen Richtlinien für die Polamidon-Vergabe sind im internationalen Vergleich eine Farce. Polamidon sollte nicht nur denen verschrieben werden, die an Krankheiten leiden oder sich mit dem Aids-Virus infiziert haben. Die Polamidon-Therapie sollte mit den Abstinenz-Therapien gleichgestellt und nicht die eine der anderen vorgeordnet werden. Das Angebot muß breiter gefächert werden, damit alle Junkies erreicht werden können.

Beigebrauch anderer Mittel während der Substitution darf nicht mehr zum Ausschluß führen. Wie neuere Erfahrungen zeigen, läßt sich auch Medikamenten-Abhängigkeit weder durch Zwang noch durch Appelle an die Willenskraft beheben. Dieses Problem kann häufig erst nach längerer Substitutionsbehandlung in Angriff genommen werden.

– Die Spritzenaustauschprogramme müssen ausgeweitet werden. Das gilt insbesondere für Gefängnisse. Wer in Kauf nimmt, daß sich Drogenabhängige mit dem Aids-Virus infizieren, weil sie keine Gelegenheit haben, sich sterile Spritzen zu besorgen, müßte eigentlich strafrechtlich belangt werden können. Die Realität ist, daß Gefängnisse nicht drogenfrei gehalten werden können, weil Justizbeamte häufig lieber ein Auge zudrücken, als sich ständig mit amoklaufenden Junkies plagen zu müssen. Bürokratische Prinzipien dürfen kein Grund sein, über Leichen zu gehen. Genau das aber ist in der deutschen Drogenpolitik immer noch der Fall.

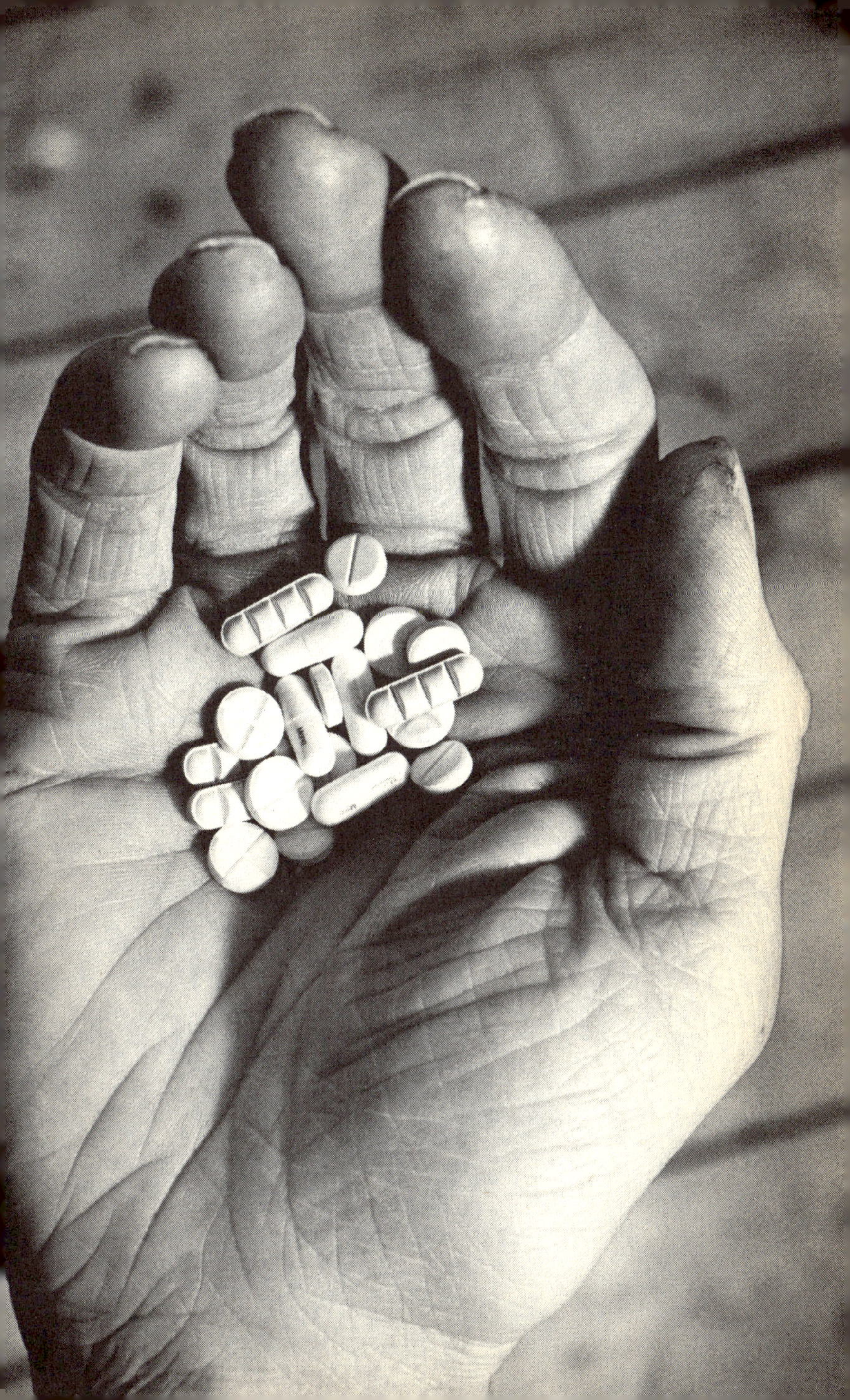

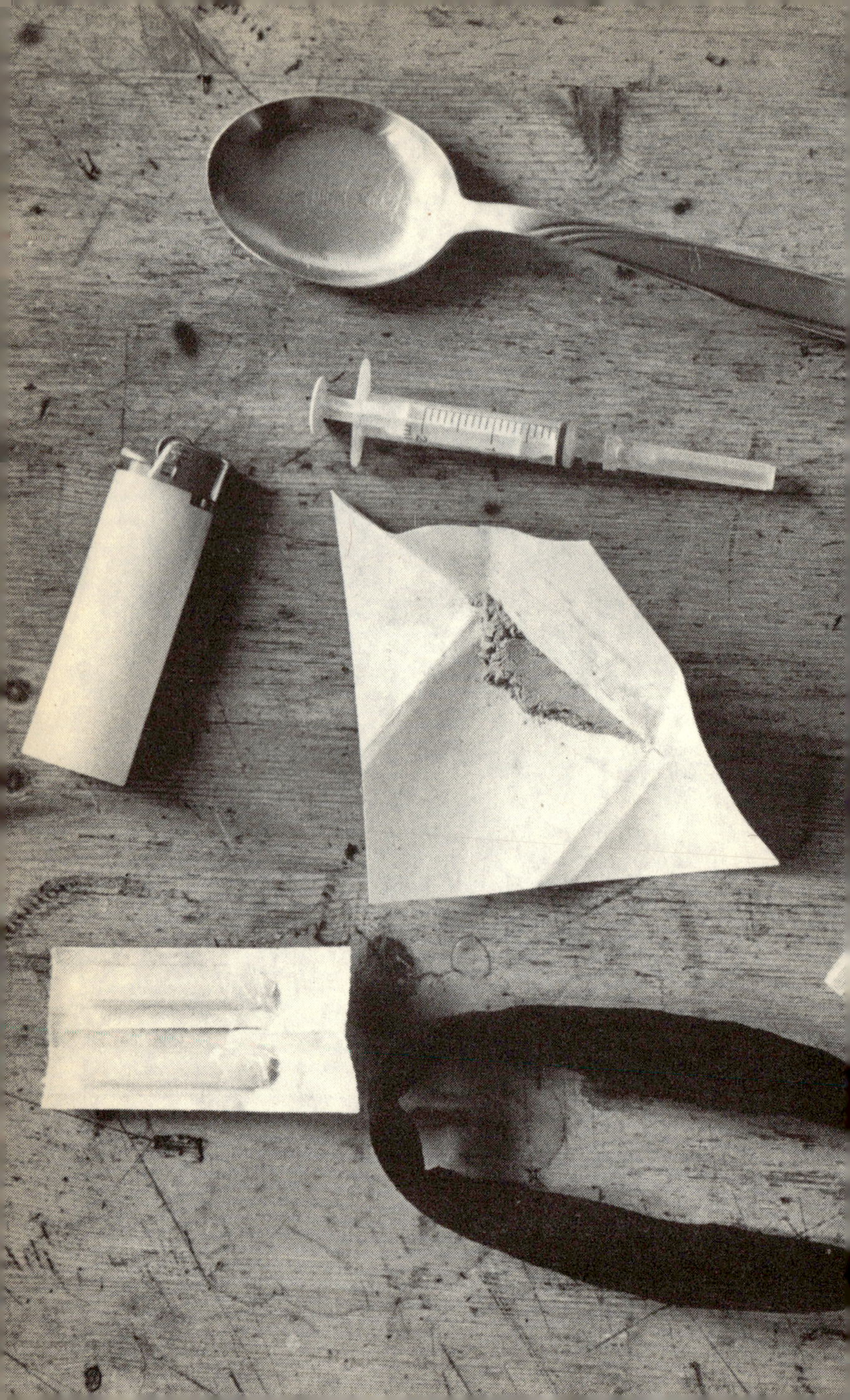

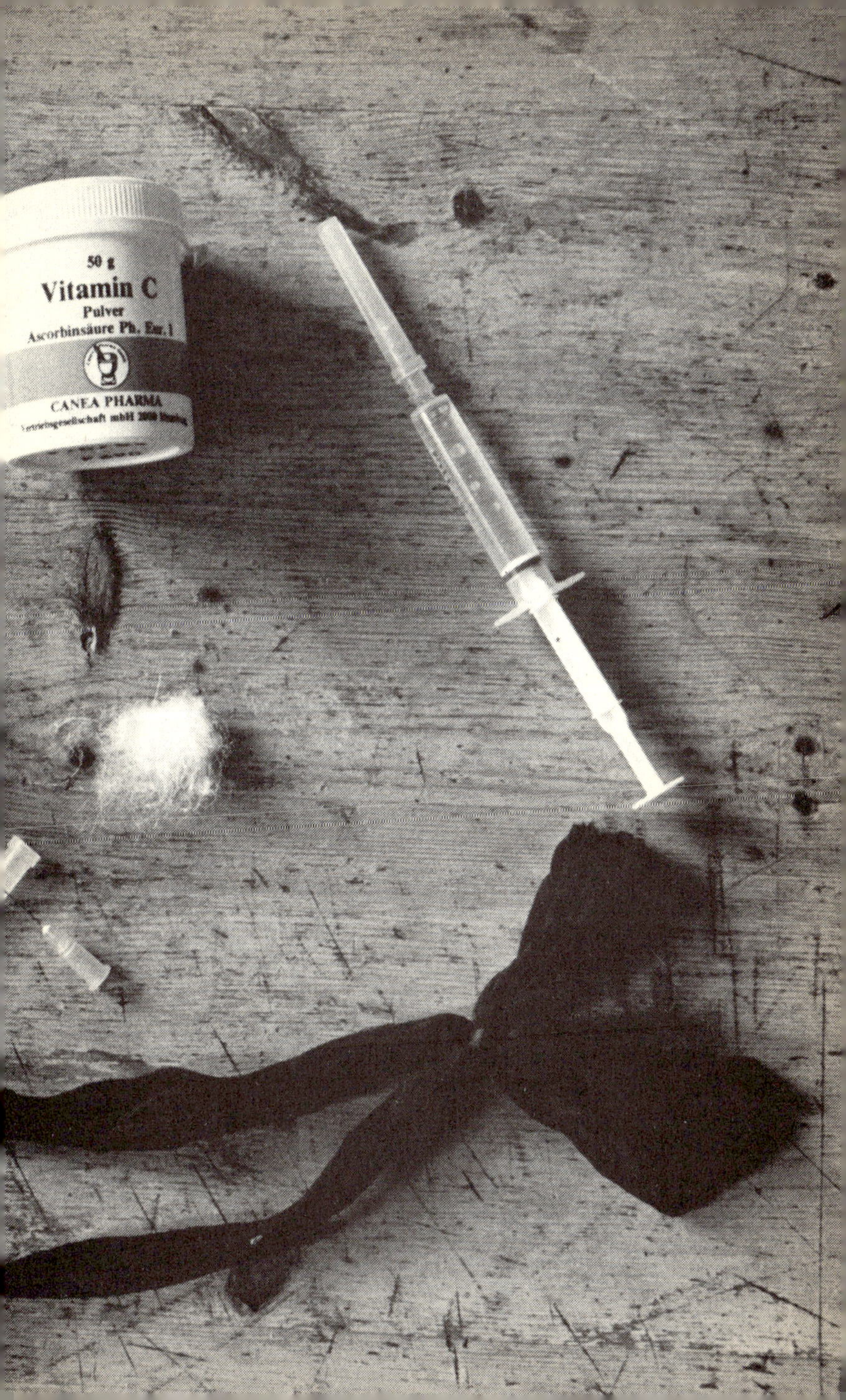
50 g
Vitamin C
Pulver
Ascorbinsäure Ph. Eur. I
CANEA PHARMA

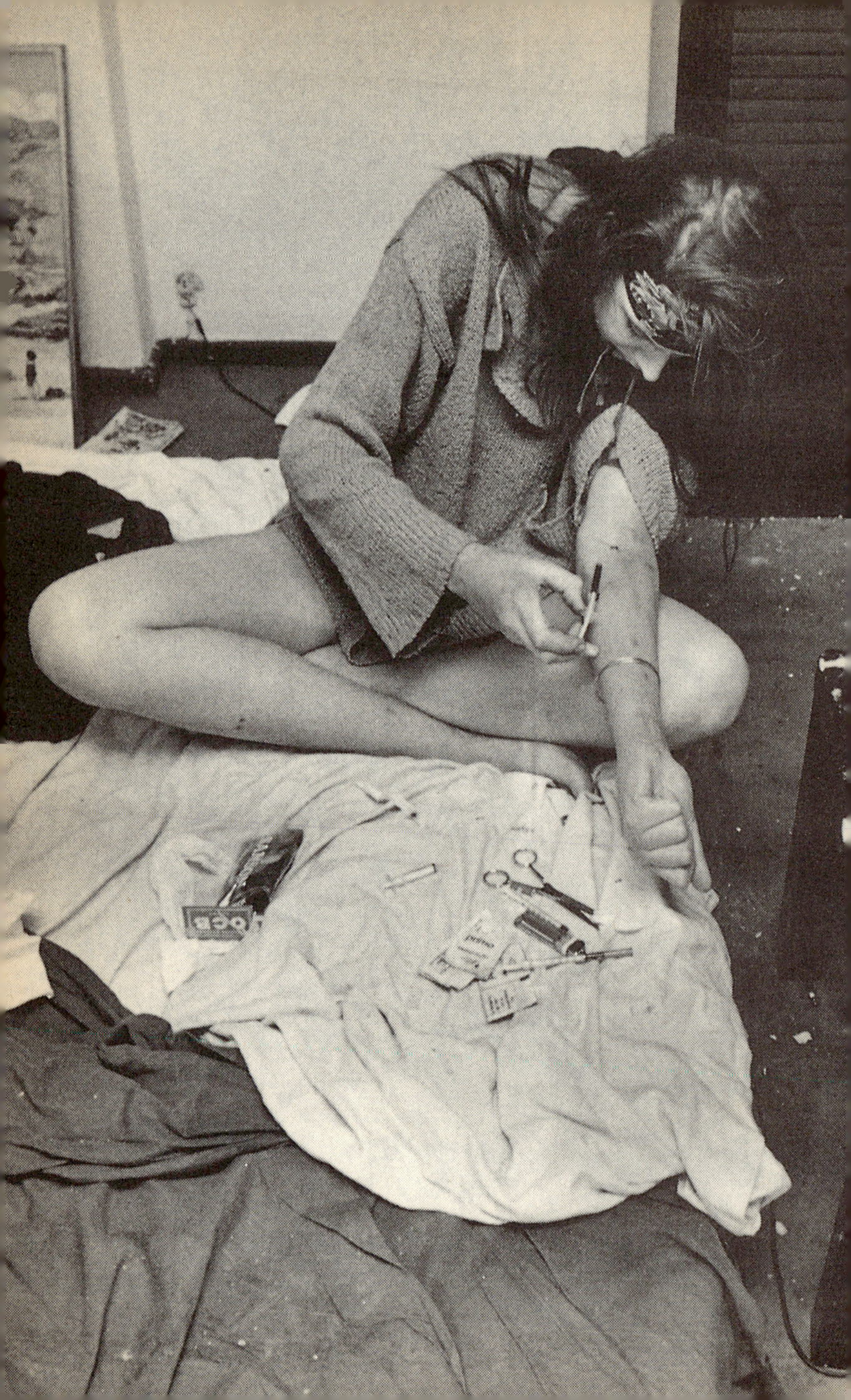

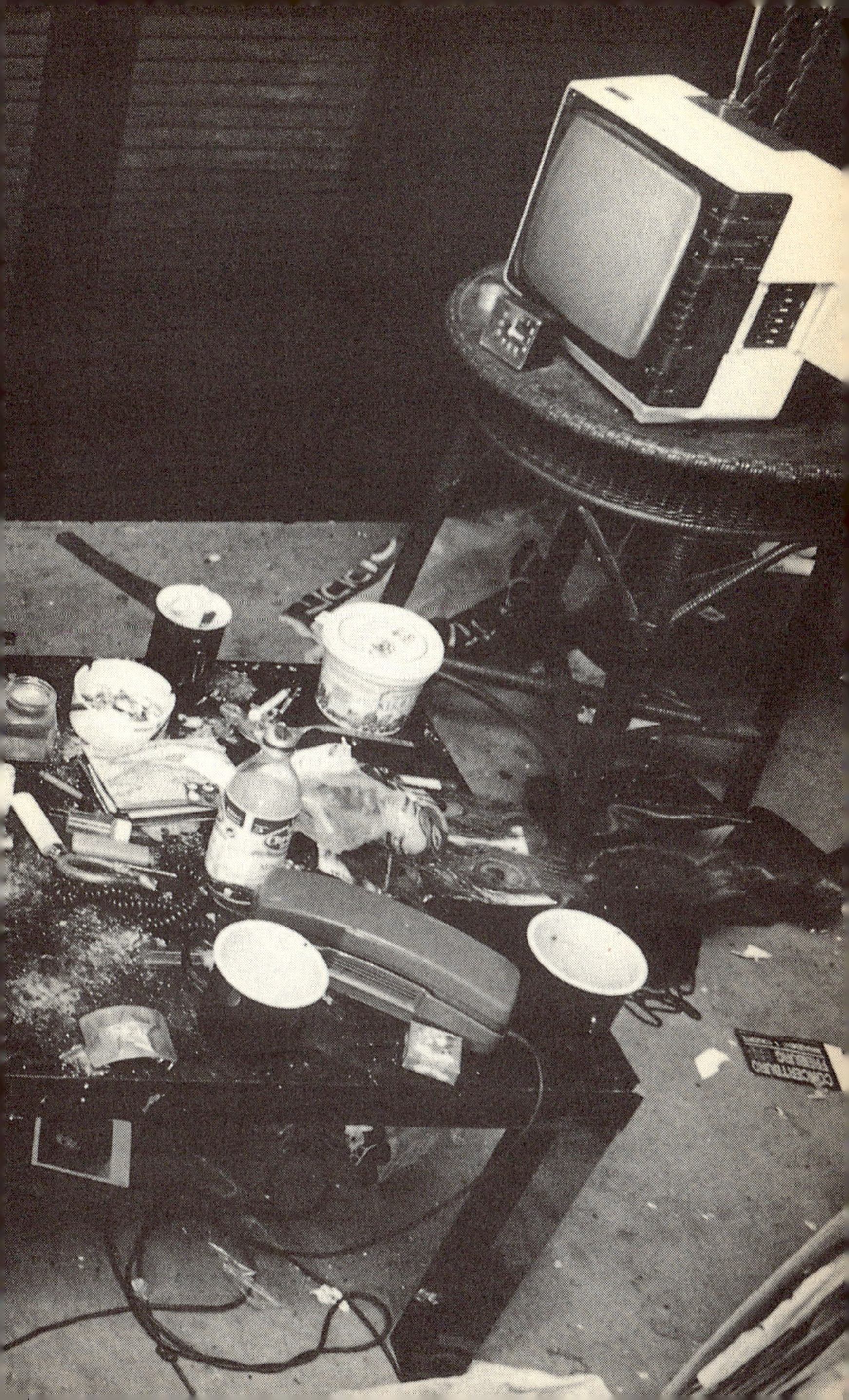

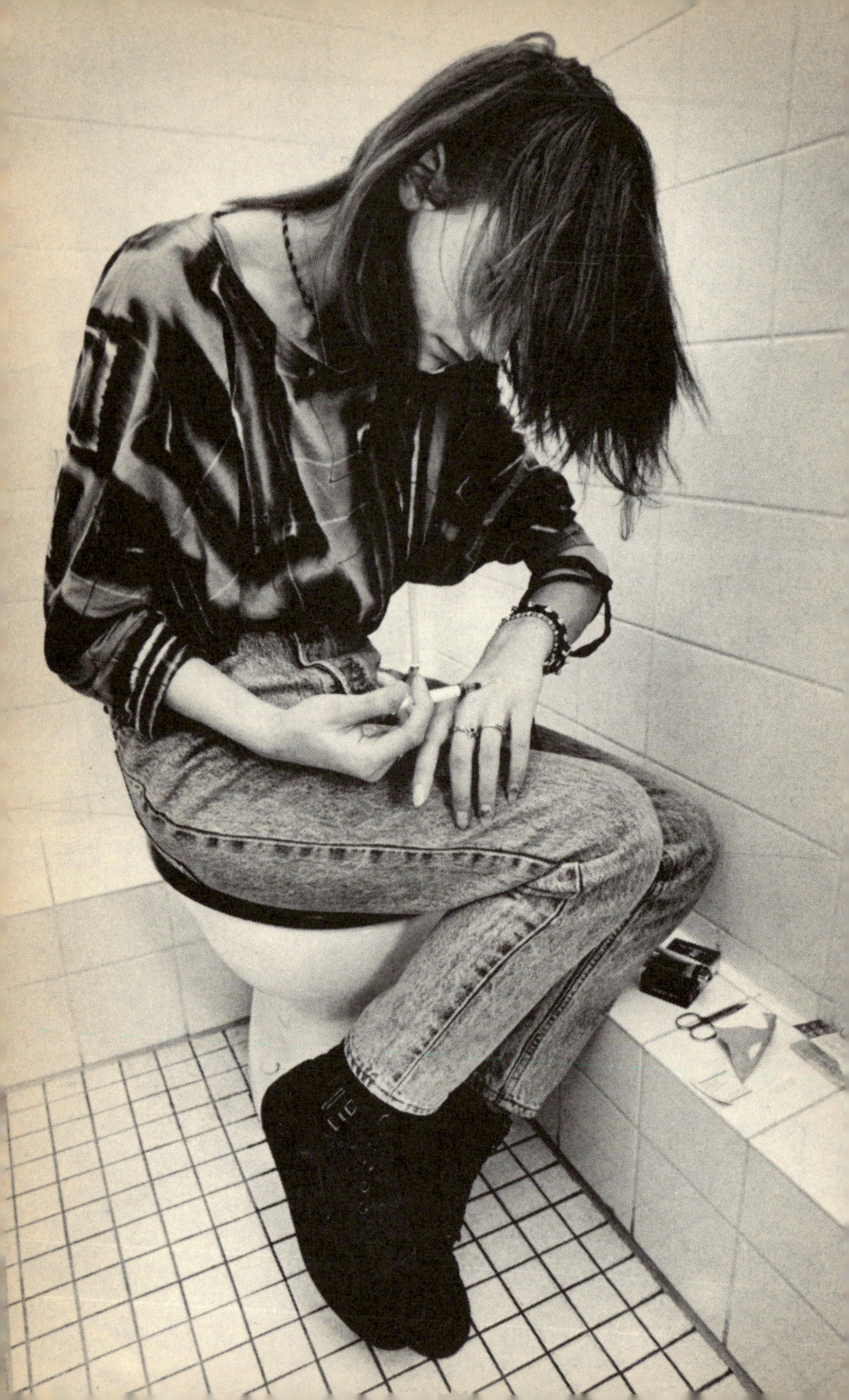

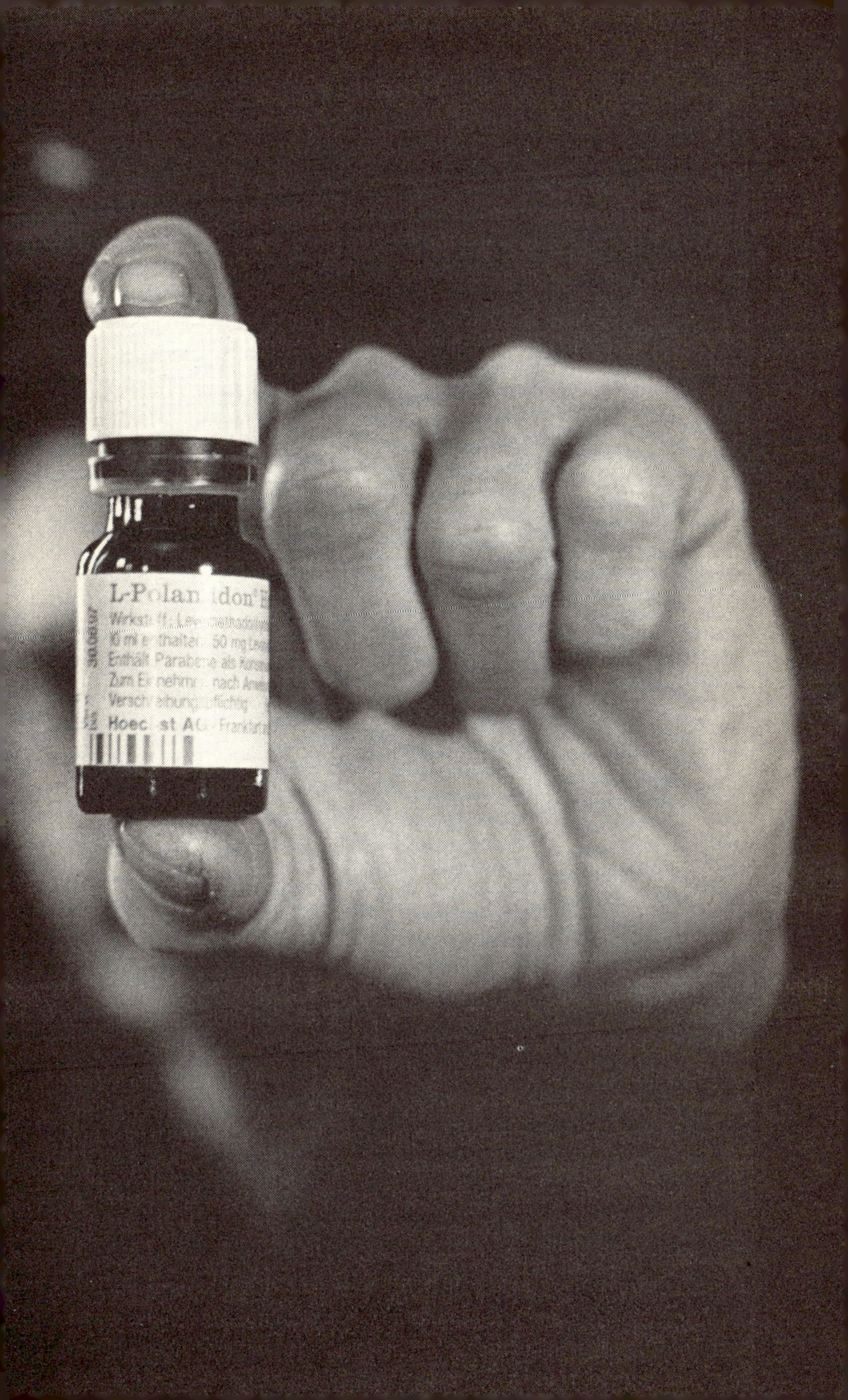

Praktischer Teil
Der Heroin-Entzug: Wie, wo und womit?[1]

Vorab: Wenn Sie ein heroinabhängiges Kind oder eine/n Freund/in haben, der/die entziehen möchte, und Sie ihm/ihr helfen wollen, finden Sie in den folgenden Abschnitten Informationen, was Sie tun können. Die dort gegebenen Ratschläge, auch über Medikamente, können die ärztliche Diagnose nicht ersetzen, basieren aber auf Erfahrungen des Autors und denen vieler befragter Fachleute und Heroinabhängiger.

Die *beste Methode* des Entzugs ist das langsame «Ausschleichen» mit Polamidon oder mit Codein. Leider wird diese Art des Entzugs in Krankenhäusern kaum praktiziert und ist in Eigenregie nur dann möglich, wenn Sie einen Arzt finden, der Ihnen Opiate verschreibt. Deshalb sind auch andere Wege beschrieben – wie der «kalte Entzug».

Gehen Sie davon aus, daß Sie niemanden zu einem Heroin-Entzug überreden oder gar zwingen können. Die von Junkies gefürchteten Begleiterscheinungen sind zu einem erheblichen Teil auch psychischer Art und werden durch unangenehme äußere Umstände potenziert. Der Entzug unter Zwang, etwa nach einer Verhaftung im Gefängnis, läßt die quälenden Entzugssymptome um so stärker wirken und vergrößert die Hemmschwelle vor dem nächsten, vielleicht freiwilligen Entzug. Die gängige Praxis im Gefolge der Kriminalisierung Heroin-Abhängiger, daß der süchtige Mensch erst durch seelische Qualen und Leiden veredelt werde und damit zur höheren moralischen Einsicht gelange, bewirkt eher das Gegenteil: sie verlängert die Sucht. In den meisten Fällen ist bei einem Entzug aufgrund äußeren Drucks der Rückfall vorprogrammiert. Sie können aber durch Ihre Hilfe und Fürsorge die Angst vieler Abhängiger auf ein Minimum reduzieren.

Der «kalte» Entzug ist ohne großen Aufwand möglich, wird aber, wie die Erfahrung zeigt, häufig zu einem Rückfall führen. Den medikamentengestützten Entzug können Sie ebenfalls manchmal in Eigenregie vornehmen. Ein vorheriger Arztbesuch ist aber unumgänglich, auch deswegen, weil die benötigten Medikamente verschreibungspflichtig sind. Der zeitversetzte Entzug – zuerst von Barbituraten und/oder Benzodiazepinen bei gleichzeitiger Substitution durch Codein oder Polamidon, dann Heroin-Entzug – ist sehr schwierig durchzuhalten, wäre aber optimal, wenn er gelänge: Die körperlichen Symptome beim Benzodiazepin-Entzug sind härter und unangenehmer, während beim Heroin-Entzug die psychischen Probleme überwiegen. Andere Möglichkeiten, etwa Akupunktur oder der medikamentengestützte Entzug mit Clonidin, sind nur stationär im Krankenhaus unter ärztlicher Aufsicht möglich.

Die Erfahrung zeigt, daß nur die wenigsten Junkies ausschließlich Heroin nehmen. Deshalb müssen Sie dem/der Abhängigen das Gefühl vermitteln, über seinen/ihren Konsum offen sprechen zu können, ohne Repressionen zu fürchten. Nur so können Sie sich auf alle Eventualitäten während des Entzuges optimal vorbereiten.

Um die Risiken und die eventuell auftretenden Nebenwirkungen und Beschwerden einschätzen zu können, sollten Sie wissen, welche zusätzlichen Mittel Ihr Kind/Ihr Freund/Ihre Freundin in der Zeit von ungefähr sechs Wochen vor dem Entzug genommen hat. Rechnen Sie nicht damit, daß Heroin-Abhängige selbst den Überblick darüber behalten, was sie alles «einwerfen». Fragen Sie also genau nach! Relevant für den Heroin-Entzug sind nur Präparate mit eventuell vorhandenem Suchtpotential.[2] Cannabis-Produkte wie Haschisch oder Marihuana sind in diesem Zusammenhang ohne Bedeutung, da sie völlig anders wirken als Opiate und physisch wie psychisch nicht abhängig machen. Gleichzeitiger exzessiver Konsum von Cannabis und Opiaten kommt so gut wie nie vor.

Beachten Sie: Je mehr Barbiturate (Schlafmittel wie zum Beispiel *Medinox-Mono*) und/oder Tranquilizer (wie *Rohypnol*) konsumiert worden sind, desto schwieriger und unangenehmer wird der Entzug verlaufen. Aber selbst bei hoher Barbiturat-Dosierung kann man, wenn man dazu entschlossen ist, sofort aufhören. Sie sollten jedoch während der Prozedur – falls der oder die Patient/in hohe Dosen von Schlafmitteln gewöhnt war – ständigen Kontakt zu einem Arzt halten.

Wichtig ist festzustellen – um die Art des Entzuges zu wählen –, was die «Primärdroge» ist: Heroin, «Pillen» oder Kokain. In der Regel wird es Heroin sein – verbunden mit Beikonsum von Beruhigungs- oder Schlafmitteln. Bei mehr als dem gelegentlichem Kokain-Gebrauch (die sogenannten «cocktails») ist weniger der Heroin-Entzug das Problem als die Phase danach: Das psychische «Suchtpotential» des Kokains ist manchmal höher und der seelische «crash» nach dem Absetzen schwerer zu verkraften.

Eine Warnung: Achten Sie darauf, bevor der Entzug beginnt, daß kein akuter Abszeß vorliegt. Ein Abszeß ist ein Absterben von Gewebe und wird durch unsachgemäßes und/oder unhygienisches Spritzen hervorgerufen. Er kann überall am Körper auftreten: Eine schmerzende, meistens eiternde Verdickung (vgl. den Abschnitt «Gesundheitstips für User»). Bei einem Abszeß besteht akute Lebensgefahr! Sie müssen sofort das nächste Krankenhaus aufsuchen!

Der «kalte» Entzug

Von «kaltem» Entzug spricht man, wenn keine beruhigenden Medikamente genommen werden, um die unangenehmen Begleiterscheinungen zu dämpfen. Viele Junkies sammeln, bevor sie aufhören wollen, starke Tranquilizer oder Schlaftabletten, die sie dann während des «Turkey» schlucken. Sie und Ihr/e Patient/in müssen sich vorab entscheiden: Ein Beruhigungsmittel während des Entzuges kann zwar die Symptome dämpfen, aber auch die Phase danach durch erhebliche Kopfschmerzen und Schlafstörungen erschweren. Diese Mittel sind nur dann zu empfehlen, wenn vorab mehrere «kalte» Entzüge gescheitert sind. Außerdem ist die Kombination diverser Präparate – zusammen mit Opiaten – ohne ärztliche Aufsicht lebensgefährlich und in ihrer Wirkung auch von «erfahrenen» Junkies nicht immer abzuschätzen!

Deshalb: Das einzige Medikament, das bei einer Entscheidung für den «kalten» Entzug vorbeugend genommen werden sollte (aber nur, wenn in der Zeit von ca. sechs Wochen vor dem Entzug Schlaf- oder Beruhigungsmittel in größeren Mengen konsumiert wurden), ist ein krampflösendes bzw. krampfverhinderndes Präparat (zum Beispiel *Timonil*, Wirkstoff Carbamazepin, verschreibungspflichtig!). Damit können Sie «Epis» (Szene-Jargon für epileptische Anfälle) vermeiden, die häufig beim Barbiturat-Entzug auftreten.

Halten Sie während des Entzuges ein feuchtes und warmes Tuch oder einen Waschlappen bereit, da extreme Schweißausbrüche zu erwarten sind. Besorgen Sie sich eine ausreichende Anzahl von Windeln (gibt es in Sanitätshäusern, dort, wo Holzbeine und Rollstühle in den Schaufenstern stehen) oder eine Unterlage aus Gummi: In den meisten Fällen ist mit Durchfall jeder Art zu rechnen. Die Windeln sollten alle paar Stunden gewechselt werden, da sie auch den Schweiß absorbieren und bei schwerwiegenderen Dingen dann nichts mehr nützen. Besorgen Sie sich auch warme Decken: Während des Entzugs kann es zu Schüttelfrost und schnellem Wechsel zwischen Kälte- und Wärmegefühl kommen.

Der reine Heroin-Entzug verläuft unabhängig von der vorher konsumierten Menge an Opiaten. Häufig meinen Junkies, daß man sich erst nach und nach «herunterdosieren» müsse. Das ist ein Irrtum: Für die physische Seite ist es egal, ob jemand ein viertel oder ein ganzes Gramm oder mehr am Tag gespritzt oder «gesnieft» hat – die Länge des Entzuges bleibt davon unberührt, wenn man erst «drauf» ist. Allerdings werden die Entzüge härter, je länger die Abhängigkeit dauert. Allgemeine Regeln gibt es nicht: Jede/r erlebt den Entzug anders. Das hängt auch von dem jeweiligen psychischen Befinden ab. Während manche Junkies, die mehrere Jahre drogensüchtig sind, den «kalten» Entzug relativ leicht meistern, winden sich andere schon bei kürzerer Abhängigkeit in Krämpfen – und umgekehrt.

Die körperlichen Symptome während der Prozedur ähneln etwa denen einer schweren Grippe. Das gilt aber nur für den reinen Heroin-Entzug. Die ersten Anzeichen des «Turkey» – häufiges Gähnen, Augentränen, Gliederschmerzen, heftige Schweißausbrüche und zunehmend depressive Stimmung – treten häufig sechs oder mehr Stunden nach dem letzten «Druck» auf, je nachdem, wie «gut» der regelmäßig konsumierte «Stoff» war. Untrügliche Zeichen sind auch geweitete Pupillen und erhöhte Lichtempfindlichkeit.

In den ersten Tagen – besser noch: während der ersten Woche – bleiben Sie möglichst in der Nähe, damit Sie beruhigend auf den «Patienten» bzw. die «Patientin» einwirken können. Aber: Seien Sie nicht überrascht, wenn er oder sie auf zu engen Körperkontakt unwirsch reagiert. Vor allem in der Zeit nach dem erfolgreichen Entzug wird das häufig als unangenehm empfunden. Rechnen Sie mit erhöhter Schmerzempfindlichkeit.

Während des Entzuges werden die wenigsten etwas essen wollen, das Hungergefühl stellt sich aber nach einigen Tagen wieder ein. Wichtig ist, daß man die normale Flüssigkeitsmenge zu sich nimmt, zu empfehlen sind Beruhigungstees. Auf keinen Fall Alkohol, stark kohlensäurehaltige Getränke oder andere scharfe Sachen – und, wenn irgend möglich, nicht rauchen!

Bei gleichzeitiger Barbiturat-Abhängigkeit kommt es meistens zu unwillkürlichem Wasserlassen, zu Durchfall oder gar zu Erbrechen. Durchfall, der meistens am Ende des Entzuges auftritt – erst nach mehreren Tagen –, ist auch ein Zeichen dafür, daß die Wirkung des Heroins im Körper und die für Opiat-Abhängige «normale» Blockade des Darms nachgelassen haben – also ein gutes Omen!

In der Regel werden der «Patient» bzw. die «Patientin» nach einigen Tagen körperlich sehr geschwächt und zum Teil nicht mehr in der Lage sein, ohne Hilfe aufzustehen oder gar die Toilette aufzusuchen. Schlafstörungen während der ersten Wochen sind normal, in den ersten Tagen muß unter Umständen sogar – als Nebenwirkung des Barbiturat- und Tranquilizer-Konsums – mit Halluzinationen gerechnet werden. Gerade deshalb ist eine Vertrauensperson vonnöten, die beruhigend auf den «Patienten» einwirkt. Fast alle Junkies bestätigen, daß sie bei der Anwesenheit eines Menschen, der sich auskennt und der weiß, was zu erwarten ist, den Entzug als erheblich weniger unangenehm empfunden haben.

Nach spätestens eineinhalb Wochen ist der «Patient» bei «regulärem» Heroin-Entzug «clean». Die Körperfunktionen werden wieder normal. Die Pupillen verengen sich auf die normale Größe. Bei Frauen setzt häufig die Regel ein, die sonst durch die Opiate unterdrückt wird. Beachten Sie aber, daß Entzugssymptome von Barbituraten und Tranquilizern noch sechs Wochen nach dem Absetzen auftreten können!

Wer sich für eine Nachsorge mit einem Opiat-Antagonisten entscheidet (vgl. den Abschnitt «Nachsorge»), sollte vor der Einnahme in jedem Fall beim Arzt eine Urinkontrolle durchführen lassen. Ist der Körper noch nicht restlos entgiftet, kann es bei Einnahme von Naltrexon zu heftigen und sogar lebensgefährlichen Entzugserscheinungen kommen! Informieren Sie sich über diese Möglichkeit und sprechen Sie vor dem Entzug mit dem/der Abhängigen darüber – wahrscheinlich muß sich auch Ihr Arzt erst sachkundig machen.[3]

Der medikamentengestützte Entzug

Der Vorteil einer medikamentösen Begleitung des Entzuges liegt darin, daß sich dadurch auch heroinabhängige Patienten für einen Krankenhausaufenthalt motivieren lassen, die einen «kalten» Entzug nicht wagen oder die, bei Mehrfachabhängigkeit, mit schweren Komplikationen zu rechnen haben. Zu empfehlen sind in jedem Fall: Intensive Zuwendung durch geschultes Personal, auch in der Phase nach dem eigentlichen Entzug, und Reduktion der Opiatdosis in kleinen Schritten.

Clonidin

Clonidin ist ein Medikament, das von manchen Ärzten bei stationärer Behandlung zur Milderung der Entzugssymptome verordnet wird. Es verhindert den «Noradrenalinsturm». Wegen der erheblichen und gefährlichen Nebenwirkungen eignet es sich nicht für einen Entzug in Eigenregie. Der Wirkstoff Clonidin ist in verschiedenen Medikamenten enthalten, u. a. in *Catapresan* und *Combipresan*. Alle diese Medikamente sind sogenannte Antihypertonika: Sie senken den Blutdruck und vermindern die nervöse Spannung und Unruhe. Im Normalfall, so J. Zehentbauer, sei von ihrem Gebrauch abzuraten. Auch die englische Fachzeitschrift «drug and therapeutics bulletin» empfiehlt – wegen der Möglichkeit von gefährlichen und schweren Bluthochdruckkrisen («rebound symptom») nach der Einnahme – Clonidin nicht zu verwenden.[4] Als Antidepressiva unterliegen Medikamente mit dem Wirkstoff Clonidin strenger Indikationsstellung. Als Nebenwirkungen können – neben dem «paradoxen» Blutdruckanstieg – Herzrhythmusstörungen auftreten.

Apomorphin

Einige Ärzte empfehlen für den Entzug das Entgiftungsmittel Apomorphin (Markenname: *Apomorphin-Woelm*) – Dauer angeblich nur ungefähr 50 Stunden. Apomorphin wird auch beim Alkoholentzug zur Unterdrückung des Abstinenzsyndroms verordnet und ist eine vergleichbare Roßkur wie *Antabus*. Das Präparat wird in fünfstündigem Rhythmus subkutan, d. h. unter die Bauchdecke, gespritzt. Das Versprechen: Der Körper sei nach 50 Stunden opiatfrei, und eine fließende Nachsorge mit Naltrexon sei möglich. Von dieser Entzugsmethode ist abzuraten!

Um Apomorphin ranken sich in der «Szene» wilde Gerüchte, die aber meistens auf unsachgemäßer Anwendung beruhen. Der zweite Teil des Medikamentennamens – «morphin» – hat einige Junkies zu der Annahme verleitet, es handele sich um ein morphinhaltiges Präparat, und man könne sich damit «irgendwie» substituieren. Dieser Trugschluß klärt sich schnell auf: Apomorphin ist ein stark wirkendes Brechmittel, nach dessen Verabreichung man in wenigen Sekunden einen Kopfstand vor der nächsten Toilette macht.

Selbst wenn gegen diese Sekundärwirkung ein Medikament eingenommen wird, etwa *Gastrosil*, und zusätzlich ein starkes Beruhigungsmittel wie *Atarax*, sind die Nebenwirkungen häufig verheerend. (Laut Produktinformation bei Überdosierung: Krämpfe, Koma, Atemdepression (!), Kollaps). Der Autor hat Erfahrungen gesammelt, die das bestätigen.

Es ist nicht erwiesen, daß das Entgiftungsmittel Apomorphin Opiate von den Rezeptoren verdrängen kann. Bevor man zur Nachsorge Naltrexon einnimmt, ist deshalb nach dem Entzug eine Urinkontrolle beim Arzt unerläßlich – um zu vermeiden, daß der Patient einen «Turkey schieben» muß.

Neuroleptika

Viele Heroinabhängige dämpfen, wenn sie einen Entzug in Eigenregie vornehmen, die Symptome mit Barbituraten oder Tranquilizern. Diese unterdrücken aber häufig nicht die auftretenden Schmerzen. Außerdem besteht die Gefahr, daß die Mittel nach dem Entzug weiter eingenommen werden – das Suchtpotential ist bei einigen Mitteln wie z. B. *Rohypnol* oder *Flunitrazepam* relativ hoch.

Neuroleptika haben eine subjektiv bessere Wirkung, aber starke Nebenwirkungen. Deshalb sollten sie nur bei einem stationären Krankenhausaufenthalt unter ständiger Aufsicht eines Arztes eingenommen werden.

Erfahrungen liegen vor mit «Cocktails», die die Wirkstoffe Chlorprothixen *(Truxal)* und Haloperidol (bzw. *Haldol*) enthalten. Dabei wurden 500 mg Chlorprothixen und 50 mg Haloperidol intravenös gespritzt. Je nach subjektivem Befinden der Patienten schwankte die tägliche Dosis stark. Bei oraler Vergabe wurde bei klinischen Versuchen im Durchschnitt täglich 270 mg Levopromazin *(Nozinan)* bzw. 540 mg Chlorprothixen verordnet.

Die Neuroleptika wurden in der akuten Entzugsphase (ca. drei bis fünf Tage) eingenommen, danach reduziert. Erheblich mehr Nebenwirkungen traten bei der intravenösen Applikation auf. Ein Drittel der Heroin-Abhängigen, denen «Cocktails» verordnet worden waren, litt während des Entzuges an hohem Fieber, zwei Drittel zeigten erhebliche Herzfrequenzsteigerungen, bei keinem der Patienten kam es jedoch zu gefährlichen Atemdepressionen oder zu Kreislaufversagen. Die Nebenwirkungen von Neuroleptika scheinen im allgemeinen größer zu sein als die von

Clonidin. Die intravenöse Behandlung wird in der medizinischen Fachliteratur nur in Sonderfällen, z. B. auftretenden Delirien, empfohlen.

Schmerzmittel

Einige Ärzte verabreichen bei ambulantem Entzug Schmerzmittel wie z. B. Tramadol *(Tramal)*. Tramadol hat eine stark analgetische Wirkung, ähnlich der des Morphins (und kann durch Opiat-Antagonisten neutralisiert werden!). Auch hier treten häufig starke Nebenwirkungen auf wie Schwindelgefühle und Schweißausbrüche. Bei Entzügen in Eigenregie sind diese Medikamente nur bedingt zu empfehlen. Die Medikation sollte auf jeden Fall von einem Arzt vorgenommen werden.

Der zeitversetzte Entzug in Eigenregie

Entzug von Barbituraten und / oder Benzodiazepinen

Die meisten Heroinabhängigen «werfen» gleichzeitig Barbiturate (Schlafmittel) oder Tranquilizer (Beruhigungsmittel) ein. Auch bei diesen Mitteln gilt: Der abrupte, «kalte» Entzug ist jederzeit möglich, aber zum Teil mit schlimmeren Symptomen verbunden als der von Heroin. Deshalb ist es in jedem Fall empfehlenswert, zunächst die Barbiturate und Tranquilizer abzusetzen oder langsam herunterzudosieren.

Das hat den Vorteil, daß die Entzugssymptome des Tablettenkonsums nicht gleichzeitig mit denen des Heroins erlitten werden müssen. Sinnvoll ist es, wenn sich der oder die Heroinabhängige während des Tablettenkonsums für einige Wochen mit einem anderen Opiat, entweder mit dem in Apotheken frei erhältlichen Codein (fällt nicht unter das Betäubungsmittelgesetz!) oder mit Polamidon substituiert. Er oder sie muß sich dann allerdings daran gewöhnen, daß kein «Kick» – wie beim Heroin – mehr auftritt. Das verlangt eine erhebliche Selbstdisziplin, die zu erlernen aber für die Zeit nach dem Entzug ohnehin nützlich ist.

Informieren Sie sich vor dem Entzug genau, welche Tabletten der / die «Patient / in» regelmäßig konsumiert. Falls die Menge die der medizinischen Indikation überschreitet (Beipackzettel!), gehen Sie davon aus, daß Sie es mit einer Arzneimittelabhängigkeit zu tun haben. Barbiturate (zum Beispiel das bei Junkies «beliebte» *Medinox-Mono*) sind Mittel, die den Schlaf erzwingen. Werden sie in ausreichender Menge genommen, schläft jeder, ob er will oder nicht. Tranquilizer (Beruhigungsmittel, chemisch: Benzodiazepine) werden manchmal auch als «Schlafmittel» bezeichnet. Das ist nicht korrekt, macht aber für den Entzug keinen großen Unterschied, da sich die Symptome ähneln. Barbiturate sind in jedem Fall gefährlicher, weil die Spanne zwischen therapeutischer Anwendung und Mißbrauch, d. h. der Vergiftung, nur gering ist. Mit Schlafmitteln kann man sich umbringen, was mit Tranquilizern allein – wie dem Szene-Renner *Rohypnol* – kaum möglich ist, obwohl auch *Rohypnol* eine gefährliche Atemdepression bewirkt. Fachleute gehen davon aus, daß es bei längerem Mißbrauch von Barbituraten zu «schleichenden Persönlichkeitsveränderungen» kommt.

Nimmt ein Heroin-Abhängiger über einen längeren Zeitraum diese Mittel, um den Heroin-Entzug zu dämpfen, sich zu euphorisieren oder gar zu «substituieren», ist das, als triebe man den Teufel mit Beelzebub aus: Die Phase der Entwöhnung kann bis zu sechs Wochen dauern!

Zwei Varianten des Entzuges sind möglich – bei gleichzeitigem Heroin-Konsum oder Substitution durch Codein oder Polamidon:

– Bei Abhängigkeit von Barbituraten ersetzen Sie (bzw. der behandelnde Arzt) das Mittel durch Diazepam (Markennamen u. a. *Diazepam* oder *Valium*). Diazepam baut sich im Körper nur langsam ab, die Entzugssymptome sind deshalb weniger heftig. Die Höhe der täglichen Dosis richtet sich nach dem Befinden des Abhängigen. Beginnen Sie mit der «Initialdosis» von ca. 40–50 Prozent der regelmäßig eingenommenen Menge («Menge» heißt *nicht* die Anzahl der Pillen! Eine Umrechnung sollte von einem Arzt / einer Ärztin vorgenommen werden!), und reduzieren Sie mit jedem Schritt höchstens ein Viertel der Tagesdosis. Ist der Patient auf einem Niveau angelangt, das die medizinisch empfohlene Menge nur geringfügig überschreitet, kann mit dem Heroin-Entzug begonnen werden.

– Sie bzw. der Arzt ersetzen das mißbräuchlich eingenommene Mittel durch Phenobarbital (z. B. *Phenaemaletten*). Phenobarbital wirkt krampflindernd und verhindert die gefürchteten epileptischen Anfälle bei der Schlafmittel-Abhängigkeit. Es dämpft stärker als Carbamazepin (Markenname *Timonil*). John Marks empfiehlt, daß die tägliche Maximaldosis 500 mg nicht überschreiten sollte. Reduzieren Sie in Schritten von 30 mg. In seinem – leider nur schwer zugänglichen – Standardwerk zum Thema «Benzodiazepine» finden Sie eine Umrechnungstabelle (S. 106). Informieren Sie Ihren Arzt über diese Möglichkeit. Sie sollten den Patienten auf keinen Fall in Eigenregie medikamentieren! (Alle erwähnten Mittel sind ohnehin rezeptpflichtig.)

Für den Entzug von Barbituraten und Benzodiazepinen gilt: Niemals mehrere Mittel gleichzeitig einnehmen, da unkontrollierbare Effekte eintreten können! Alle schlaffördernden Medikamente wirken auf die Atmung, eine abrupte Veränderung des Niveaus nach oben ist im Zusammenhang mit Heroin lebensgefährlich!

Die Symptome des Medikamenten-Entzuges sind vielfältig und variieren je nach Person und psychischem Befinden. Es können auftreten: Angst, Reizbarkeit, Panik, Kopfschmerzen, Schlafstörungen (immer!), psychotische Reaktionen, Halluzinationen, epileptische Anfälle, Bewegungsstörungen, Überempfindlichkeit gegen Licht, Geräusche und Schmerzen, zeitweiliger Gedächtnisschwund, zusätzlich auch die Symptome, die beim Heroin-Entzug auftreten, wie Gliederschmerzen, Tränenfluß, starkes Schwitzen, Herzklopfen, Appetitlosigkeit, Übelkeit. Seien Sie also auf alles gefaßt! Nach drei Wochen, wenn der Entzug von den Medikamenten fast vorbei ist, nehmen in der Regel die Angstsymptome erst zu!

Lassen Sie sich durch diese furchterregende Aufstellung aber nicht abschrecken! Wenn Sie erst einmal einen Entzug von Heroin und gleichzeitig von Medikamenten begleitet haben – sei er nun erfolgreich gewesen oder nicht –, können Sie realistisch einschätzen, was das für Junkies bedeutet. Sie werden kaum jemals wieder in Versuchung kommen, die Entzugssymptome zu bagatellisieren.

Zeitweilige Substitution mit Codein oder Polamidon

Codein ist ein sogenanntes Opioid, ein schwach wirkendes Opiat, Codein-Präparate (Dihydrocodein) sind in Deutschland als Kapseln (*Remedacen*, bei schwerem Reizhusten verordnet), als Kompretten oder als Saft in jeder Apotheke erhältlich, aber verschreibungspflichtig.

Auch Codein macht abhängig! Wenn es allerdings als Vorstufe zum Heroin-Entzug benutzt wird, kann das Suchtpotential des Opioids als unerhebliche Nebenwirkung gelten. Die Substitution von Heroin durch Codein beim Tablettenentzug hat mehrere Vorteile. Zum einen wird der Körper von den schädlichen Beimengungen des Heroins entgiftet. Gleichzeitig sind die Entzugssymptome von Barbituraten und/oder Tranquilizern weniger hart, da sie durch das Opioid gedämpft werden. Der oder die Abhängige können sich des Heroin-«Kicks» entwöhnen, ohne gleich in tiefe Depressionen zu verfallen.

Falls Sie einen Arzt/eine Ärztin finden (was durchaus möglich ist), die

Polamidon für einen kurzen Zeitraum verschreiben, können sie die Phase vor dem Opiatentzug auch so überbrücken. In der Regel ist Polamidon ohne ärztliche Verschreibung aber nur auf dem Schwarzmarkt, das heißt illegal, in geringen Mengen erhältlich. Wenn Ihr Arzt/Ihre Ärztin aber gutwillig ist, hat das den Vorteil, daß der/die Patient/in das Präparat unter Aufsicht einnehmen muß und sich an eine regelmäßige, gleichbleibende Dosierung gewöhnen kann. Falls das gelingt, dürfte in der Regel die Schwelle zum «Ausschleichen» nicht sehr hoch liegen. Die Dosis sollte ohnehin kurz vor dem geplanten Entzug das Abhängigkeitsniveau nur noch gering überschreiten – vier Milliliter (Szene-Jargon: vier «Meter») oder weniger bei vorherigem Konsum von ca. einem Gramm Straßenheroin pro Tag. Sie müssen bei beiden Substitutionsvarianten bedenken, daß der Wirkstoffanteil von illegalem Heroin zwischen 10 und 60 Prozent schwankt. Falls der/die Abhängige an sehr guten «Stoff» gewöhnt war, sind sowohl Abhängigkeits- als auch Toleranzniveau höher.

Es ist keine Katastrophe, wenn während des Tablettenentzuges sporadisch Heroin genommen wird. Das konterkariert allerdings den Sinn der Übung, weil dem Körper schädliche Beimischungen zugeführt werden, von denen er ja durch das chemisch reine Codein bzw. Polamidon entgiftet werden soll. Falls es dem/der Abhängigen nach mehrmaligen Versuchen nicht gelingt, die Benzodiazepine und/oder Barbiturate während der Substitution völlig abzusetzen, bleiben nur der «kalte» oder der medikamentengestützte Entzug.

Sie sollten für die *zeitweilige* Substitution maximal drei Wochen veranschlagen. Danach sind die physischen Symptome des Medikamenten-Entzuges in der Regel abgeklungen. Schon nach einer Woche sind auch die schädlichen Beimengungen des Heroins ausgeschieden. Sie können sich jetzt für den eigentlichen Opiat-Entzug entscheiden oder für das langsame «Ausschleichen».

Die folgenden Dosierungs- und Anwendungstips für Codein gelten auch für eine längerfristige Substitution. Diese ist auch ohne bevorstehenden Entzug sinnvoll, denn je seltener jemand Heroin nimmt, um so eher wird er oder sie in der Lage sein, ganz auf die euphorische Wirkung der Droge zu verzichten. Wenn keine Chance besteht, Polamidon zu bekommen, und die Motivation zum Ausstieg gering ist, substituieren Sie also während des Heroin-Konsums so oft wie möglich mit Codein. Dadurch sinkt der Beschaffungsdruck – und es steigt die Chance für «therapeutische» und vertrauensbildende Maßnahmen.

Auf keinen Fall sollten Sie während der Substitution durch Codein Barbiturate, Tranquilizer, andere Psychopharmaka ohne ärztliche Verschreibung oder Alkohol konsumieren! Da Codein ein – wenn auch schwaches – Opiat ist, gibt es natürlich auch hier eine tödliche Überdosis, vor allem im Zusammenhang mit Schlafmitteln oder Alkohol!

Die Verträglichkeit und die Wirkung von Codein sind bei jedem abhängigen Menschen verschieden. Sie müssen ausprobieren, welche der drei Formen (Kapseln, Kompretten, Saft) die gewünschte Wirkung am einfachsten erzielt. Die Kapseln sind einfacher zu dosieren, aber teurer und unangenehmer zu schlucken. Wenn Sie Ihrem Arzt das Problem schildern, dürfte es möglich sein, genug Codein zu bekommen, um den Entzug zu lindern – auch wenn er über einen längeren Zeitraum und mehrere Male verschreiben muß und Sie die verordnete Menge sammeln. Auf Privatrezept können Sie ohnehin genug bekommen. Die Krankenkassen zahlen jedoch nicht (außer in Hamburg) für die Menge, die Sie für eine Substitution benötigen, auch wenn die nur zeitweilig ist. In einigen Ländern, unter anderem in Spanien, gibt es Codein rezeptfrei in der Apotheke.

Der Dihydrocodein-Saft (DHC) wurde vom Münchener Arzt Mirko Vuceljik entwickelt.[5] In Süddeutschland haben Mediziner umfangreiche und positive Erfahrungen damit gemacht. Die Wirkung des Saftes hält nur vier Stunden vor – im Gegensatz zu *Remedacen*, das acht bis zwölf Stunden im Körper bleibt. Der Dihydrocodein-Saft hat aber den Vorteil, daß er den Heroin-Hunger stärker unterdrückt als die Kapseln.

Die Wirkung von DHC liegt ungefähr zwischen dem schwachen *Remedacen* und Polamidon. Die Wirksubstanz flutet so rasch und in so hoher Konzentration an den Rezeptoren an, daß dadurch einige unangenehme Begleiterscheinungen des Codeins stärker zum Tragen kommen als bei der retardierten Darreichungsform. Bei zu hohen Einzeldosen kommt es oft zu einem «Flash». Das ist eine unangenehme Hautrötung, meist der oberen Körperhälfte. Dieser «Flash» ist aber harmlos und verschwindet nach kurzer Zeit von selbst. Er tritt auch meist nach einer kurzen Gewöhnungsphase nicht mehr auf. Er läßt sich vermeiden, wenn man kleinere Einzeldosen nimmt. Wegen des raschen Anflutens an den Opiatrezeptoren können zu hoch bemessene Einzeldosen einen kleinen Codeinschwips nach sich ziehen, der manche dazu verleitet, den Saft zu oft und in immer größeren Mengen einzunehmen, ihn gewissermaßen zu «süffeln». Deshalb verträgt nicht jeder, der substituiert werden will, den Saft. Die meisten Heroinabhängigen können sich aber problemlos umgewöhnen und sind dann mit dem Saft zufriedener als mit *Remedacen*. Gerade Junkies, die mit *Remedacen* nicht behandelt werden können, eignen sich für eine Substitution mit dem stärker wirkenden DHC-Saft.

Der Saft wird zwar auf dem Schwarzmarkt gehandelt, meist wird er aber von den Anbietern unkontrolliert verdünnt.

Bei *Remedacen* können als Nebenwirkung Magenschmerzen auftreten. Das kommt wahrscheinlich von der Gelatine-Substanz der Kapseln. Sie können die Hülle weglassen und nur die pulvrige Substanz einnehmen.

Die Menge, die eingenommen werden muß, um die vorher konsumierte Heroin-Dosis zu ersetzen, differiert je nach Person. Beachten Sie, daß der «Turkey» allein durch das Erreichen des Abhängigkeitsniveaus vermieden wird, daß aber die psychische Wirkung, eine sanft anschwellende Euphorisierung, erst durch eine größere Menge erreicht wird.

Sie bzw. der/die Patient/in müssen einige Stunden warten, bis der/die Abhängige sich relativ wohl fühlt. Die Menge muß sich nach dem subjektiven Befinden richten und kann zwischen vier bis fünf bis zu 50 oder gar noch mehr *Remedacen*-Kapseln täglich schwanken! Wie viele Kompretten oder wieviel Saft nötig sind, müssen Sie ausprobieren. Das Toleranzniveau ist erreicht, wenn der/die Patient/in schläfrig wird. Ein «Mehr» ist gefährlich und hat keinerlei Vorteile: Codein-Präparate machen keinen «Kick», soviel man auch einnimmt. Der/die Abhängige muß vorher genau wissen, was ihn/sie erwartet.

Die Einstiegsdosis bei *Remedacen* sollte in der Regel bei ca. 14 Kapseln am Tag liegen, morgens und abends jeweils sieben. Wenn das schon ausreicht, um ein relatives Wohlbefinden zu erzeugen, können Sie die Dosis sogar vorsichtig senken. Falls Ihr Patient bei 14 Kapseln Opiat-Entzugserscheinungen zeigt oder keine wesentliche Verbesserung des Allgemeinzustands eintritt, erhöhen Sie die Dosis jeden zweiten Tag um vier Kapseln, bis zu maximal hundert pro Tag. Nehmen Sie die *Remedacen* nicht auf einmal: Die Wirkung hält nur acht bis zehn Stunden an!

«Ausschleichen» von Opiaten

«Ausschleichen» heißt, die gewohnte Dosis an Opiaten schrittweise zu verringern, um die Entzugssymptome zu verhindern bzw. erheblich zu lindern. Das ist bei Heroin-Konsum unmöglich. Man kann sich zwar bis zum Abhängigkeitsniveau herunterdosieren, dann aber setzt unweigerlich die volle Entzugsreaktion ein. Sie können also getrost auf den wohlmeinenden Appell verzichten, der oder die Abhängige möchten doch «weniger» nehmen, damit der Drogenkonsum weniger «schlimm» sei. Wer abhängig ist, ist das mit allen Konsequenzen.

Sie können mit und von Polamidon oder Codein ausschleichen. Es empfiehlt sich, vor dem eigentlichen Entzug mehrere Tage exakt die gleiche Menge einzunehmen, um gleichmäßig herunterdosieren zu können.

Beim «Ausschleichen» ist ein «Trick» ratsam: Da die psychische Belastung durch das Gefühl, kein Opiat mehr zu konsumieren, sehr stark ist, sollten der oder die Patient/in nicht genau wissen, wann der Punkt der völligen Opiat-Freiheit erreicht ist. Rechnen Sie deshalb aus, wie viele Tage sie brauchen würden, um in kleinsten Schritten von der Dosis, die gerade das Abhängigkeitsniveau übersteigt, «auf null» zu kommen. Beispiel: Beträgt die Dosis Polamidon zehn Milliliter, dosieren Sie in Schritten von einem halben «Strich» pro Tag auf vier Milliliter. Für den Rest brauchen Sie acht Tage. Sagen Sie dem oder der Abhängigen (natürlich mit deren Einverständnis), daß sie innerhalb der nächsten zehn oder elf Tage «auf null» kommen würden, aber verraten Sie nicht, wann genau das geschieht. Geben Sie die letzten Male ein Placebo (deshalb sollten sie Polamidon zum Beispiel mit Orangensaft vermischen).

Das gleiche gilt für DHC-Saft oder *Remedacen*. Im letzteren Fall sollten Sie das Pulver ebenfalls in Orangensaft – mit Zucker – auflösen und in Schritten von vier Kapseln vom Abhängigkeitsniveau «auf null» gehen.

Entzug mit Akupunktur

Der Entzug mit Akupunktur wird in Deutschland, soweit dem Autor bekannt, kaum praktiziert. Eine Klinik in Gütersloh praktiziert die Neuroelektrische Therapie (NET), die von der englischen Ärztin Meg Patterson entwickelt wurde.[6]

Bei der Akupunktur werden Nadeln an speziellen Punkten des Körpers angesetzt, um dort Nerven zu stimulieren und diverse, u. a. chemoelektrische Reaktionen auszulösen. In China praktiziert man die sog. Injektionsakupunktur, bei der in die Akupunkturpunkte destilliertes Wasser oder sogar Morphin gespritzt wird. Die Punkte können auch per Hand stimuliert werden.

Die NET arbeitet mit Elektroakupunktur: Ursprünglich wurden die

Nadeln, die am «Lungenpunkt» in der Mitte der Ohrmuschel angesetzt werden, mit einem elektrischen Stimulator verbunden. Patterson hat eine Art Ohrclip entwickelt, der elektrische Signale in der Größenordnung von wenigen Milliampère direkt weiterleitet. In den ersten fünf Behandlungstagen, während der akuten Entzugsphase, finden täglich zwei bis drei Sitzungen à 30 bis 40 Minuten statt. Es werden keinerlei Medikamente verabreicht.

Forschungsergebnisse zeigen, daß eine elektrische Stimulation der Nervenzellen zum Beispiel die Ausschüttung der Neurotransmitter Dopamin, Noradrenalin und Acetylcholin beeinflußt. Bei Heroinabhängigen, die mit Elektroakupunktur behandelt wurden, stieg die Produktion des körpereigenen Met-Enkephalins (bei Tierversuchen auch die des β-Endorphins), während bei Patienten, die an chronischen Schmerzzuständen litten, genau das Gegenteil eintraf.

Die Erfolgsquote der NET scheint jedoch nicht wesentlich höher zu sein als die anderer Entzugs- und Therapiemodelle. Die Zahlen, die Patterson vorlegt, sind ebensowenig überprüfbar wie die von Langzeit-Abstinenztherapien.

Substitution – Hinweise für Junkies

Wer in Deutschland mit Polamidon substituiert werden will, hat einen bürokratischen Hindernislauf vor sich. Die Vergabepraxis sieht, trotz einheitlicher Richtlinien, je nach Bundesland unterschiedlich aus. Es kommt vor allem auf zwei Dinge an: auf das persönliche Engagement des Junkies und auf die Zivilcourage des behandelnden Arztes.

Seit dem 1. 10. 1991 gelten für die Substitution die sogenannten NUB-Richtlinien, die ein Arzt bei der Vergabe beachten muß. Danach ist eine Substitution nur unter bestimmten Bedingungen erlaubt:

- Drogenabhängigkeit mit lebensbedrohlichem Zustand im Entzug;
- Drogenabhängigkeit bei schweren Erkrankungen, die an der körperlichen Substanz zehren, z. B. Aids oder Krebs;
- Drogenabhängigkeit durch Einnahme von starken, opiathaltigen Schmerzmitteln nach Operationen, Amputationen oder bei Phantomschmerzen;
- Drogenabhängigkeit bei Aids im fortgeschrittenen Stadium;
- Drogenabhängigkeit bei Junkies mit akuten schweren Erkrankungen,

bei denen ein Krankenhausaufenthalt notwendig und ein gleichzeitiger Entzug unzumutbar ist;
– Drogenabhängigkeit in der Schwangerschaft und während der Geburt;
– Drogenabhängigkeit bei anderen schweren Erkrankungen (Ermessensspielraum des Arztes, Einzelfallentscheidung).[7]

Zuerst müssen Sie einen Arzt suchen, der Sie behandeln will. In manchen Städten können Sie sich bei der Ärztekammer oder bei Drogenberatungstellen informieren, wer noch einen Platz frei hat. Sie können auch andere Substituierte fragen, wer einen Arzt kennt. Die treffen Sie zum Beispiel dort, wo am Wochenende ambulant Polamidon vergeben wird.

Der Arzt muß berechtigt sein, die Therapie mit Polamidon vorzunehmen, das heißt, er muß eine Qualifikation nachweisen (z. B. Teilnahme an einer Fortbildungsveranstaltung). Prinzipiell darf *jeder* Arzt Polamidon vergeben, also auch Ihr Hausarzt, wenn er kompetent ist.

Viele Ärzte verlangen, bevor sie sich mit Abhängigen einlassen, daß Sie vorher bei einer Drogenberatungsstelle waren. Sie brauchen eine «psychosoziale Betreuung». Diese Betreuung muß aber nicht Ihr/e Drogenberater/in vornehmen, es genügt auch eine Person, die dem Arzt glaubwürdig nachweisen kann, daß sie dazu in der Lage ist – etwa ein Pfarrer, ein Sozialarbeiter, der nicht in einer Drogenberatungsstelle arbeitet, ein Bewährungshelfer oder, wenn Sie großes Glück haben, ein befreundeter Psychologe. Wenn Ihre Drogenberatung keine Junkies mehr aufnimmt, können Sie es eventuell auf diesem Weg versuchen. Auf jeden Fall sollten Sie mit Ihrem Arzt darüber reden, wenn Sie Probleme haben, eine Betreuung zu bekommen. Vielleicht erklären er oder sie sich bereit, diese selbst zu übernehmen. Das hängt davon ab, ob er oder sie Sie als vertrauenswürdig einschätzen. Wenn Sie mehrere Male «bedröhnt» in der Arztpraxis erscheinen, werden Ihre Chancen sinken.

Das Motto für die Polamidon-Vergabe ist in Deutschland: Das große Glück der Substitution wird nur gewährt, wenn alle anderen Wege gescheitert sind. Als «Scheitern» gilt in der Regel, daß man mehrere Therapien abgebrochen hat und wieder rückfällig geworden ist. Das heißt: Es haben nur die eine Chance, die bereits erwischt worden sind. Wenn Sie aber schon mehrere Male «kalt» entzogen haben (was für fast alle zutrifft, die länger «drauf» sind), sollten Sie mit Ihrem Arzt darüber reden. Vielleicht können Ihre Eltern oder glaubwürdige Freunde ihm bzw. ihr bestätigen, daß Sie es schon versucht haben.

Wenn Sie noch nicht lange abhängig sind, ist die Chance, ganz ohne illegale harte Drogen auszukommen, größer. Wenn Sie noch eine Wohnung oder gar auch noch eine Arbeit haben, sollten Sie sich überlegen, in Eigenregie zu entziehen («kalt» oder «warm»), und es vielleicht danach mit *Nemexin* probieren.

Wenn Ihr Arzt einen Grund gefunden hat, Sie zu substituieren (Einzelfallentscheidung und Ermessensspielraum!) und Ihre psychosoziale Betreuung gewährleistet ist, muß er einen Antrag bei der Ärztekammer bzw. der Kassenärztlichen Vereinigung stellen, um die Finanzierung zu sichern. Die Wartezeiten sind unterschiedlich lang, Sie müssen sich auf mehrere Wochen einrichten.

Wenn Ihr Antrag genehmigt worden ist, gehen die Probleme erst richtig los. Sie müssen jetzt auf das gewohnte Heroin-Gefühl verzichten! Polamidon macht keinen «Kick»! Sie haben jetzt plötzlich sehr viel Zeit, mit der Sie etwas anfangen müssen. Suchen Sie sich *auf jeden Fall* andere Substituierte, mit denen Sie sich austauschen können. Glauben Sie nicht, daß Sie alles sofort «auf die Reihe» kriegen. Viele Substituierte sind zuerst begeistert von ihrer neuen Freiheit und fallen dann wieder in ein psychisches «Loch», wenn sich ihre Situation sonst nicht geändert hat.

Häufig werden Sie sich mit Ihrem Arzt darüber streiten, wie hoch Ihre Dosis sein soll. Je länger Sie substituiert sind, desto weniger werden Sie in der Regel brauchen. Zu Anfang muß der Arzt die Dosis Heroin, die Sie täglich genommen haben, umrechnen. Weil die Qualität des Stoffs aber ständig schwankt, ist das sehr schwierig. Erfahrungsgemäß reichen den meisten Junkies ungefähr 10 ml Polamidon am Tag. In vielen Krankenhäusern bekommt man während einer Behandlung nur vier Milliliter. Das reicht aus, um den «Turkey» zu verhindern. Sie werden sich aber nicht besonders gut fühlen.

Sie sollten mit Ihrem Arzt schon vor der Behandlung über das Problem der Dosierung reden. Wenn er sich nicht auskennt oder Sie den Eindruck haben, er würde Ihnen aus weltanschaulichen Gründen so wenig wie möglich geben, müssen Sie eben eine höhere Dosis angeben, die Sie angeblich täglich genommen haben. Besser ist es, Sie können gleich ein Vertrauensverhältnis herstellen. Das ist besonders dann wichtig, wenn Sie ab und zu rückfällig werden oder Probleme haben, die «Pillen» abzusetzen. Eine zu hohe Menge Polamidon können Sie daran erkennen, daß Sie nach der Einnahme extrem müde werden. Davon haben Sie überhaupt nichts – es macht die Situation nur noch gefährlicher, wenn Sie nebenher Heroin drücken. Sie haben schon eine gute Portion Opiate im Körper, es kann daher zu einer Überdosis kommen! Bei einer zu hohen Dosierung ist außerdem die Versuchung groß, «Pillen» zu nehmen – weil man von der «normalen» Heroinmenge kaum mehr etwas spürt. Sagen Sie Ihrem Arzt, er soll Ihnen pro Tag einen halben «Strich» weniger geben – im umgekehrten Fall pro Tag einen halben mehr.

Wenn Sie auf Beigebrauch von Pillen oder Heroin nicht verzichten können, laufen Sie Gefahr, aus dem Programm geworfen zu werden! Es ist in jedem Fall besser, mit Ihrem Arzt oder Ihrer Betreuung darüber zu reden. Denken Sie daran, daß Sie von Barbituraten und Tranquilizern Entzugssymptome wie starke Depressionen, Angstzustände und Schlafstörungen bekommen, auch wenn Sie mit Polamidon behandelt werden.

Richten Sie sich darauf ein, daß sich Ihre Situation nicht unbedingt sofort ändert! Vielleicht spüren Sie erst jetzt einige psychische Probleme, die Sie vorher mit Dope weggedrückt haben. Es kann bis zu drei Jahre dauern, bis Sie auf Heroin oder «Pillen» ganz verzichten können.

Wenn Sie schon lange Zeit in Behandlung sind, Ihr Arzt Ihnen vertrauen kann und Ihnen eventuell mehrere Tagesdosen mitgibt, verwahren Sie das Polamidon immer in dunklen Flaschen, sonst verliert es an Wirkung!

Nachsorge mit Opiat-Antagonisten

Opiat-Antagonisten sind chemische Substanzen, die genau die gegenteilige Wirkung von Opiaten haben. Sie docken stärker an den Rezeptoren an und blockieren sie, lösen aber, falls noch Opiate im Körper vorhanden sind, schwere Entzugserscheinungen aus. Schon in den sechziger Jahren wurden Antagonisten getestet. Sie schienen hervorragende und auch prophylaktisch wirkende Mittel zu sein, die Heroinabhängigkeit zu verhindern: Sie machen nicht abhängig, wirken nicht euphorisierend und sind nicht toxisch. Der Antagonist Naloxon, der damals in den USA eingesetzt wurde, hatte allerdings starke Nebenwirkungen.

Erst mit der Substanz Naltrexon, die 1972/73 von der Firma DuPont entwickelt wurde (Markenname in Deutschland: *Nemexin*), scheint ein Medikament gefunden, das alle Bedingungen für die erfolgreiche Behandlung erfüllt. Die einzige Nebenwirkung, die bisher beobachtet wurde, sind – offenbar reversible – Zellveränderungen in der Leber, so daß bei vorliegenden Leberschäden eine ärztliche Beobachtung angebracht ist. Leider ist Naltrexon bisher kaum bekannt.

Bei der Behandlung mit Naltrexon ist folgendes zu beachten:

Der Opiat-Antagonist hat keinerlei psychische Wirkung. Er beeinflußt nicht die nach einem Entzug auftretenden depressiven Verstimmungen. Klinische Studien haben gezeigt, daß die Behandlung nur bei hochmotivierten Heroinabhängigen Erfolg hat. Voraussetzung ist in jedem Fall ein erfolgreicher Entzug, andernfalls provozieren die verstärkten Entzugssymptome nach der Verabreichung von Naltrexon den Abbruch.

Der Arzt sollte die Patienten unbedingt über die Gefahr aufklären, daß ungewöhnlich hohe Heroin-Dosen den Antagonisten von den Rezeptoren verdrängen. Diese Dosis kann lebensgefährlich sein. Umgekehrt gilt auch: Bei einem Drogennotfall – einer eventuellen Überdosis – kann die lebensrettende intravenöse Dosis *Narcanti*, die Naloxon-Hydrochlorid enthält, schwere und ebenfalls lebensgefährliche Entzugssymptome hervorrufen. Deshalb: Nur ein Arzt oder eine Ärztin dürfen *Narcanti* spritzen!

100 mg Naltrexon (die Umrechnung auf *Nemexin*-Tabletten muß der Arzt vornehmen!) neutralisieren für zwei bis drei Tage die Wirkung von 25 mg Heroin.[8]

Falls der Patient zusätzlich Schmerzmittel bekommt, die Opioide enthalten, wird deren Wirkung vermindert (das gilt z. B. für *Valoron N*). Empfehlenswert ist eher eine zeitweilige (!) und kontrollierte (!) Behandlung mit Benzodiazepinen wie Diazepam.

Der Vorteil von Naltrexon besteht auch darin, daß es zwar regelmäßig genommen werden muß, aber kein täglicher Arztbesuch vonnöten ist. Der Opiat-Antagonist kann über einen längeren Zeitraum hinweg verabreicht werden: Während dieser Phase ist der Patient zwar nicht vor einem Rückfall geschützt, die Opiate zeigen jedoch keine pharmakologische Wirkung. Es kann allerdings zu Placebo-Effekten kommen. Wenn der oder die Heroinabhängige sich nach mehreren Monaten der Behandlung sicher fühlen und sich die psychische Situation stabilisiert hat, kann das Medikament versuchsweise abgesetzt, jedoch bei einem drohenden Rückfall jederzeit vorsorglich wieder eingenommen werden.

Opiat-Antagonisten eignen sich sowohl für die Nachsorge nach einem «kalten» oder medikamentengestützten Entzug als auch für eine Behandlung nach dem langwierigen «Ausschleichen» von Polamidon oder Codein. Voraussetzung ist allerdings: Der Körper muß restlos entgiftet sein.

Ein Argument gegen Naltrexon lautet: Nur ein geringer Teil der Junkies sei überhaupt für eine solche therapeutische Behandlung motiviert.

Das ist falsch. Wenn die Heroinabhängigen nur kompetenter über Naltrexon beraten würden, wäre der Behandlungserfolg mit Opiat-Antagonisten sicherlich größer. Die meisten Drogenberatungsstellen, die zumeist die ersten und vielfach einzigen Ansprechpartner für Junkies sind, haben jedoch noch nie etwas von Naltrexon gehört. Das gleiche gilt für Ärzte.

Der Drogennotfall[9]

Wenn Sie mit einer heroinabhängigen Person zu tun haben, sollten Sie über alles informiert sein, was Sie tun können, um Leben zu retten. Die im folgenden geschilderten Symptome von Drogennotfällen können sowohl während des regulären Konsums als auch bei einem Rückfall eintreten.

Die Person ist *panisch* und *übernervös*: Insbesondere der Gebrauch von Halluzinogenen (wie LSD oder Ecstasy) oder Amphetaminen (Kokain oder Speed) kann dazu führen, daß die Person in extreme Panik gerät oder kurze Psychoseschübe erlebt.

Sprechen Sie beruhigend mit der Person. Erklären Sie ihr, daß diese Gefühle allmählich nachlassen werden. Halten Sie Geräusch- und Lichteinflüsse gering und konstant, seien Sie geduldig. Das ist normalerweise ausreichend, um die panischen und paranoiden Gefühle zu besänftigen. Dieser Zustand kann aber zwei oder drei Stunden dauern.

Hyperventilation: Manchmal können sich die obigen Symptome verstärken. Die Person beginnt, hektisch ein- und auszuatmen. Die Atmung ist schnell und schwer, die Person hat das Gefühl, nicht genug Luft zu bekommen. Es können Taubheits- und Schwindelgefühle auftreten sowie Übelkeit und Kribbeln in den Lippen, den Beinen und den Fingern. Eventuell verkrampfen sich die Hände (die sogenannte «Pfötchenstellung»).

Beruhigen Sie die Person und leiten Sie sie an, weniger schnell und tief zu atmen. Wenn möglich, leiten Sie die Person an, in eine Plastiktüte oder die eigenen, um den Mund geschlossenen Hände zu atmen.

Krämpfe und nervöse Zuckungen: Gelegentlich ist nervöses und panisches Verhalten ein Vorzeichen von Krämpfen (z. B. beim Konsum von

Barbituraten und Benzodiazepinen). Die Symptome: Die Augen rollen nach oben in den Kopf, Muskelstarre, gefolgt von Zuckungen der Gliedmaßen und der Finger, Speichelfluß und manchmal Verlust der Kontrolle über Blase und Schließmuskel.

Legen Sie ein Kissen unter den Kopf der Person und schützen Sie sie vor Verletzungen (räumen Sie harte Gegenstände beiseite). Entfernen Sie Zahnersatzteile und verhindern Sie den Zungenbiß (Spültuch, Keil). Wenn der Anfall vorbei ist, bringen Sie die Person in eine stabile Seitenlage.

Falls die Atmung zum Stillstand kommt, wenden Sie sofort die Mund-zu-Nase-Beatmung an.

Denken Sie daran, daß die Person unabhängig von der Einnahme etwaiger Medikamente und Drogen Epileptiker sein könnte. Kümmern Sie sich um eine ärztliche Nachuntersuchung.

Beim sogenannten «Shake» zittert die Person sehr stark, ist unruhig und fröstelt. Eventuell ist ihr übel, und sie zeigt Hautreaktionen (Rötungen oder Bläschen). Ursache sind in der Regel Verunreinigungen der Drogen oder des Hilfsmaterials.

Beruhigen Sie die Person, hüllen Sie sie in eine warme Decke und geben Sie ihr warme Getränke (Wasser oder Kamillentee). Wenn sich der Zustand in den nächsten 15 Minuten nicht verbessert, rufen Sie einen Notarzt!

Eine Überdosis Tabletten oder Heroin macht sich dadurch bemerkbar, daß die Person «verschlafen» oder sehr abwesend wirkt. Versuchen Sie herauszufinden, was passiert ist: Wann hat sie wieviel wovon genommen, und wie lange ist das her?

Stimulation: Grundsätzlich ist sicherzustellen, daß die Person bei Bewußtsein bleibt. Sie können dies tun, indem Sie ein Gespräch aufrechterhalten und mit ihr ständig umhergehen. Denken Sie daran, daß das für die nächsten zwei bis drei Stunden oder sogar länger Ihre gesamte Zeit in Anspruch nehmen wird. Wenn Ihnen das nicht möglich ist, rufen Sie einen Krankenwagen und ermutigen Sie die Person, sich in die stabile Seitenlage zu legen, bis der Krankenwagen kommt. Überprüfen Sie in jedem Fall Atmung und Puls in regelmäßigen Abständen. Geben Sie keinen Tee oder Kaffee, da das darin enthaltene Koffein die Wirkung der Droge verstärkt!

Atmung und Puls: Zählen Sie eine Minute lang die Atemzüge. Sie können dies tun, indem Sie das Heben des Brustkorbes erfühlen oder beobachten (sicherer Bereich: 12–24 pro Minute).

Zählen Sie den Pulsschlag am Handgelenk (sicherer Bereich: 50–100 pro Minute). Benutzen Sie dafür Ihre Finger und nicht den Daumen.

Wichtig: Puls und Atmung sollten alle 5–10 Minuten überprüft werden, um sicherzugehen, daß der Zustand stabil bleibt.

Schockbehandlung: In allen Fällen, in denen eine teilweise oder offensichtliche Besserung eintritt, ist eine Schockbehandlung ratsam:

Halten Sie den Geräusch- und Lichtpegel niedrig und schützen Sie die Person vor Belästigungen. Wirken Sie beruhigend auf sie ein. Ermutigen Sie die Person, in der stabilen Seitenlage zu bleiben, und halten Sie sie warm (Wolldecken unter und über dem Körper).

Wenn die Person sich erholt, kann es sein, daß Speichel und Flüssigkeit austreten, gefolgt von Würgen und Erbrechen. Das ist normal. Es ist wichtig, die Nase und den Mund sauber zu halten, um das Einatmen von Flüssigkeit zu verhindern.

Bewußtlosigkeit: Wenn die Person bewußtlos ist und nicht mehr wachgerüttelt oder zurückgeholt werden kann, rufen Sie sofort den Notarzt. Es besteht akute Lebensgefahr!

Mund-zu-Nase-Beatmung: Wenn die Person nicht atmet, legen Sie sie mit dem Rücken auf eine harte, flache Unterlage. Säubern Sie den Mund (Zahnprothesen, Erbrochenes usw.). Lockern Sie die Kleidung. Knien Sie sich seitlich zur Person. Der Kopf der Person muß für die Mund-zu-Nase-Beatmung maximal überstreckt werden. Heben Sie das Kinn mit dem Zeigefinger und dem Mittelfinger der einen Hand und drücken Sie gleichzeitig mit dem Ballen der anderen Hand den Kopf an der Stirn so weit wie möglich nach hinten. Diese Kopfhaltung ist die Voraussetzung dafür, daß die Zunge der Person die Atemwege nicht versperrt. Halten Sie mit der Hand, die das Kinn hochhebt, den Mund verschlossen. Machen Sie Ihren Mund weit auf und atmen Sie tief ein. Umschließen Sie mit Ihrem Mund die Nase der Person und atmen Sie normal aus. Überprüfen Sie dabei, ob sich der Brustkorb der Person hebt. Tun Sie das zweimal langsam. Wenn der Brustkorb der Person sich nicht hebt, haben Sie den Kopf der Person noch nicht ausreichend überstreckt. Drücken Sie die Stirn noch weiter nach hinten und ziehen Sie das Kinn noch weiter nach oben. Wiederholen Sie die Mund-zu-Nase-Beatmung noch zweimal. Überprüfen Sie jetzt die Atmung. Wenn diese wieder eingesetzt hat, bringen Sie die Person in die stabile Seitenlage. Wenn die Person noch nicht atmet, fahren Sie mit der Mund-zu-Nase-Beatmung fort. Überprüfen Sie den Puls, um sicherzugehen, daß das Herz noch schlägt. Dazu legen Sie Ihren Zeige-, Mittel- und Ringfinger an den Hals der Person, seitlich neben der Schilddrüse. Wenn Sie den Puls spüren, dann machen Sie mit der Mund-zu-Nase-Beatmung weiter (ca. 12–17 Atemzüge pro Minute), bis der Notarzt kommt oder der Patient von selbst atmet. Orientieren Sie sich an Ihrem eigenen Atemrhythmus.

Herzmassage: Wenn Sie keinen Puls mehr fühlen und die Lippen und/oder die Haut grau werden, hat das Herz aufgehört zu schlagen. Vergewissern Sie sich, daß die Person mit dem Rücken auf einer festen Unterlage liegt. Knien Sie sich seitlich zur Person. Ertasten Sie die untere Hälfte des Brustbeins. Legen Sie den Handballen ihrer Hand auf diesen Teil des Knochens (Handfläche und Finger berühren die Brust dabei nicht) und bedecken Sie diese Hand mit dem Handballen der anderen Hand. Beugen Sie sich mit gestreckten Armen nach vorne, so daß Sie senkrecht über der Person knien, und drücken Sie dabei die untere Hälfte des Brustbeines nach unten (bei einem bewußtlosen Erwachsenen können Sie das Brustbein ungefähr vier Zentimeter in Richtung Wirbelsäule drücken). Wiederholen Sie diesen Vorgang bei Erwachsenen ungefähr achtzigmal pro Minute, bis das Herz wieder von selbst schlägt – der Druck sollte jedesmal kurz und fest ausgeübt werden.

Diesen Vorgang sollten Sie in Verbindung mit Mund-zu-Nase-Beatmung folgendermaßen ausführen:

Zweimal Beatmung, dann fünfzehnmal Herzmassage. Wiederholen Sie das. Wenn Puls und Atmung wieder einsetzen, bringen Sie die Person in die stabile Seitenlage und kontrollieren Sie weiterhin Puls und Atmung. Andernfalls führen Sie die Mund-zu-Nase-Beatmung und die Herzmassage fort, bis der Notarztwagen kommt.

Achtung: Diese Beschreibung von Beatmung und Herzmassage sollte Ihnen als Erinnerungsstütze dienen. Erlernen können Sie beide Techniken durch Lesen nicht, sondern nur durch Übung. Dafür gibt es zum Beispiel Erste-Hilfe-Kurse.

Warnung: Bei Helfern und bei Drogenkonsumenten kursiert eine große Zahl ungenauer und zum Teil gefährlicher Informationen, die Bestandteil der Mythologie des Drogengebrauchs geworden sind. In diesem Zusammenhang gibt es auch Dinge, die Sie in keinen Fall tun dürfen.

Puls: Wenn die Person bei Bewußtsein ist – vor allem, wenn sie sehr nervös und panisch ist –, vermeiden Sie es, den Puls am Hals zu messen. Die Person kann alle Arten von Bedrohungen befürchten, die auf dramatische Weise verstärkt werden könnten, wenn Sie einen vermeintlichen Versuch machen, sie zu würgen.

Krämpfe: Benutzen Sie bei der Behandlung von Krämpfen niemals einen Metallöffel, um die Zunge unten zu halten. Viele Epileptiker haben auf diese Weise ihre Vorderzähne verloren.

Herzmassage: Wenden Sie niemals Herzmassagen an, wenn es nicht tatsächlich zum Herzstillstand gekommen ist. In anderen Fällen kann die Wiederbelebung durch Herzmassage extrem gefährlich sein.

Salzwasser-Injektionen: Geben Sie der Person niemals eine Spritze mit Salzwasserlösung. Selbst wenn viele Benutzer von Drogen Beispiele erzählen, in denen es funktioniert hat: Es kann auch tödlich sein!

Eingeleitetes Erbrechen: In der Regel ist es keine gute Idee, bei der Person Übelkeit hervorzurufen. Wenn sie Gift geschluckt hat (Terpentin, Bleichmittel usw.), kann das Erbrechen Atemprobleme verursachen. Gehen Sie der Person kein Salzwasser zu trinken. Das kann tödlich sein. Einen Finger in den Hals zu stecken ist nicht gefährlich, aber ineffektiv.

Speisen und Getränke: Geben Sie der Person in Drogennotfällen nie etwas zu essen. Vermeiden Sie Tee, Kaffee oder Alkohol.

Medikamente: Benutzen Sie keine Medikamente, insbesondere keine Opiat-Antagonisten wie *Narcanti* oder *Nemexin,* auch wenn die Person diese mit sich führen sollte. Der falsche Einsatz dieser Medikamente kann schwere, im schlimmsten Fall tödliche Nebenwirkungen auslösen.

Es ist ratsam, ärztliche Hilfe zu suchen, auch wenn die Person sich zu erholen scheint oder wenn illegale Drogen im Spiel sind. Die Polizei wird nicht zwangsläufig informiert, und selbst wenn es so ist, ist es besser, am Leben zu bleiben.

Gesundheitstips für Heroin-Konsumenten

Es gibt keine risikolose Form des Heroin-Konsums. Wer nur raucht (eigentlich: inhaliert) oder snieft, schützt sich aber vor den Gefahren, die durch unsaubere Spritzen entstehen. Zum Rauchen oder Sniefen braucht man aber guten «Stoff». Schlechtes «Dope» knistert beim Erhitzen und hinterläßt dunkle Rückstände, je nachdem, mit welcher Substanz es gestreckt wurde. Besonders gefährlich ist die Injektion von aufgekochten Tabletten oder Kokain: Kokain, Barbiturate und Tranquilizer wirken an der Einstichstelle anästhetisierend (betäubend). Sie ruinieren sich in kurzer Zeit die Venen!

Unsachgemäßes Spritzen kann diverse Krankheiten nach sich ziehen. Sie können sich aber vor diesen Risiken weitgehend schützen:

– Desinfizieren Sie die Einstichstelle mit Alkoholtupfern oder mit Watte, die mit Alkohol getränkt worden ist! Das verringert das Risiko, sich einen Abszeß durch Bakterien (unsaubere Spritzen!) zuzuziehen.

– Benutzen Sie möglichst oft neue Spritzbestecke. Tauschen Sie niemals die Nadel oder die Spritze mit anderen Junkies (Ansteckungsgefahr).

– Es ist zu empfehlen, die Venen nach jedem «Druck» zu wechseln, auch wenn es länger dauert. Große Nadeln (18er oder 20er) sind besser, weil das Risiko geringer ist, sich die Vene zu durchstoßen. Am besten nur handnahe Venen benutzen! Wenn sich eine Vene in der Armbeuge oder am Ellenbogen entzündet, ist häufig der ganze unterhalb der Infektion liegende Teil verloren.

Auf keinen Fall in den Hals oder in die Leiste fixen, auch wenn Sie es bei anderen schon gesehen haben! Bei Fußvenen kommt es häufig zu Thrombosen (Venenverschluß durch Pfropfen geronnenen Blutes). Wenn Sie in die Leiste spritzen, können sich auch bei sauberer Technik Thrombosen bilden. Das Bein wird dick und ein Krankenhausaufenthalt unumgänglich. Wenn Sie aber die Beinschlagader treffen statt der Vene und sich dann eine Thrombose bildet, müssen Sie sofort ins Krankenhaus, weil sonst später eine Amputation droht! Die Leistenvene verläuft unmittelbar neben der Arterie, deren Blut heller ist. Wer gezwungen ist, in die Leiste zu spritzen: jedesmal neues Spritzbesteck benutzen und nach der Injektion ein Papiertaschentuch einige Minuten auf die Einstichstelle drücken und dann mit einem Pflaster verkleben. Der Stich in die Leiste muß senkrecht erfolgen, nicht schräg wie in die Armvene.

Folgende Krankheiten können die Folge unsauberen Spritzens sein:

Ein *Abszeß* ist eine eitrige Entzündung unter der Haut. Äußeres Zeichen ist eine Beule, die meist gerötet und warm ist. Häufig spürt man einen klopfenden Schmerz. Bei einem Abszeß besteht Lebensgefahr, weil es zu einer Blutvergiftung kommen kann! Schneiden Sie deshalb *nie* selbst den Abszeß auf! Sie sollten sich sofort in ärztliche Behandlung begeben (Notfallstation in einem Krankenhaus!). Erkundigen Sie sich vorsorglich, in welchen Krankenhäusern während der Behandlung Polamidon verabreicht wird.

Hepatitis ist eine Leberentzündung, die zwar in den meisten Fällen wieder heilt, aber auch zum Leberversagen und zum Tod führen kann. Sie wird durch Körperflüssigkeit übertragen – also beim Spritzentausch oder beim ungeschützten Sexualverkehr. Im Gegensatz zu Aids kann man sich auch schon beim Küssen anstecken. Gegen Hepatitis B gibt es eine Impfmöglichkeit. Anzeichen für eine Infektion sind dunkel gefärbter Urin, Fieber, Mattigkeit, Appetitlosigkeit, Erbrechen, Gliederschmerzen, eventuell – nach zwei Wochen – gelbe Augäpfel, dann gelbe Haut (aber nicht immer!) und sehr heller Stuhl.

Entzündete Venen oder *Thrombosen:* Lassen Sie sich von einem Arzt regelmäßig Medikamente verschreiben, mit denen Sie vorsorglich Ihre Venen pflegen. Zu empfehlen sind zum Beispiel Salben oder Gel mit dem Wirkstoff Heparin, *Ditaven-Lotio* oder *Betaisodona.* Ein Gel wird wegen der kühlenden Wirkung häufig als angenehmer empfunden.

Aids (Abkürzung für «Acquired Immuno Defiency Syndrome = erworbene Immunschwäche): Das Virus wird durch Blut oder Körperflüssigkeit mit hoher Viruskonzentration (zum Beispiel Sperma oder Scheidensekrete) übertragen. Unsaubere Spritzen und ungeschützter Sexualverkehr sind die häufigsten Ansteckungsarten. Das höchste Risiko besteht bei ungeschütztem Analverkehr und beim Spritzentausch.

Deshalb *nie* Geschlechtsverkehr ohne Präservative! Benutzen Sie beim Verkehr nur wasserlösliche Gleitcreme, da Stoffe, die Fett enthalten (z. B. Vaseline), das Präservativ angreifen und Sie sich infizieren können. Und noch mal: *Niemals* die Nadel oder die Spritze mit anderen tauschen! Aufkochen schützt nur, wenn die Spritze – in Einzelteilen – mindestens 20 Minuten in sprudelndem Wasser gelegen hat. (Den Kolben ein paarmal hin- und herziehen, wenn die Spritze noch warm ist, dann verklemmt er sich nicht beim Abkühlen.) *Niemals* den Stoff gemeinsam aufziehen und teilen! Achten sie darauf, den Löffel *immer* gründlich zu reinigen.

Das HI-Virus wird *nicht* übertragen durch Streicheln, Küssen, Niesen oder Husten, gemeinsame Benutzung von Toiletten oder Bädern oder direkten Körperkontakt mit HIV-Positiven!

Wenn man sich angesteckt hat, kann es sehr lange, sogar zehn Jahre oder mehr dauern, bis sich die ersten Symptome zeigen. Jedes einzelne Anzeichen kann auch bei anderen Krankheiten auftreten: Infekte in den Lungen, im Darm, in der Speiseröhre und im Genital- und Analbereich, Tumore im Gehirn oder der seltene Hautkrebs Kaposi-Sarkom. Deshalb muß zu einer sicheren Diagnose ein erfahrener Arzt befragt werden, der einen Bluttest macht.

Über Drogenberatungsstellen

Die meisten Mitarbeiter/innen von Drogenberatungsstellen sind engagiert und tun ihr Bestes. Das heißt aber nicht, daß sie sich auch auskennen oder Ihnen sinnvolle Ratschläge geben können. Versuchen Sie, eine niedrigschwellige Einrichtung ausfindig zu machen. «Niedrigschwellig» heißt, daß man sich dort nicht nur darauf beschränkt, Junkies an Abstinenztherapien zu vermitteln, sondern zum Beispiel auch über Substitution berät.

Um herauszufinden, ob Sie fachkundig betreut werden, fragen Sie nach den grundlegenden Dingen:

1. Kennen die Mitarbeiter/innen die in Deutschland zur Zeit erhältlichen Opiate bzw. Opioide? Wenn der oder die Abhängige sich mit Codein substituieren oder entziehen will, sollte der oder die Drogenberater/in über die Vor- und Nachteile der verschiedenen Präparate infor-

miert sein. Wer noch nie etwas von Diamorphin oder Dihydrocodein gehört hat, ist zum Berater nicht geeignet.

2. Wenn Ihre Drogenberatungsstelle Sie nicht über Opiat-Antagonisten (auch in der Nachsorge) beraten kann, sind Sie am falschen Ort. Bedenken Sie, daß zum Beispiel das einzige Medikament, mit dem eine tödliche Überdosis verhindert werden kann, ein Opiat-Antagonist ist *(Narcanti)*. Wer nicht weiß, was bei einem Drogennotfall zu tun ist oder wie man dem Rückfall vorbeugen kann, sollte nicht in einer Drogenberatung, sondern in einer Drogerie arbeiten.

3. Eine Drogenberatung sollte Sie detailliert darüber aufklären können, wie und womit Sie einen Entzug in Eigenregie vornehmen können. Es ist erschreckend, welche Wissenslücken – selbst bei Ex-Junkies – hier vorzufinden sind. Eine Beratungsstelle, die sich darauf beschränkt, Heroin-Abhängige an Therapie-Einrichtungen zu vermitteln (wo der Entzug in der Regel vorausgesetzt wird), ist das Geld nicht wert, das sie, von wem auch immer, erhält.

4. Verlangen Sie, daß Sie detailliert medizinisch beraten werden oder man Sie an Fachleute vermittelt: Wie man einen Abszeß oder eine Thrombose erkennt und behandelt, was bei Hepatitis zu tun ist, wie man unsachgemäßes Spritzen vermeidet, wie man sich vor der Aids-Infektion schützen kann und muß, wie und wo in Ihrer näheren Umgebung gebrauchte Spritzen getauscht werden können, was beim «shake» zu beachten ist, wie man Krämpfe und epileptische Anfälle behandelt. Natürlich können Sie keine medizinische Ausbildung erwarten. Sie sollten aber darauf bestehen, daß man Ihnen einen Arzt oder eine Ärztin nennen kann, an den oder die Sie sich wenden können.

5. Die Mitarbeiter/innen sollten sich auch zum Thema «Medikamentenabhängigkeit und -mißbrauch» informiert haben und die gängigen «Pillen» kennen.

6. Seien Sie mißtrauisch gegenüber Drogenberater/innen, die Sie über die «Sucht an sich» informieren wollen (vgl. das Kapitel: «Der Zwang zur Heilung»). Häufig gelten für die «Suchtexperten» ähnliche Wahrscheinlichkeitsregeln wie in der Astrologie. Es gibt keine Faktoren, die zwangsläufig zum Drogenkonsum führen, noch nicht einmal eindeutige psychische oder soziale Dispositionen.

Ein offenes Wort an die Eltern

Viele Eltern, deren Kind heroinabhängig geworden ist, werden sich fragen, was und ob sie etwas falsch gemacht haben. Diese Frage ist berechtigt. Sie sollten sich aber darüber klarwerden, daß eine «gute» Erziehung oder vorbildliches Verhalten nicht vor dem Konsum selbst «harter» Drogen schützen. Wenn Sie jedoch selbst von Zellgiften wie Alkohol oder Nikotin abhängig sind, wird es Ihnen schwerfallen, Ihrem Kind glaubwürdige Drogen-Abstinenz zu predigen. Deshalb hier einige Ratschläge zur Prophylaxe.

Sie können mit Ihrem Kind nur dann über Drogen diskutieren, wenn Sie sich selbst auskennen. Alles andere ist pure Heuchelei. Ob und welche Droge per Gesetz illegalisiert worden ist, kann bei der Diskussion außen vor bleiben. Alkohol ist weitaus schädlicher als Haschisch. Auch reines Heroin zieht den Körper nicht so in Mitleidenschaft wie Alkohol, ist aber wegen des psychischen Abhängigkeitspotentials extrem gefährlich, ungeachtet, ob es legalisiert würde oder der Konsum weiterhin unter Strafe gestellt bliebe. Das gleiche gilt für Kokain.

Sie können Ihrem Kind ein Vorbild sein, wenn Sie Ihren Tabletten-Konsum so gering wie möglich halten. Eltern, die regelmäßig Schlaf- oder Beruhigungsmittel nehmen, sollten sich nicht wundern, wenn ihr Kind auf die gleiche Idee kommt. Das gleiche gilt für Alkohol. Nicht *ob* Sie selbst Drogen konsumieren, ist wichtig, sondern *wie*!

Suchen Sie nicht nach Drogen! Schaffen Sie vielmehr ein Vertrauensverhältnis, damit Ihr Kind mit Ihnen über den Konsum und die Probleme offen reden kann. Wenn Sie Ihrem Kind die Drogen wegnehmen, ist die Wahrscheinlichkeit groß, daß Ihr Kind auch Ihnen etwas stiehlt. Viele Eltern haben die Erfahrung gemacht, daß ihr heroinabhängiges Kind sich auf unredliche Weise Geld verschafft, sogar bei den Eltern selbst oder bei Freunden. Sie sollten aber nicht davon ausgehen, daß diese unangenehme Situation, die Sie vor eine Entscheidung stellt, inwieweit Sie sich ausnutzen lassen, automatisch und in jedem Fall eintritt. Je mehr Vertrauen Ihr Kind zu Ihnen hat, desto geringer ist die Wahrscheinlichkeit, daß es Sie hintergeht.

Wenn Sie Ihrem Kind Geld für den Kauf illegaler Drogen oder nur die Gelegenheit für den Konsum geben, machen Sie sich nach dem deutschen Gesetz strafbar (das gilt nicht für den Spritzentausch). Sie müssen selbst im Einzelfall entscheiden, was Sie tun. Sie helfen Ihrem Kind wenig, wenn Sie dessen Lebensführung übernehmen. Wer sich für ein Leben mit Drogen entschieden hat, sollte auch die Konsequenzen tragen. Deshalb sind vertrauensvolle Gespräche über Drogen nicht erst dann wichtig, wenn «es» passiert ist, sondern vorher!

Sie können gegen Drogenabhängigkeit nicht argumentieren. Sie schafft eine eigene Realität. Sie müssen die Realität Ihres Kindes akzeptieren, wie Sie auch verlangen können, daß Ihre akzeptiert wird. Fragen Sie sich ernsthaft, ob Ihre Art zu leben für Ihr Kind eine mögliche Alternative ist, nach der es sich zu streben lohnt, bevor Sie es für einen Aufstieg motivieren wollen!

Weigern Sie sich kompromißlos, Entschuldigungen zu akzeptieren, warum der Entzug «jetzt nicht» möglich sei. Ein/e Heroin-Abhängige/r wird immer eine Ausrede zur Hand haben. Machen Sie dem/der Betreffenden klar, daß Sie alle «Argumente», den Entzug zu verschieben oder von anderen Bedingungen abhängig zu machen, schlicht ignorieren werden. Was zählt, ist nicht, was gesagt, sondern was getan wird. Das gleiche gilt für einen Rückfall. Ihn haben nicht die anderen oder die widrigen Umstände, sondern der oder die Abhängige selbst zu verantworten. Lassen Sie sich auf keine Diskussion ein. Nehmen Sie ein eventuelles (und vielleicht nur zeitweiliges) Scheitern schlicht zur Kenntnis.

Sie müssen Ihrem Kind das Gefühl geben, daß es Ihre Zuneigung auch bei einem Versagen nicht verliert. Ein/e Heroin-Konsument/in sollte nicht Ihretwegen aufhören – um Ihnen einen Gefallen zu tun –, sondern weil er oder sie das selbst will. Wenn Ihr Kind erst einmal meint, alle Bemühungen seien ohnehin erfolglos, kann es passieren, daß bei einem Rückfall, bei dem die Gefahr einer tödlichen Überdosis am größten ist, das «Scheißegal»-Gefühl dazu führt, daß Sie Ihr Kind ganz verlieren. Wenn Sie merken, daß sich ein Rückfall nicht vermeiden läßt: Bleiben Sie in der Nähe!

Gehen Sie notfalls Ihrem Arzt auf die Nerven! Jeder Mediziner kann und sollte sich über eine Substitutionsbehandlung informieren. Fragen Sie Ihren Arzt nach dem Text des hippokratischen Eides. Wenn sich Ihr Arzt beharrlich weigert, Ihr Kind angemessen zu behandeln, suchen Sie einen Rechtsanwalt auf und erstatten Sie Anzeige wegen unterlassener Hilfeleistung! Verweisen Sie auf die Praxis der Codein-Vergabe in Hamburg. Ihr Arzt braucht sich nicht nach dem zu richten, was die Bundesärztekammer zum Thema sagt (die ist nur eine Arbeitsgemeinschaft der Landesärztekammern ohne irgendwelche Weisungsbefugnisse).

Wenn es schon «zu spät» ist, schließen Sie sich mit anderen Eltern zusammen, deren Kinder auch heroinabhängig sind. Nur so können Sie auf die Mißstände in der Drogenpolitik aufmerksam machen. Mißbrauchen Sie die Elterngruppe nicht dazu, von Ihren eigenen Schuldgefühlen abzulenken und alles auf die «bösen Drogen» zu schieben! Seien Sie mißtrauisch bei Elterngruppen, die ins gleiche Horn wie die Abstinenz-Lobby stoßen! Fragen Sie sich, was Ihrem Kind nützt, und vergessen Sie weltanschauliche Debatten!

Schämen Sie sich nicht, daß Ihr Kind drogenabhängig ist! Wenn Ihre Freunde sich deshalb von Ihnen abwenden, sind sie eine Freundschaft nicht wert. Wenn Sie das Problem verschweigen oder gar verdrängen, wundern Sie sich nicht, wenn Ihr Kind ähnlich handelt!

Wenden Sie sich an Journalisten/innen, und unterstützen Sie Selbsthilfegruppen von Junkies, Ex-Junkies und Substituierten (wie zum Beispiel JES)!

Und vor allem: Verlieren Sie *nie* die Hoffnung!

Danksagung

Für Tips, praktische Ratschläge und Kritik danke ich Hans-Georg Behr, Dr. Horst Bossong, Dr. Gorm Grimm, Jan Heudtlass, Franz Mechsner, Prof. Dr. Klaus Püschel, Dr. Wolfgang Schneider, Heinrich Thorwarth, Jürgen Wiehr, Anne Willweber, Erika Koch und Markus Dorfmüller von der Palette e. V. in Hamburg. Dr. Jörg Claus, Dr. Wolfgang Klein und Gesina Marwitz danke ich für ihr unübliches Engagement in einem schwierigen Fall; Thomas Becker für die sorgfältige und kompetente Redaktion des Textes, den Frauen und Männern von Fixpunkt e. V. Berlin dafür, daß sie mir erlaubten, in ihrem Projekt mitzuarbeiten und dabei die Realität kennenzulernen; Rechtsanwalt Walter Venedy für seine uneigennützige Haltung in einer unangenehmen Situation; allen Junkies – vor allem in Berlin –, von denen ich viel gelernt habe; «Vera», daß sie mir vertraute; Dietmar Gust für die wie immer fruchtbare Zusammenarbeit, Christine, Nergiz und Gesine frei nach Arthur Miller: «Es war die Hölle, aber es hat sich gelohnt.»

Die wichtigsten Begriffe aus dem Jargon der Heroin-Szene

Abziehen: jemanden betrügen

Äitsch: englische Aussprache des Buchstabens «H» – für Heroin

Affe, «den Affen schieben», «auf dem Affen sein»: vgl. Turkey

Asko: Ascorbinsäure. Wegen der schlechten Qualität des Heroins auf dem deutschen Schwarzmarkt muß die Droge mit Ascorbinsäure aufgekocht werden, sonst verflüssigt sie sich nicht und kann nicht aufgezogen werden. Auch Zitronensaft wird als «Katalysator» benutzt. Bei sehr reinem Heroin wie dem sog. Thai-Dope braucht man keine Zusatzstoffe.

«Auf die Szene gehen»: sich dorthin begeben, wo sich Junkies treffen oder die Droge zu kaufen ist.

Ballern: spritzen

Breit sein: schläfriger Zustand nach einer «vollen Dröhnung», vor allem auch bei Tabletten-Mißbrauch.

Clean: drogenfrei – von engl. *clean* (sauber)

Connection: von engl. *connection* (Verbindung) – Kontakt zu einem Heroin-Verkäufer. Privat-Connection: der Händler verkauft in seiner Privatwohnung.

Dealer/in: jede/r, der/die mit Drogen handelt (von engl. *to deal* – handeln)

Dope (engl. für Rauschgift): Heroin, bei Cannabis-Konsumenten auch Haschisch oder Marihuana. Ein piece ist ein Stück Haschisch.

Drauf sein: heroinabhängig sein

Druck, drücken, (sich) einen Druck machen: Heroin spritzen

Epi: epileptischer Anfall

Fixer: vgl. Junkie

Folie rauchen: Das Heroin wird auf Alufolie erhitzt, und die aufsteigenden morphinhaltigen Dämpfe inhaliert.

Heroin Nr. 2 bis 4: Polizeijargon. Der derzeit in Deutschland gehandelte Stoff ist das halbsynthetische Diacetylmorphin oder Diamorphin, genannt «Heroin Nr. 2», ein beiges Pulver, das nur zusammen mit Ascorbinsäure aufgekocht werden kann. «Heroin Nr. 3» – ein graues oder bräunliches Salz – ist wasserlöslich, «Heroin Nr. 4» (Heroinhydrochlorid) ist von sehr guter Quaität und hohem Reinheitsgehalt – ein fast reinweißes Pulver. «Heroin Nr. 1», die sogenannte Berliner Tinke (Morphinbase), wird so gut wie nie gehandelt.

Hook (von engl. *on hook* – nach etwas süchtig sein): vgl. Turkey

Junkie: jemand, der heroinabhängig ist und die Droge spritzt (von engl. *junk* – Abfall, Schund; *junk* steht in England auch für Heroin).

Koks: Kokain, auch Schnee oder Zucker

Kombi, «auf kombi»: jemand hat Heroin bekommen, für das er oder sie erst später bezahlen muß.

Pumpe: Einwegspritze

Schore: Rauschgift. Von Sore – aus der altdeutschen Gaunersprache (rotwelsch) – für Diebesgut.

Shake: Abwehrreaktion des Körpers auf verunreinigtes Heroin, oft verbunden mit Krämpfen, hohem Fieber oder Schüttelfrost (von engl. *to shake* – schütteln).

Sniefen: Mischung aus engl. *to sniff* und dt. schniefen (in Deutschland mit langem «i» ausgesprochen) – spezielle Technik des Heroin-Konsums. Mittels eines Röhrchens wird das Heroin-Pulver durch die Nase eingesogen.

Turkey oder cold turkey: Entzugserscheinungen – von engl. *turkey* (Truthahn). Ein kalter, toter und gerupfter Truthahn hat eine «Gänsehaut», die auch ein Zeichen des beginnenden Entzugs bei Opiat-Abhängigen ist.

Turnen («törnen»), etwas «turnt an» (von engl. *to turn* – drehen): die Wirkung der Droge ist zu spüren.

Medikamente («Pillen») werden variantenreich abgekürzt, z. B. Pola für Polamidon, Ropis für *Rohypnol*, Medis für *Medinox*, Codis für Codein-Präparate, Remmis für *Remedacen*.

Medikamente, Drogen und deren pharmakologische Wirkstoffe

Geschützte Warenzeichen sind kursiv gesetzt.
Wirkstoffe, die auch mit einem Warenzeichen identisch sind, sind mit einem * markiert. Die Stichworte Opium, Heroin (Diacetylmorphin, Diamorphin), Methadon und Polamidon sowie Codein-Präparate und Cannabis-Produkte sind nicht gesondert aufgeführt.

Literatur

I. Allgemeine Literatur

Akzept e. V. (Hg.): Leben mit Drogen. Akzeptierende Drogenarbeit als Schadensbegrenzung gegen repressive Drogenpolitik. Berlin 1991

Amendt, G.: Die Droge, der Staat, der Tod. Hamburg 1992

Arnold, W./Poser, W. E./Möller, M. R. (Hg.): Suchtkrankheiten. Berlin/Heidelberg/New York/Tokio 1988

Bauer, Ch.: Heroin-Freigabe. Möglichkeiten und Grenzen einer anderen Drogenpolitik. Reinbek 1992

Behr, H.-G./Juhnke, A., u. a.: Drogenpolitik in der Bundesrepublik. Reinbek 1985

Behr, H.-G.: Weltmacht Droge. Das Geschäft mit der Sucht. Wien/Düsseldorf 1984

Berger, H./Reuband, K.-H./Widlitzek: Wege in die Heroinabhängigkeit. Zur Entwicklung abweichender Karrieren. München 1980

Bossong, H./Stöver, H. (Hg.): Methadonbehandlung – Ein Leitfaden. Frankfurt/M. 1992

Dorn, N./South, N.: A Land Fit for Heroin? Drug Policies, Prevention and Practice. London 1987

Feuerlein, W. (Hg.): Theorie der Sucht. Berlin/Heidelberg/New York/Tokio 1986

Geo-Wissen: Sucht und Rausch. Hamburg 1990

Grimm, G.: Die Lösung des Drogenproblems. Flintbek 1985

Ders.: Drogen gegen Drogen. Eine Bilanz. Kiel 1992

Heckmann, W. (Hg.): Vielleicht kommt es auf uns selber an. Therapeutische Gemeinschaften für Drogenabhängige. Frankfurt/M. 1980

Joite, E.: Fixen. Opium fürs Volk. Konsumentenprotokolle. Berlin 1972

Keup, W. (Hg.): Biologie der Sucht. Berlin/Heidelberg 1985

Kleiner, D. (Hg.): Langzeitverläufe bei Suchtkrankheiten. Berlin/Heidelberg/New York/Tokio 1987

Körner, H. H.: Betäubungsmittelgesetz. Deutsches und internationales Betäubungsmittelrecht. (= Beck'sche Kurz-Kommentare Bd. 37.) München 1982

Ders.: Betäubungsmittelgesetz. Deutsches und Internationales Betäubungsmittelrecht (Beck). München 1985

Ders.: Jugend, Drogen, Kriminalität. Neuwied/Darmstadt [3]1987

Kreutel, M.: Die Opiumsucht. Stuttgart 1987

Kreuzer, A./Gebhardt, Ch./Maassen, M./Stein-Hilbers, M.: Drogenabhängigkeit und Kontrolle. Kriminologische Untersuchung über Phänomenologie des Heroinkonsums und polizeiliche Drogenkontrolle (hg. v. Bundeskriminalamt). Wiesbaden 1981

Kuhlen, H.-J.: Zur Geschichte der Schmerz-, Schlaf- und Betäubungsmittel in Mittelalter und früher Neuzeit. (= Quellen und Studien zur Geschichte der Pharmazie Bd. 19.) Stuttgart 1983

Langbein, K./Martin, H.-P./Weiss, H.: Bittere Pillen. Nutzen und Risiken der Arzneimittel. Ein kritischer Ratgeber. Köln 1990 (überarb. Neuausgabe)

Marks, J.: Die Benzodiazepine. Gebrauch und Mißbrauch. Basel 1985 (Editiones ‹Roche›)

Palette e. V.: Warum wir für die Legalisierung von Heroin sind. Hamburg 1992

Patterson, M.: Der sanfte Entzug. Ein neues biomedizinisches Verfahren. Stuttgart 1992

Quensel, S.: Drogenelend. Cannabis, Heroin, Methadon: Für eine neue Drogenpolitik. Frankfurt/M./New York 1982

Ridder, M. de: Heroin – Die Geschichte einer pharmazeutischen Spezialität. Berlin 1991 (med. Diss.)

Sayer, P.: Sozialarbeit und Drogenberatung. Eine empirische Studie über die Arbeitsweise von Drogenberatungsstellen und deren Probleme im Umgang mit Klienten. Frankfurt/M. 1986

Scheerer, S.: Die Genese der Betäubungsmittelgesetze in der Bundesrepublik Deutschland und in den Niederlanden. Göttingen 1982

Schmerl, Ch.: Drogenabhängigkeit. Kritische Analyse psychologischer und soziologischer Erklärungsansätze. Opladen 1984

Schmidt-Semisch, H.: Drogenpolitik. Zur Entkriminalisierung und Legalisierung von Heroin. München 1990

Schmidtbauer, W./vom Scheidt, J.: Handbuch der Rauschdrogen. Frankfurt/M. 1989 (^{2}1991)

Spiegel-Spezial: Geißel Rauschgift. Hamburg 1989

Über-Leben mit Methadon. Für eine alternative Drogenpolitik. Hamburg 1992 (Konkret Literatur Verlag)

Völger, G. (Hg.): Rausch und Realität. Drogen im Kulturvergleich. Köln 1981 (2 Bde.)

Wichmann, S.: Wirtschaftsmacht Rauschgift. Frankfurt/M. 1992

Zehentbauer, J.: Chemie für die Seele. Psyche, Psychopharmaka und alternative Heilmethoden. Frankfurt/M. ^{4}1992

II. Literatur zu Einzelproblemen

AIDS-Forum D. A. H. (Hg. H. Stöver): Der tolerierte intravenöse Drogengebrauch in den Angeboten der Drogen- und AIDS-Hilfe, Berlin 1991 (Bd. IV)

Bergmann, R.: Praxis und Perspektiven psychosozialer Begleitung der Polamidonvergabe. In: H. Bossong/H. Stöver (1992), S. 95 ff

Bonetti, E. P./Scherschlicht, R./Haefely, W.: Benzodiazepinrezeptoren: Interaktion von Agonisten und Antagonisten zur Auslösung von Entzugssymptomen. In: W. Keup (1985), S. 286 ff

Brewer, C.: Opiatantagonisten in der Behandlung der Heroinabhängigkeit – Erfahrun-

gen mit Naltrexone. In: Zeitschrift für Allgemeinmedizin 9/1988 (abgedruckt in: AIDS Brief München 9/1988)
Bschor, F.: Langzeitbeobachtungen bei jungen Drogenabhängigen vom Opiattyp. In: Die Berliner Ärztekammer, 20. Jg., Heft 11/83, S. 742 ff
Bühringer, G.: Standards für die Durchführung von Katamnesen bei Abhängigen: Ergebnisse einer Arbeitsgruppe der Deutschen Gesellschaft für Suchtforschung. In: D. Kleiner (1987), S. 3 ff
Burian, W./I. Eisenbach-Stangl: Therapie der Opiatabhängigkeit. Eine Übersicht der Therapieangebote und ihre Kritik. In: Wiener Zeitschrift für Suchtforschung 3, 1980, S. 5 ff
Cohen, S.: Neuester Stand der Heroinforschung. In: S. Völger (1981), S. 796 ff
Ginzburg, H. M./MacDonald, M. G.: The Role of Naltrexone in the Management of Drug Abuse. In: Medical Toxicology 2/1987, S. 83 ff
Hartnoll, R. L., u. a.: Evaluation of Heroin Maintenance in Controlled Trial. In: Archives of General Psychiatry, Vol. 37, Aug. 1980, S. 877 ff
Havemann, U./Kuschinsky, K.: Opiatrezeptoren: Zur Frage der Trennung der analgetischen und suchterzeugenden Wirkungen. In: W. Keup (1985), S. 178 ff
Herrmann, M.: Zum Wirkungsprinzip der Kombination Tilidin plus Naloxon. In: W. Keup (1985), S. 202 ff
Herz, A.: Biologische Mechanismen der Opiatsucht. In: W. Keup (1985), S. 168 ff
Ders.: Das Suchtproblem in der Sicht der neueren Opiatforschung. In: W. Feuerlein (1986), S. 15 ff
Jennewein, H.-M.: Opiatentzug und α_2-Stimulation. Prinzipielle Möglichkeiten (Clonidin und Analoge). In: W. Keup (1985), S. 186 ff
Ders.: Opiatblocker: Therapeutische Möglichkeiten. In: ders. (1985), S. 217
Ders./Platz, W./Seidel, M.: Zur Wirkung der Kombination Tilidin und Naloxon bei Opiatabhängigen. In: ders. (1985), S. 217 ff
Kappel, S.: Aspekte der Entwicklung des «Britischen Systems» der Behandlung Opiatabhängiger. In: Wiener Zeitschrift für Suchtforschung 3, 1980, S. 33 ff
Keup, W.: Clonidin – seine Möglichkeiten in der Pharmakotherapie der Heroinabhängigkeit. In: Deutsches Ärzteblatt, 80. Jg. Heft 3, 21. 1. 93, S. 25 ff
Ders.: Naltrexon als Nüchternheitshilfe bei Opiat-Abhängigkeit. In: Hessisches Ärzteblatt (Sonderdruck) 3/1990, S. 116 ff
Kury, H./Dittmar, W./Rink, M.: Zur Resozialisierung Drogenabhängiger – Diskussion bisheriger Behandlungsansätze. In: Wiener Zeitschrift für Suchtforschung 3, 1980, S. 135 ff
Kuschinsky, K.: Zur Pharmakologie von Opioiden, in: Deutsches Ärzteblatt, Heft 6, 5. 2. 81, S. 225 ff
Ladewig, D.: Naltrexon – eine wirksame Stütze im psychosozialen Rehabilitationsprozeß ehemals Opiatabhängiger. In: Therapeutische Umschau, Bd. 47, Heft 3, 1990, S. 247 ff
Maes, J.: Der Suchtbegriff zwischen Kommerz und Ideologie. In: Die Berliner Ärztekammer, 20. Jg., Heft 11, 3. 11. 83, S. 733 ff

Obe, G., u. a.: Mutagene und karzinogene Wirkungen von Suchtstoffen. In: W. Keup (1985), S. 38 ff
Presslich, O., u. a.: Fraktionierter Opiatentzug mit Tiaprid und Naloxon, ein neuer Therapieansatz. In: Psychiatrische Praxis 16/1989, S. 179 ff
Presslich, O. / Schanda, H. / Hermann, P.: Stationäre Entzugsbehandlung bei Heroinsucht mit Neuroleptika – Ein Weg zum Süchtigen. In: Psychiatrische Praxis 10, / 1983, S. 60 ff
Raschke, P.: Zwischenbericht über die Medikamentengestützte Ambulante Therapie und die Ambulante Abstinenz-Therapie für die Ärztekammer Hamburg und den Fachverband Ambulante Therapie (FAT), Hamburg 1992 (unveröffentl.)
Schönhofer, P. S.: Abhängigkeitsgefahren bei Arzneimitteln, insbesondere Kombinationsarzneimitteln: Möglichkeiten der Risikominderung. In: W. Keup (1985), S. 238 ff
Schuller, K. / Stöver, H.: Die Zugänglichkeit zu sterilem Spritzbesteck. Modelle der HIV-Prävention, bei i. v. Drogengebrauch im internationalen Vergleich, Berlin 1989 (AIDS-Forum D. A. H. Bd. III)
Vining, E., u. a.: Clinical Utility of Rapid Clonidinenaltrexone Detoxification for Opioid Abusers. In: British Journal of Addiction 83/1988, S. 567 ff
Weber, G. / Schneider, W.: Herauswachsen aus der Sucht illegaler Drogen. Selbstheilung, kontrollierter Gebrauch und therapiegestützter Ausstieg – ein Resumée, Münster 1992 (Forschungsprojekt der Westf. Wilhelms-Universität Münster, Institut für Soziologie / Sozialpädagogik)
Wille, R.: Welchen Einfluß hat die staatlich legalisierte Verschreibung von Heroin oder Methadon auf den Genesungsprozeß Heroinsüchtiger? Eine Zehnjahresuntersuchung Heroinabhängiger aus Großbritannien. In: D. Kleiner (1987), S. 197 ff

III. Broschüren

Der Weg zum Polamidon, hg. von Fixpunkt e. V., Berlin 1992
Deutsche AIDS-Hilfe e. V. Berlin: AIDS-Info. Informationen für Menschen in Haft
Gesundheitstips für Fixerinnen und Fixer, hg. von der Senatsverwaltung für Gesundheit und Soziales in Zusammenarbeit mit der Senatsverwaltung für Frauen, Jugend und Familie, Berlin 1989
Tips für drogenabhängige Frauen (Männer), Informationsbroschüren des Drogenreferats der Stadt Frankfurt

Anmerkungen

Vom Opium zum Heroin – Papaver somniferum macht Karriere

1 Zit. nach M. Kreutel (1987), S. 31
2 Zit. nach ebd., S. 24
3 H.-J. Kuhlen (1983), S. 176
4 ebd., S. 165
5 ebd., S. 247
6 ebd., S. 242
7 Vgl. W. Schmidtbauer/J. v. Scheidt (1991), S. 175 ff
8 Vgl. H.-J. Kuhlen (1983), S. 336
9 H. Berger u. a. (1980), S. 19
10 «Berliner Zeitung», 15. 6. 92, S. 10
11 ebd. Die Symptome beschreiben genau das Gegenteil, nämlich den Entzug («Turkey»), also den Zustand, wenn ein Abhängiger kein Heroin zur Verfügung hat. In spanischen Zeitungen hat der Autor die Behauptung von Journalisten, die «lange» recherchiert hätten, gefunden, Junkies brauchten Ascorbinsäure, um die Einstichstellen zu desinfizieren – in Wahrheit dient es zum Aufkochen des Heroins.
12 H.-J. Kuhlen (1983), S. 320
13 H.-G. Behr (1984), S. 70
14 Zit. nach ebd., S. 100
15 Zit. nach M. de Ridder (1991), S. 39
16 Zit. nach ebd., S. 40
17 ebd., S. 44
18 Vgl. die ausführliche Darstellung in M. de Ridder (1991), S. 29 ff.
19 Zit. nach ebd., S. 57
20 Ch. Bauer (1992), S. 24
21 M. de Ridder (1991), S. 52
22 ebd., S. 103
23 ebd., S. 22
24 Zit. nach ebd., S. 114 ff
25 Zit. nach ebd., S. 116
26 Vermutet haben dies schon u. a. A./E. Torrance: Opium Addiction. Chicago 1929/30, und H. Isbell: Narcotic Drug Addiction Problems. Bethesda 1958. Neuere Forschungen: J. Platt/C. Labate: Heroin Addiction. New York 1976 (dt.: Heroinsucht, Darmstadt 1982), W. Harding: Kontrollierter Heroingenuß, in: G. Völger/K. v. Welck (1982), S. 1217 ff, S. Quensel (1982), S. 156, M. de Ridder (1991), passim, sowie eines der Standardwerke zum Thema: E. M. Brecher u. a.: Licit and Illicit Drugs, Boston 1972; ferner G. Obe u. a.: Mutagene und karzinogene Wirkungen von Suchtstoffen, in: W. Keup (1985), S. 38 f

27 Auf meine Nachfrage bei der betreffenden Kasse wurde mir erklärt, die Broschüre sei 15 Jahre alt und auf dem «damaligen Forschungsstand». Es habe sich aber noch niemand beschwert. Die Frage bleibt offen, wieso man verschweigt, daß Leberschäden und Hepatitis von unsachgemäßem Gebrauch herrühren und nicht von der Droge selbst. Eine aktualisierte Fassung, die mir prompt zugesandt wurde, verzichtete auf die Spalte «Langzeitfolgen bei Heroin-Gebrauch».

28 Roche Lexikon Medizin, München / Wien / Baltimore ²1987

29 A. Barth, zit. nach G. Grimm (1992), S. 180

30 S. Scheerer (1982), S. 147

31 Zit. nach G. Amendt (1992), S. 189

32 Solomon Snyder von der Johns-Hopkins-Universität, Baltimore, Simon von der Universität New York und Terenius von der Universität Uppsala identifizierten die Rezeptor-Stellen; Snyder, Terenius, Goldstein von der Stanford-Universität in Kalifornien, John Hughes und Hans Kosterlitz (Universität Aberdeen) isolierten die Enkephaline.

33 Diese Synthetisierung nennt man «proteolytischer Prozeß». Vgl. Sidney Cohen: Neuester Stand der Heroinforschung, in: Völger, S. 800ff; Michael Wüster: Der neueste Stand der Opiatforschung, in: ebd., S. 796ff; Klaus Kuschinsky: Zur Pharmakologie von Opioiden (1981), S. 225ff; A. Herz: Das Suchtproblem in der Sicht der neueren Opiatforschung, in: W. Feuerlein (1986), S. 15ff

34 Vgl. U. Havemann / K. Kuschinsky: Opiatrezeptoren. Zur Frage der Trennung der analgetischen und suchterzeugenden Wirkungen, in: W. Keup (1985), S. 184f

Das Kreuz mit der Sucht

1 M. de Ridder: Der Stoff, die Nadel und der Tod. In: «Süddeutsche Zeitung», 1./2.2.92

2 ders. (1991), S. 30

3 Eigene Erfahrung des Autors während der Recherche, die aber nicht verallgemeinert werden kann und darf.

4 I. Warnke: Verantwortliche Erwachsene? In: «Suchtreport» 2/92, S. 1

5 M. Kreutel (1987), S. 7

6 S. Scheerer (1982), S. 92

7 Vgl. M. Kreutel (1987), S. 53ff

8 ebd., S. 61

9 S. Scheerer (1982), S. 51f

10 ebd., S. 55

11 ebd.

12 Diesem Dachverband schlossen sich die meisten kirchlichen, überwiegend protestantischen Verbände an, die den Kampf gegen Drogen auf ihre Fahnen geschrieben hatten. Ein Ideologe der Abstinenz-Bewegung, Dr. Theo Gläß, der sich in der Nazi-Zeit um die «Rassen-Hygiene» kümmert, wird nach dem Krieg Präsident der «Deutschen Hauptstelle gegen die Suchtgefahren» (DHS). 1956 wird die Frage, warum der Krieg verloren gegangen sei, im «Informationsdienst» der DHS schlicht

mit «Alkohol» beantwortet. Mehrere Autoren des Nazi-Verlages «Neuland» werden ebenfalls Direktoren und Präsidenten der DHS. Noch 1972 zitiert eine Festschrift der DHS stolz die Rede eines Dr. Kobelt – der 1967 Präsident der DHS war – aus dem Jahre 1939, in der Kobelt «an jeden einzelnen Volksgenossen» appelliert, sich in die Reihen der «echten wahren Kämpfer» einzureihen. (Informationen von Jochen Maes.) Die DHS ist die Hauptinformationsquelle der Bundesregierung zum Thema Drogen. Die regelmäßigen Verlautbarungen und Zahlenangaben zum «Drogenmißbrauch» werden von der gesamten deutschen Presse bis heute in der Regel unkommentiert in den Rang von Nachrichten erhoben. Die DHS betreibt vor allem Lobby-Arbeit für die heutigen Organisationen, die der Tradition der Abstinenz-Bewegung nahestehen.

13 Zit. nach einer Schrift des «Rassenpolitischen Amtes der NSDAP»

14 Zit. nach W. Burian/I. Eisenbach-Stangl (1980), S. 6

15 So der ehemalige Berliner Landesdrogenbeauftragte Heckmann, zit. nach G. Grimm (1985), S. 43, Anm. 3

16 F. Theyson/D. Spazier: Nowhere: Therapeutische Expedition in die Unwegsamkeit der Drogenszene, Frankfurt 1981, S. 189, zit. nach G. Grimm (1985), S. 43, Anm. 1

17 In: «Spandauer Volksblatt», 12. 10. 75

18 Zit. nach G. Grimm (1985), S. 71, Anm. 2

19 E. Joite (1972), S. 27

20 Ch. Schmerl (1984), S. 48ff

21 ebd., S. 55

22 G. Grimm, (1985), S. 77

23 Ch. Schmerl (1984), S. 66

24 ebd., S. 77

25 Bei allem Respekt für die brillante journalistische Leistung Marie-Luise Scherers, die für ihre Reportage über einen Fixer «Auf deutsch gesagt: gestrauchelt» mit dem Kisch-Preis ausgezeichnet wurde: Auch der Junkie und Held «Manni» endet in der «Therapie» Synanon, was den Leser zu der verfrühten Annahme verleitet, damit sei ihm geholfen.

26 So J. v. Scheidt, der in seinem Buch «Der falsche Weg zum Selbst. Studien zur Drogenkarriere» (1976) behauptet, die Schädigung der Drogen-Konsumenten durch die Eltern werde «auf seiten der Frau natürlich noch durch den allgemeinen Drang nach Emanzipation» vorangetrieben (zit. nach S. Quensel [1982], S. 164).

27 Vgl. Geoffrey Pearson: Social deprivation, unemployment and patterns of heroin use, in: N. Dorn/N. South (1987), S. 63ff: Zwischen 1979 und 1981 stieg die Arbeitslosigkeit in England von 1,5 Mio. auf 3 Mio., die parallele Zunahme des Rauschgiftkonsums war aber nicht der ökonomischen Entwicklung geschuldet, sondern hing mit ganz anderen Faktoren zusammen.

28 Ch. Schmerl (1984), S. 110

29 G. Grimm (1985), S. 79

30 G. Pearson, in: N. Dorn/N. South (1987), S. 80

31 Ch. Schmerl (1984), S. 112
32 Vgl. P. Sayer (1986), S. 7f
33 Zit. nach G. Grimm (1985), S. 57, Anm. 1
34 Zit. nach ebd., S. 6
35 ebd., S. 61
36 Vgl. G. Grimm (1985), S. 53, Anm. 2
37 ebd., S. 60f, dort auch andere Literatur
38 G. Bühringer: Standards für die Durchführung von Katamnesen bei Abhängigen: Ergebnisse einer Arbeitsgruppe der Deutschen Gesellschaft für Suchtforschung und Suchttherapie, S. 9: in: D. Kleiner (1987)
39 W. Heckmann, zit. nach G. Grimm (1985), S. 50, Anm. 1
40 W. Heckmann 1982, zit. nach G. Grimm (1985), S. 51, Anm. 1
41 G. Grimm (1985), S. 90
42 Die Fassung des Betäubungsmittelgesetzes vom 1. 1. 82
43 Zit. nach G. Grimm (1985), S. 94, Anm. 1
44 ebd., S. 22
45 W. Heckmann: Therapeutische Gemeinschaften für Drogenabhängige. Geschichte – Gegenwärtige Praxis – Zukunftsprobleme, in: ders. (1980), S. 10f
46 W. Burian / I. Eisenbach-Stangl (1980), S. 13
47 Zit. nach H. Kury u. a. (1980), S. 142
48 H. Brömer: Pioniere ohne Auftrag, in: W. Heckmann (1980), S. 76
49 F. Bschor (1983), S. 749f
50 «Die Tageszeitung», 2. 10. 92
51 Jan Heudtlass: Zwischen Abstinenz und Akzeptanz – Versuch einer neuen Funktionsbestimmung der Drogenentzugsbehandlung, unveröffentl. Manuskript, Lengerich 1992, S. 3
52 G. Weber / W. Schneider (1992), Manuskript, S. 22
53 ebd., S. 30
54 F. Bschor (1983), S. 749
55 G. Weber / W. Schneider (1992), Manuskript, S. 26
56 Vgl. ebd., S. 27
57 ebd., S. 29

Substitution – Drogen gegen Drogen

1 Vgl. S. Kappel (1980), S. 34
2 Dr. John Marks aus Widnes bei Liverpool schätzt, daß ca. 10% der Psychiater «schon immer» Heroin verschrieben hätten, jetzt seien es «wahrscheinlich über 25%» (briefliche Mitteilung)
3 J. Marks: Das englische System in Widnes, Merseyside (fotokop. Manuskript o. J.), S. 3
4 So R. Wille in: D. Kleiner (1987), S. 206
5 ebd., S. 200
6 ebd.

7 ebd., S. 208
8 G. Grimm (1992), S. 196
9 W. Keup (1983), S. 26
10 G. Grimm (1992), S. 198
11 Zit. nach ebd., S. 349
12 Der Arzt Dr. Johannes Kapuste wurde ein Jahr in Untersuchungshaft gehalten, zwangsweise einer psychiatrischen Behandlung zugeführt, für unzurechnungsfähig erklärt und mit einem Berufsverbot für die Behandlung Drogensüchtiger belegt.
13 Zit. nach G. Grimm (1992), S. 238
14 Chemische Formel: 6-6-dimethylamino-4,4-diphenyl-3- heptanone
15 «Rechtsdrehend» und «linksdrehend» sind chemische Eigenschaften optisch aktiver Verbindungen: Polarisiertes Licht wird entweder im oder gegen den Uhrzeigersinn gedreht.
16 Levo-Alpha-Acetyl-Methadol, abgekürzt LAAM
17 Auszüge aus der Erklärung v. 18. 11. 1988: «Methadone maintenance treatment was born in New York State more than 20 years ago. From its beginnings at Rockefeller University in the early 1960s, it has matured into one of the most effective and efficient treatments for narcotic addiction... Today, more than 40 public and private methadone programs operate over 160 clinics which provide services to nearly 36000 patients in this State. Methadone maintenance provides an opportunity to stabilize the individual addicted to opiates, to provide the person with counseling, medical attention, vocations and educational training and job opportunities so that addiction can be put in the past and a new life can begin.»
18 Ch. Schmerl (1984), S. 183. Da die Erfolge in der Diskussion immer wieder geleugnet werden, hier die Literatur zu den Erfahrungen in England: Stimson, G. / Oppenheimer, E. / Thorley, A.: Seven-Year Followup of Heroin Addicts: Drug Use and Outcome. In: British Medical Journal 1, 1978, 1190ff; Thorley, A.: Longitudinal Studies of Drug Dependence. In: Edwards, G. / Busch, C. (Ed.): Drug Problems in Britain, London 1981; Stimson, G. / Oppenheimer, E.: Heroin Addiction. Treatment and Control in Britain, London 1982
19 W. Schmidtbauer / J. vom Scheidt (1989), S. 343f
20 Zit. n. H. Bossong (1992), S. 18f
21 ebd., S. 27
22 Vgl. z. B. die jüngsten Untersuchungen von Prof. Dr. Peter Raschke: Zwischenbericht über die Medikamentengestützte Ambulante Therapie und die Ambulante Abstinenz-Therapie für die Ärztekammer Hamburg und den Fachverband Ambulante Therapie, Hamburg, Juni 1992; vgl. auch: W. Schichterich: Bericht über die Substitution mit L-Polamidon bei i. v. Opiatgebraucher / innen, Berlin o. J. (hg. v. d. Berliner AIDS-Hilfe e. V.)
23 Vgl. «Der Spiegel» v. 14. 12. 92, S. 230: «Da kuckt der Kopf weg» über den Tranquilizer *Rohypnol*: ähnliches gilt für das Barbiturat *Medinox*, das aber nicht erwähnt wird. In der Hamburger Szene sind auch *Fluninoc* und *Speda* im Umlauf,

in München das Schmerzmittel *Temgesic*. Das früher beliebte *Valoron* spielt keine Rolle mehr, seitdem die Herstellerfirma dem Medikament einen Antagonisten beigefügt hat, der die euphorisierende Wirkung des Opioids Tilidin aufhebt.

24 Diesem Irrtum unterliegt auch Günther Amendt (1992), der behauptet, die Methadon-Vergabe [gemeint ist Polamidon, B. S.] sei «ein schmaler Pfad, den nur diejenigen beschreiten können, die ausschließlich auf Heroin sind» (S. 17f)

25 R. Bergmann: Praxis und Perspektiven psychosozialer Begleitung der Polamidonvergabe, in: H. Bossong (1992), S. 99

26 ebd., S. 100

27 P. Raschke (1992), S. 38

Was tun?

1 Das fordert z. B. die «Neue Ärztliche» v. 8. 10. 1990

2 Eine ausführliche Darstellung des Pro und Contra findet sich in Christine Bauer: «Heroin – Möglichkeiten und Grenzen einer anderen Drogenpolitik» (1992), in Henning Schmidt-Semisch: «Drogenpolitik – Zur Entkriminalisierung und Legalisierung von Heroin» (1990), in: «Warum wir für die Legalisierung von Heroin sind» (Streitschrift zum 5. Geburtstag der Palette e. V.), Hamburg 1992

Praktischer Teil
Der Heroin-Entzug: Wie, wo und womit?

1 Der Autor hat – während der Recherchen zu diesem Buch – neun Entzüge in Eigenregie persönlich begleitet und Ärzte und Dutzende von Junkies befragt, meint daher, nicht ganz ahnungslos zu sein. Alle rechtlich geschützten Markennamen von Medikamenten sind kursiv gedruckt! Für Angaben über Dosierungsanweisungen und Applikationsformen können weder Autor noch Verlag Gewähr übernehmen. Derartige Angaben müssen vom jeweiligen Anwender im Einzelfall erneut auf ihre Richtigkeit überprüft werden. Darüber hinaus ist stets zu beachten, daß Besitz und Handel von Substanzen, die dem Betäubungsmittelgesetz unterliegen, wie auch der Konsum illegaler Drogen strafbar sind.

2 Einen hervorragenden Überblick über die gängigen Psychopharmaka bietet das Standardwerk zum Thema von J. Zehentbauer: Chemie für die Seele, Frankfurt/M. [4]1992. Eine vollständige Übersicht finden Sie in K. Langbein u. a.: Bittere Pillen, Köln 1990

3 Die allgemein zugängliche Literatur über Naltrexon (Markenname: *Nemexin*) ist im Literaturverzeichnis aufgeführt.

4 K. Langbein u. a. (1990), S. 483f

5 Die folgenden, gekürzten und leicht umgearbeiteten Ausführungen zum DHC-Saft stammen vom Frankfurter Arzt Dr. med. Herbert Elias. Abdruck mit freundlicher Genehmigung der «Junkfurter Ballergazette», dort veröffentlicht in der Ausgabe 3/91.

6 Meg Patterson beschreibt die NET in ihrem Buch «Der sanfte Entzug», Stuttgart 1982. Die christlich orientierte Medizinerin läßt sich jedoch verleiten, geradezu

haarsträubende Theorien zum Thema «Sucht» aufzustellen. Diese werde nur «auf der Grundlage eines tiefempfundenen Glaubens» bekämpft. Patterson philosophiert seitenlang über «den Maoismus» und alle möglichen Weltprobleme, die «Pathologie des Zeitgeistes» und gegen die «Millionen Tee- und Kaffeesüchtigen». Sie wendet sich vehement, trotz der positiven internationalen Erfahrungen mit Methadon-Programmen, gegen jegliche Form der Substitution. Außerdem enthält das Buch schwere sachliche Fehler (z. B. behauptet sie, Clonidin erzeuge Bluthochdruck und mache süchtig) und ist daher nur bedingt zu empfehlen. Immerhin gibt Patterson zu, daß Heroin «weniger schädlich als die legalen Drogen» sei. Interessant sind aber die Abschnitte über Künstler wie Eric Clapton, Pete Townshend und Keith Richards, die sich von ihr haben behandeln lassen.

7 Quelle: Der Weg zum Polamidon, hg. von Fixpunkt e. V. Berlin. Die komplette Indikationsliste muß sich der Arzt bei der zuständigen Ärztekammer bzw. Clearing-Stelle besorgen; sie ist z. B. abgedruckt – mit allgemeinverständlicher Übersetzung der medizinischen Fachbegriffe – in der «Junkfurter Ballergazette» Nr. 2, April/Mai 1992, S. 11

8 Vgl. W. Keup (1990)

9 Leicht veränderter Abdruck mit freundlicher Genehmigung der Palette e. V., Hamburg

Soziale Konflikte

Bahman Nirumand (Hg.)
Angst vor den Deutschen *Terror gegen Ausländer und der Zerfall des Rechtsstaates*
(aktuell 13176)
«Nicht nur die Nächstenliebe, erst recht die Selbstliebe gebietet es, die einheimischen Ausländer gegen die Angriffe selbsternannter Bewahrer des "Deutschtums" zu verteidigen. Diese Anschläge stellen das Existenzminimum einer zivilen Gesellschaft in Frage.»

Peter Schneider
Deutsche Zustände *Dialog über ein gefährdetes Land*
(aktuell 13354)
In sechs Dialogen entwickeln jeweils ein ausländischer und ein deutscher Autor ihre Sicht auf den rechten Terror in Deutschland, ihre Wurzeln, ihre Entstehung, ihre Folgen.

Barbara Malchow Keyumars Tayebi / Ulrike Brand
Die fremden Deutschen *Aussiedler in der Bundesrepublik*
(aktuell 12786)
In diesem Buch kommen Aussiedler/innen aus verschiedenen Ländern selbst zu Wort. Sie erzählen ihre Lebensgeschichte, beschreiben ihre Ausreisemotive und schildern ihre ersten Eindrücke vom Leben in der Bundesrepublik.

Frank Matakas
Sprünge in der Seele *Psychische Erkrankungen und was man dagegen tun kann*
Ein Handbuch
(aktuell 12516)
Das Buch beschreibt an Hand von vielen Fallbeispielen psychische Krankheiten und die Konflikte, aus denen sie entstehen.

rororo aktuell

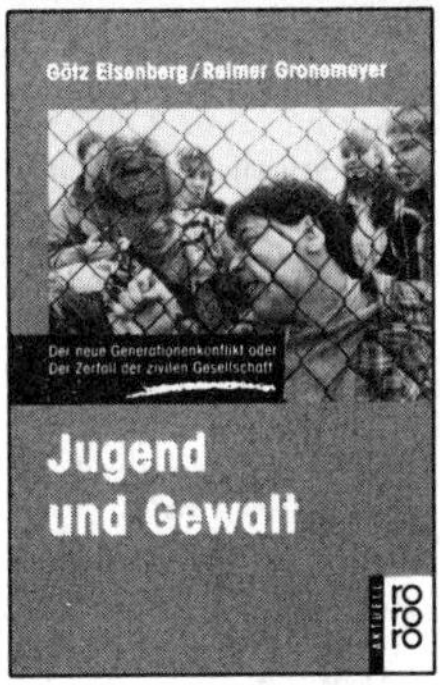

Götz Eisenberg / Reimer Gronemeyer
Jugend und Gewalt *Der neue Generationenkonflikt oder Der Zerfall der zivilen Gesellschaft*
(aktuell 13352)

H. Rosenberg / M. Steiner
Paragraphenkinder *Erfahrungen mit Pflege- und Adoptivkindern*
(aktuell 12989)
Was passiert mit Kindern, die aus den verschiedensten Gründen zu Sozialwaisen geworden sind? Welche Lebenschancen und Perspektiven haben diese Kinder, wenn sie der Obhut öffentlicher Einrichtungen überantwortet werden? Auf der Grundlage eigener Erfahrungen sowie anhand zahlreicher Fallbeispiele untersuchen die Autoren die Entstehungsbedingungen und das Ausmaß sozialer Verwaisung.

Ute u. Erwin K. Scheuch
Cliquen, Klüngel und Karrieren *Über den Verfall der politischen Parteien - eine Studie*
(aktuell 12599)

Bedrohte Welten

«Nur wenige unserer Zeremonien können verpflanzt werden. Nur wenige unserer Zeremonien können wir für euch öffnen. Versucht nicht, uns nachzuahmen. Versucht nicht, euch fremde Haut überzustülpen. Es kommt nicht darauf an, ob man Deutscher, Chinese oder Indianer ist, es kommt darauf an, ob man den menschlichen Weg geht und alles nichtmenschliche Leben achtet.»
Phillip Deere,
Medizinmann der Muskogee

Indianische Welten
Der Erde eine Stimme geben
Texte von Indianern aus Nordamerika. Lesebuch
Herausgegeben von Claus Biegert
(aktuell 5219)
Der Autor hat in diesem Lesebuch Texte nordamerikanischer Indianer zusammengestellt. Sie zeigen die eigene Welt und die besondere Weltsicht der Ureinwohner Nordamerikas. Der Band enthält auch Texte indianischer Autoren, Stücke aus Erzählungen und Romanen dieser eigenen, bei uns noch kaum bekannten amerikanischen Literatur.

Bahman Nirumand (Hg.)
Die kurdische Tragödie *Die Kurden - verfolgt im eigenen Land*
(aktuell 13075)
Dieser Band analysiert die aktuelle Lage, beleuchtet die politischen Rivalitäten der verschiedenen Kurden-Parteien und vermittelt das nötige Hintergrundwissen zum Verständnis der «Kurdenfrage».

rororo aktuell

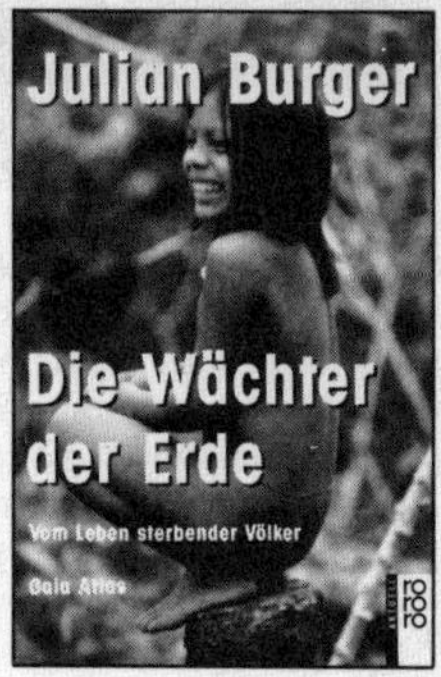

Julian Burger
Die Wächter der Erde *Vom Leben sterbender Völker*
Gaia Atlas / Großformat
(aktuell 12988)
Ein mit vielen Fotos ausgestatteter Atlas über die bedrohten Völker der Welt; von den Aborigines Australiens bis zu den Massai-Stämmen Afrikas.

Petra K. Kelly / Gert Bastian (Herausgeber)
Tibet - ein vergewaltigtes Land
Berichte vom Dach der Welt
(aktuell 12474)
Die Herausgeber haben Berichte, Reportagen und Dokumente zusammengestellt, die ein authentisches und aktuelles Bild von Tibet zeichnen und auch die traditionsreiche Geschichte und Kultur des tibetischen Volkes lebendig werden lassen.

3106/4

aktuell ESSAY

Peter–Jürgen Boock
Schwarzes Loch im Hochsicherheitstrakt
(aktuell 12505)
«Mein Bericht über die Hochsicherheitshaft ist parteiisch und soll es auch sein. Hochsicherheitshaft zerstört Menschen, ihre Psyche wie ihre Physis, dazu kann es keine "neutrale" Position geben.
Jürgen–Peter Boock

István Eörsi
Erinnerung an die schönen alten Zeiten
(aktuell 12990)
1956, nach dem ungarischen Volksaufstand, wurde István Eörsi, Anhänger von Imre Nagy und Schüler des später verfolgten Georg Lukács, verhaftet. Dreißig Jahre danach erinnert er sich ...

Alain Finkielkraut
Die Niederlage des Denkens
(aktuell 12413)

Antonia Grunenberg
Antifaschismus – ein deutscher Mythos
(aktuell 13179)

Robert Havemann
Die Stimme des Gewissens *Texte eines deutschen Antistalinisten*
(aktuell 12813)
Vom Volksgerichtshof unter Freisler zum Tode verurteilt, als Leiter des Kaiser-Wilhelm-Instituts in Berlin-Dahlem fristlos entlassen, in der DDR seiner Ämter enthoben und aus der Partei ausgeschlossen - Robert Havemann war ein unbequemer Zeitgenosse für das SED-Regime.

rororo aktuell

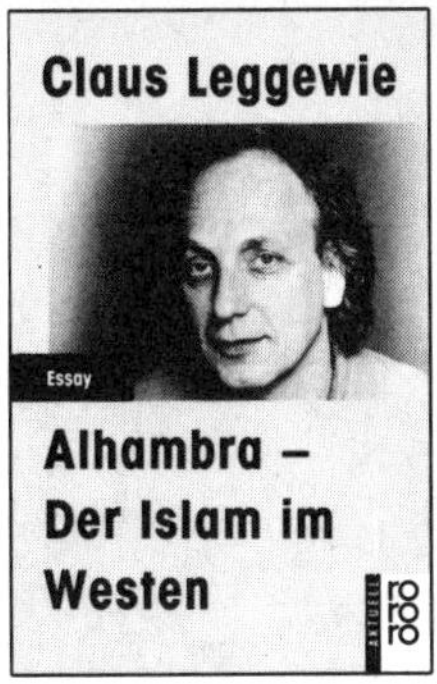

Hans-Jürgen Heinrichs
Inmitten der Fremde *Von In- und Ausländern*
(aktuell 13219)

Gunter Hofmann
Willy Brandt – *Porträt eines Aufklärers aus Deutschland*
(aktuell 12503)

Karl Otto Hondrich
Lehrmeister Krieg *Essay*
(aktuell 13073)

Joachim Kahl
Das Elend des Christentums
Erweiterte Neuausgabe
(aktuell 13278)

Claus Leggewie
Alhambra - der Islam im Westen
(aktuell 13274)
Der Autor zeigt, daß die allenthalben spürbare Angst vor dem Islam weitaus gefährlicher ist als dieser selbst. Europas Moslems wollen keinen Gottesstaat, sondern einen reformierten Islam, der die Kluft zwischen Orient und Okzident einebnet.